高风险患者的麻醉
Anesthesia in High-Risk Patients

原　著　［法］Jean-Luc Fellahi
　　　　［法］Marc Leone
主　译　雷　翀　董海龙
副主译　邓　姣　侯丽宏
译　者　（按姓氏笔画排序）
　　　　邢　东　成丹丹　吴志新
　　　　张　慧　范倩倩　赵　静
　　　　钟海星　聂　煌　路志红

世界图书出版公司
西安　北京　广州　上海

图书在版编目（CIP）数据

高风险患者的麻醉/（法）让－吕克·费拉伊，（法）马克·莱昂内主编；雷翀，董海龙主译. —西安：世界图书出版西安有限公司,2019.10
书名原文：Anesthesia in High-Risk Patients
ISBN 978 - 7 - 5192 - 4987 - 8

Ⅰ.①高… Ⅱ.①让… ②马… ③雷… ④董… Ⅲ.①麻醉学 Ⅳ.①R614

中国版本图书馆 CIP 数据核字(2019)第 215027 号

First published in English under the title
Anesthesia in High-Risk Patients
edited by Jean-luc Fellahi and Marc Leone, edition：1
Copyright© Springer International Publishing AG, 2018
This edition has been translated and published under licence from Springer
Nature Switzerland AG.

书　名	高风险患者的麻醉	
	Gaofengxian Huanzhe de Mazui	
原　著	［法］Jean-Luc Fellahi　［法］Marc Leone	
主　译	雷　翀　董海龙	
责任编辑	马元怡　岳姝婷	
封面设计	蒲　一	
装帧设计	绝色设计	
出版发行	世界图书出版西安有限公司	
地　址	西安市高新区锦业路都市之门 C 座	
邮　编	710065	
电　话	029 - 87214941　029 - 87233647(市场营销部)	
	029 - 87234767(总编室)	
网　址	http://www.wpcxa.com	
邮　箱	xast@ wpcxa.com	
经　销	全国各地新华书店	
印　刷	西安华新彩印有限责任公司	
开　本	787mm×1092mm　1/16	
印　张	23	
字　数	430 千字	
版次印次	2019 年 10 月第 1 版　2019 年 10 月第 1 次印刷	
版权登记	25 - 2019 - 238	
国际书号	ISBN 978 - 7 - 5192 - 4987 - 8	
定　价	140.00 元	

医学投稿　xastyx@ 163.com ‖　029 - 87279745　029 - 87284035
（版权所有　翻印必究）
（如有印装错误,请寄回本公司更换）

译者序

We do not learn from experience. . . We learn from reflecting on experience.

——John Dewey

中华医学会麻醉学分会对全体麻醉医生的倡议：麻醉医生不仅要关注麻醉安全，同时也要关注患者手术后的长期康复和转归，不管手术后的并发症是由患者因素、手术因素还是麻醉因素引起的，麻醉医生都要主动作为。围手术期医学是麻醉学科的未来发展方向，麻醉医生在围手术期中发挥着重要的作用。那么在围手术期我们能做些什么？有哪些措施有助于改善患者的预后，使患者受益呢？

随着手术患者人群年龄的增长，其合并疾病越来越多，现在麻醉医生需要管理的存在合并症患者的比例急剧上升，我们的工作重心已经成为管理存在合并症的患者，尽可能降低其术后并发症发生率和死亡率。因此，在管理这些高风险患者时，必须确定和管理患者相关的风险因素以及这些风险因素与手术干预相关风险因素之间的相互作用。

我们服务和管理患者人群的变化，促使我们进一步去学习和反思如何提高我们对高风险患者临床管理的水平。恰逢其时，我读到了这本书的英文原版。这本书结合了最新的循证医学证据，综述了很多与围手术期医学有关的相关风险因素，例如：冠状动脉粥样硬化性疾病、先天性心脏病、移植患者、代谢性疾病、终末器官功能障碍性疾病、神经系统疾病、衰弱、药物成瘾、严重肥胖等。这些风险因素反映了医疗进步和社会变化对患者人群构成的影响，也为我们的医疗实践带来了新的挑战。读完本书，深感其中的内容正是我们目前日常工作急需，因此将本书翻译出来介绍给所有麻醉同道，希望能对我们的临床工作有所助益。

在本书出版之际，感谢本书的全体译者和审校专家为本书付出的辛勤努力。若发现本书中翻译的不妥之处，希望同道们批评指正。

雷 翀

2019 年 9 月 23 日于西安

前　言

麻醉学临床实践（根据欧洲麻醉学会的定义包括麻醉、重症监护和围手术期医学，以及疼痛治疗）自 2000 年之后发生了巨大的变化。麻醉医生不再仅仅是为接受手术和有创操作的患者提供舒适镇痛的专家，现在麻醉医生已成为管理存在合并症的患者以尽可能降低其术后并发症发生率和死亡率的专家。

最近欧洲的一项研究[1]显示术后死亡率近 4%，其显著高于之前的记录。从这些数据可明确看出麻醉学临床实践已经成为存在新挑战的围手术期医学实践：使存在合并症的患者安全渡过围手术期，使手术干预不加重合并症的自然病程。在此背景下，最新的欧洲指南强调了麻醉医生在降低术后并发症发生率和死亡率中的作用[2-3]。

若降低围手术期并发症发生率和死亡率是麻醉医生工作的重点，那我们就必须确定和管理患者相关的风险因素以及这些风险因素与手术干预相关风险因素之间的相互作用。参与本书编写的专家团队综述了很多与围手术期医学有关的患者相关的风险因素，其中一些风险常见（如动脉粥样硬化和冠状动脉疾病），而其他风险发生率则较低（如肺动脉高压）。同时，这些专家也讨论了一些"新"的风险（如衰弱、药物成瘾、严重肥胖），这些新出现的风险反映了社会变化对医学实践的影响。

本书每个章节都为麻醉医生提供了必要的综合信息，使其能针对个体患者的风险进行管理。书中含有大量最新发表的文章和证据，感谢作者和编辑的努力付出。通过汇总分散的信息，本书将有利于必要的信息整合和决策制定。在这个临床医生重视信息价值的时代，这本书应运而生。

Dan Longrois

Bichat 医院麻醉科

法国巴黎

参考文献

[1] Pearse RM, Moreno RP, Bauer P, et al. Rhodes A: Mortality after surgery in Europe: a 7 day cohort study. Lancet, 2012, 380: 1059 – 1065.

[2] Kristensen SD, Knuuti J, Saraste A, et al. 2014 ESC/ESA Guidelines on non-cardiac surgery: cardiovascular assessment and management: The Joint Task Force on non-cardiac surgery: cardiovascular assessment and management of the European Society of Cardiology (ESC) and the European Society of Anaesthesiology (ESA). Eur J Anaesthesiol, 2014, 31: 517 – 573.

[3] Longrois D, Hoeft A, De Hert S. 2014 European Society of Cardiology/European Society of Anaesthesiology guidelines on non-cardiac surgery: cardio vascular assessment and management: A short explanatory statement from the European Society of Anaesthesiology members who participated in the European Task Force. Eur J Anaesthesiol, 2014, 31: 513 – 516.

郑重声明

由于医学是不断更新拓展的领域，因此相关实践操作、治疗方法及药物都有可能会改变，希望读者可审查书中提及的器械制造商所提供的信息资料及相关手术的适应证和禁忌证。作者、编辑、出版者或经销商不对书中的错误或疏漏以及应用其中信息产生的任何后果负责，关于出版物的内容不作任何明确或暗示的保证。作者、编辑、出版者和经销商不就由本出版物所造成的人身或财产损害承担任何责任。

目　录

第 4 部分　神经系统风险

第 5 部分　其他风险

第 1 部分

心脏和血流动力学风险

第 1 章 急性冠脉综合征患者

Simon Hennink-Schadenberg, Benedikt Preckel

随着患有冠状动脉疾病的手术患者逐年增多，麻醉医生将面对越来越多既往或近期有急性冠脉综合征（acute coronary syndrome，ACS）的患者。ACS 也可能首发于手术期间或术后。本章将着重描述此类患者相关的生理学特征及围手术期治疗选择。

ACS 包括冠状动脉疾病的不同表现：不稳定型心绞痛（unstable angina pectoris，UAP）、非 ST 段抬高型心肌梗死（non-ST-elevation myocardial infarction，non-STEMI）和 ST 段抬高型心肌梗死（ST-elevation myocardial infarction，STEMI）。见表 1.1[1]。

表 1.1　急性冠脉综合征的分类[2]

STEMI	十二导联 ECG 出现两个导联或以上的 ST 段抬高，或出现新发的 LBBB，并有心肌特异性标志物的释放
non-STEMI	ST 段压低，无明确 ST 段异常改变，有时甚至心电图正常，但有心肌特异性标志物的释放
UAP	ST 段压低，无明确 ST 段异常改变，有时甚至心电图正常，且无心肌特异性标志物的释放

ECG（electrocardiogram）：心电图；LBBB（left bundle branch block）：左束支传导阻滞。

S. Hennink-Schadenberg, M. D., M. Sc. · B. Preckel, M. D., Ph. D., D. E. A. A. (✉)

Department of Anaesthesiology, Academic Medical Center, University of Amsterdam,

Meibergdreef 9, 1105 AZ, Amsterdam, The Netherlands

e-mail: s. hennink@ amc. uva. nl; b. preckel@ amc. uva. nl

© Springer International Publishing AG 2018

J. -L. Fellahi, M. Leone (eds.), *Anesthesia in High-Risk Patients*,

https://doi.org/10.1007/978-3-319-60804-4_1

各种类型的鉴别可通过心电图(ECG)的改变(STEMI 和 non-STEMI/UAP)和心肌特异性生物标志物的释放(non-STEMI 和 UAP)加以区分。由于超低浓度心肌特异性生物标志物(如肌钙蛋白 T 或 I)的检测手段及影像学技术在不断进步,即使缺乏临床症状或心电图的改变,目前依然可以检测出患者心肌组织的坏死。这将对未来具有心脏风险患者的围手术期处理产生影响。

1.1 心肌梗死的定义

过去几十年中,心肌梗死(myocardial infarction,MI)的定义发生了改变,从"任何由于心肌缺血导致的坏死"变为针对患者不同临床表现的更为具体的定义(表 1.2)[1-2]。本章中,我们将重点讨论 1 型和 2 型心肌梗死。

临床中出现符合急性心肌缺血的心肌坏死证据时应考虑诊断为心肌梗死,即发现心肌生物标志物的升高和降低(推荐检测肌钙蛋白,至少有一次数值高于参考值上限的99%)并至少伴随下述情况之一时:

- 心肌缺血症状。
- 心电图显示新发的 ST-T 波形明显改变或新发的左束支传导阻滞。
- 心电图显示出现病理性 Q 波。
- 影像学证据显示有既往存活心肌的新发死亡或新出现的局部室壁运动异常。
- 冠状动脉造影或尸检显示冠脉内血栓。

部分患者的心源性死亡可能发生于表现出心肌缺血相关的临床症状,并在出现新发心电图改变或左束支传导阻滞之后,但也有可能发生于获得心肌生物标志物结果之前,或者早于生物标志物升高前(3 型心肌梗死)(表 1.2)。

表 1.2 心肌梗死(MI)的一般分类[2]

1 型 MI:自发性心肌梗死(ACS)
2 型 MI:继发于缺血性氧供需失衡的心肌梗死
3 型 MI:致死性心肌梗死(心肌生物标志物结果不可得时)
4 型 MI:与经皮冠脉介入治疗(percutaneous coronary interventions,PCI)或支架内血栓形成相关的心肌梗死
5 型 MI:冠状动脉旁路移植(coronary artery bypass graft,CABG)手术相关性心肌梗死

1.2 冠状动脉循环的病理生理学

冠状动脉疾病的危险因素包括年龄、血脂异常、高血压、吸烟、糖尿病、心血管疾病和肾脏疾病[3]。ACS 通常表现为由缺血和随后的心肌功能障碍引起的急性放射性胸痛、气短和出汗。老年人、女性和糖尿病患者可出现不典型的临床表现[1,3-5]。

ACS 通常是因炎症和脂质代谢紊乱引起冠状动脉内粥样斑块形成所致。粥样斑块不稳定，破裂后继而引起局部凝血机制激活和局部血栓形成。同时，斑块周围局部可能会由于交感神经兴奋而引起广泛性血管收缩，这可导致病变冠状动脉部分或全部闭塞，继而发生相应供血心肌的缺血(1 型 MI；表 1.2)[6]。

冠状动脉循环血量约占心排血量的 5%(250mL/min)。静息时，心肌的氧摄取率已经达到 75%。当氧需求量增加，例如运动时，心肌不能进一步增加氧的摄取，因此冠状动脉不得不扩张以增加血流来提高氧供。如果氧需求量的增加不能得到满足，将发生运动时的心肌缺血(2 型 MI；表 1.2)。

对心脏供血的两条主要冠状动脉起源于主动脉瓣后的主动脉根部。右冠状动脉(right coronary artery，RCA)供应右心房和右心室，包括窦房结和房室结，同时还提供部分左心房和 1/3 室间隔的血供。约 80%~90% 的患者，RCA 通过后降动脉(右冠优势循环)为左心室下壁供血。左冠状动脉主干(left main coronary artery，LMCA 或 LM)分为左前降支(left anterior descending，LAD)和左回旋支(Cx 或旋支 RCx)。LAD 供应 2/3 的室间隔及左心室的前侧壁。RCx 供应左心室侧壁，在 10%~20% 的患者中，它还供应后降动脉(左冠优势循环)。这 3 条主要的冠状动脉再分为更小的血管分支。根据所累及的冠状动脉不同，缺血可导致心律失常、心力衰竭、瓣膜功能障碍、心源性休克甚至心搏骤停。表 1.3 总结了冠状动脉不同部位及其所支配心肌区域相关的心电图改变。

表 1.3　心电图改变与所累及的冠状动脉及其供血的心肌组织的关系[a]

ECG 示 ST 段抬高的导联	冠状动脉	心肌组织
Ⅰ，AvL，V₅ V₆	RCx	左心室侧壁
Ⅱ，Ⅲ，AvF	RCA 或 RCx[b]	左心室后壁
V₁~V₄	LAD	左心室前壁及室间隔
V₁ 和 V₄R[c]	RCA	右心室
AvR	LMCA(LM)	整个左心室

a：仅在相应导联的心电图改变出现时。b：80% 的人群表现为右冠优势。c：当放置了右侧心前区导联时，V₄ 可显示右心室梗死。

ACS 的分类依据于冠状动脉的梗阻程度不同。由冠状动脉痉挛(变异型心绞痛)或冠状动脉系统内栓塞所致的 ACS 罕见。当斑块破裂后血栓形成导致冠状动脉阻塞时，阻塞远端区域的血供和氧供将即刻受阻，通常导致 ST 段抬高型急性冠脉综合征（STE-ACS）（1 型 MI；表 1.2）。非 ST 段抬高型急性冠脉综合征（NSTE-ACS），通常为冠状动脉某一支的部分阻塞。当患者有严重但稳定的冠状动脉疾病（stable coronary artery disease，SCAD）时，心肌缺血通常源于氧供的下降和（或）氧需的增加（氧的供需失衡，2 型 MI）。稳定性冠状动脉疾病的严重程度可根据加拿大心血管协会（Canadian Cardiovascular Society，CCS）的心绞痛严重程度分类法进行分类（表 1.4）[3]。

表 1.4　加拿大心血管协会心绞痛严重程度分类[3]

Ⅰ级	一般日常活动不引起心绞痛（走路，爬楼梯）
Ⅱ级	日常活动轻度受限（如走路或爬楼梯时发生心绞痛）
Ⅲ级	日常活动明显受限（如以正常速度爬楼梯时发生心绞痛）
Ⅳ级	任何活动均会引起不适（休息时即可发生心绞痛）

　　2 型 ACS 是围手术期心肌梗死最常见的原因。心脏的氧需求量增加可源于交感神经兴奋（应激、运动、疼痛）、心动过速和心律失常（例如由于低血容量、交感神经兴奋所引起），以及心室壁张力增加（因高血压、容量超负荷引起）。冠状动脉解剖学改变、低血压（心脏功能失代偿、血管扩张）、冠状动脉收缩（应激、缺血）、贫血及低氧血症（肺淤血、肺不张）均可减少心肌氧供（图 1.1）[7]。

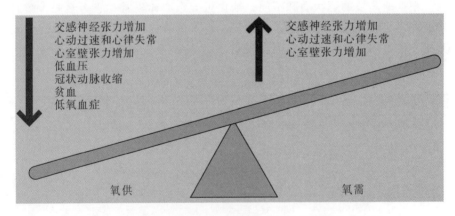

交感神经张力增加
心动过速和心律失常
心室壁张力增加
低血压
冠状动脉收缩
贫血
低氧血症

交感神经张力增加
心动过速和心律失常
心室壁张力增加

氧供　　　　　　　　　　　氧需

图 1.1　氧供需平衡；箭头分别指示了引起氧供下降及氧需增加的原因

1.3　ACS 的预防

　　预防 ACS 可采用药物和非药物法。大部分重要的非药物治疗是调整生活方式，鼓励患者戒烟，增加体育锻炼，减轻体重和转变为健康的饮食结构。曾因为 ACS 住院的患者应该参加心脏康复计划，以改变其生活方式并增强对治疗的依从性。药物治疗的目的是预防粥样斑块形成、斑块破裂及随后的血栓形成。这需要通过他汀类和抗血小板聚集的药物来实现。β 受体阻滞剂可以降低心肌的氧需求量，如果患者不耐受，可选择地尔硫卓或维拉帕米（钙通道拮抗剂）替代。血管紧张素转换酶抑制剂（ACEI）类或血管紧张素受体阻滞剂可以降低室壁张力和后负荷。醛固酮受体拮抗剂可用于左室功能低于 35% 或使用 ACEI 类药物治疗时症状仍持续存在的患者。高血压患者的血压应控制在 140/90mmHg 以下；糖尿病患者比较理想的 HbA1c 水平应低于 7.0%，以预防微血管病变[1,3-4,8]。

1.4　ACS 患者的治疗

针对 ACS 或 MI 的不同患者群体有不同的治疗指南，其中给出了详细的治疗建议[1,3-4]。

1.4.1　药物治疗

发病即刻的治疗包括给予硝酸酯类、镇痛剂和吸氧治疗。ACS 的症状（放射性胸痛、气短、出汗、应激及焦虑）需要即刻给予处理，不仅需要消除患者的主观不适感，同时还需要避免或减少交感神经刺激引起的心肌氧耗增加[1,5]。

临床指南中，氧气常被推荐为药物治疗的首选，可通过鼻导管、面罩或气管插管给予。然而，额外的氧气是否对所有 MI 患者有益是存在争议的[9]。当 ST 段抬高型心肌梗死的患者并没有低氧血症时，吸氧会加重心肌损伤并与心肌梗死 6 个月后组织坏死增多有关[10]。相反，心脏骤停的患者接受心肺复苏（cardiopulmonary resuscitation，CPR）时，将很快发生缺氧，应尽快给予患者高浓度氧气。建议 MI 患者 CPR 后恢复自主循环（return of spontaneous circulation，ROSC）时，将动脉血氧饱和度（SaO_2）维持在 94%～98%（慢性阻塞性肺疾病患者维持在 88%～92%）[5]。

硝酸甘油可引起容量血管和冠状动脉的扩张，从而有效缓解心肌缺血引起的胸痛。硝酸酯类还可通过扩张动脉来降低心室后负荷，从而减轻左心室衰竭和肺淤血，但是，硝酸酯类药物不能用于严重低血压的患者。有下壁心肌梗死且累及右心室者，硝酸酯类可能会引起严重的血压和心排血量下降。硝酸酯类能否安全地用于正在使用磷酸二酯酶-5 抑制剂（如西地那非）的患者尚未明确[11-12]。当患者开始接受硝酸酯类治疗时，应该考虑到它也可能引起"冠状动脉窃血"现象，即血液流向无病变的冠状动脉。

阿片类药物可有效缓解疼痛，应该根据效果滴定给药。可能需要重复使用，并需要正确处理其药物副作用，如呼吸抑制、恶心呕吐、低血压和心动过缓[5]。

需给予所有 ACS 患者阿司匹林(Acetylsalicylic acid，ASA)，以预防动脉粥样斑块破裂后的(不断进展的)血栓形成。如果患者尚未开始 ASA 治疗，出现急性 ACS 时应给予口服负荷剂量 150～300mg。在一些医疗机构，首剂常通过静脉给予代替口服。发生 ACS 后，患者需终身服用 ASA(75～100mg/d)。对于 ASA 不耐受的患者，可单独使用氯吡格雷作为替代方案[8]。其他用于 ACS 急性期抗凝治疗的药物包括糖蛋白(GP)Ⅱb/Ⅲa 抑制剂(如阿昔单抗、依替巴肽、替罗非班)和抗凝血酶(如普通肝素、依诺肝素、磺达肝素钠)[1,8]。

1.4.2 血运重建

ACS 后的血运重建策略包括纤溶治疗、经皮冠脉介入治疗(percutaneaus coronary intervention，PCI)及冠状动脉旁路移植术(coronary artery bypass grafting，CABG)。根据目前的指南，PCI 是治疗的首选[1,4,8]。

研究者已开展了多项关于纤溶治疗用于 ACS 患者的研究。对于 STEMI 患者，如果不能及时接受 PCI 治疗，则溶栓仍然是 PCI 的院前辅助治疗措施。纤溶治疗超过 120min 后再进行 PCI，将使患者的受益"大打折扣"。在大约 1% 的患者中，纤溶治疗会并发颅内出血，其危险因素包括年龄 >75 岁、低体重、女性、既往脑血管意外(cerebrovascular accident，CVA)史及高血压(收缩压 >180mmHg)。4%～13% 接受纤溶治疗的患者会发生非颅内出血。纤溶治疗的绝对禁忌证包括：过去 6 个月内曾发生过颅内出血或不明原因的脑卒中及缺血性卒中，中枢神经损伤/肿瘤或动静脉畸形，过去 3 周内曾发生过严重(头部)外伤或接受手术，过去 1 个月内曾发生消化道出血，已知的出血性疾病，主动脉夹层和过去 24h 内曾接受不可压迫部位的穿刺操作。纤溶治疗在发生下壁梗死时效果不佳，且有血运重建不完全的风险[4]。

初级 PCI(prinary PCI，PPCI)被认为是目前 ACS 治疗的金标准。自从冠状动脉支架开始用于临床之后，大部分 ACS 患者都接受了支架植入治疗。仅仅进行球囊血管成形术是不完善的，除非在一些特殊的病例。对于急性 STEMI 患者，即使有多支病变血管且其他冠状动脉存在狭窄时，急诊手术也仅需处理与梗死相关的动脉。除非患者发生了心源性休克，且确实存在多个真正的临界(>90% 直径)狭窄或高度不稳定的斑块，或者针对病变部位血管进行 PCI 治疗后仍存在持续性缺血[4,8]。估计 40%~80% 的患者有多支血管病变。NSTE-ACS 患者不完全的血运重建与不良预后相关,因此,对于此类患者应尝试完全的血运重建[1]。

对于冠状动脉解剖复杂或有多支血管病变的 NSTE-ACS 患者,如不适合接受 PCI 治疗可进行 CABG。STEMI 且伴有心源性休克的患者或 PCI 后发生严重并发症的患者也应考虑进行 CABG。PCI 与 CABG 治疗的患者 5.9 年后的死亡率很接近(PCI 组为 11.1%,CABG 组为 9.6%)[13]。CABG 相对于 PCI 最大的优势是对于严重的多支病变的冠状动脉疾病可实现完全的血管重建,因此可减少非计划性血管重建和严重心脏不良事件的发生;CABG 相对于 PCI 的缺点是卒中(1.1% *vs.* 0)、大出血(45.5% *vs.* 9.1%)和肾损伤(31.7% *vs.* 14.2%)的发生率更高[1]。

1.5　近期发生 ACS 且需要(急诊)手术的患者

每个麻醉医生都可能遇到近期(过去 30d 内)曾发生 ACS 的患者,这类患者围手术期死亡或发生心血管并发症的风险更高。

球囊血管成形术(bolloon angioplasty,PTCA)虽然能解决冠状动脉狭窄的问题,但如果不进行其他的处理,很快就会发生再狭窄。PTCA 可造成内皮剥脱,从而导致血小板和纤维蛋白的聚集。此外,粥样斑块被牵拉或破裂时也可导致动脉内膜的剥脱或瘤样扩张。PTCA 也可能引起动脉的弹性回缩或受损后的收缩。尽管 PTCA 的损伤是可控的,但仍有发生急性血管闭塞(4%~8%)等并发症的可能。30%~50% 的患者会因为机械性、生物化学和组织学因素发生再狭窄。为降低再狭窄率,植入金属裸支架(bare metal stents,BMS)可显著改善冠状动脉的通畅性。然而,初期应用的时候,许多植入的支架内发生了血栓,从而导致急性的冠状动脉梗阻和 MI,死亡率很高。在开始联合阿司匹林和 P2Y12 受体拮抗剂[双抗血小板治疗(dual anti-platelet therapy,DAPT)]的常规抗血小板聚集治疗后,这种血栓形成的风险能够显著降低[14]。然而,金属裸支架植入后仍有早期再狭窄的风险,许多患者需要进行再次介入治疗。药物洗脱支架(drug-eluting stents,DES)的引入减小了再狭窄风险,因为这种支架的涂层中有可洗脱的抗增殖药物[15],从而有效地减少了新生内膜的增生[16]。由于这类支架结构数月内都不会被内皮覆盖,因此需要延长抗血小板治疗的时间。BMS 植入后需要 DAPT 至少 30d,最好持续 3 个月,而 DES 植入后需要 3~6 个月的 DAPT。第 1 代 DES 含有西罗莫司或紫杉醇[17],在减少心血管事件方面非常有效[18]。然而,有大型临床研究显示几年后植入 DES 的患者死亡率高于植入 BMS 的患者[19]，这更可能与过早的停止 DAPT[20-21]有关，因此指南建议植入 DES 后 DAPT 的使用时间应不短于 1 年[22]。

因此，麻醉医生面对的正在进行 DAPT 治疗的患者，有可能在 ACS 后的最初 12 个月内需要进行急诊手术。同时，新型的 DES(如第 2 代依维莫司洗脱支架、第 3 代咗他莫司洗脱可降解支架)已进入临床应用阶段，发达国家已经不再使用第 1 代的 DES。对于新型 DES，较短时间的 DAPT 治疗似乎更合理：与 12 个月的 DAPT 治疗效果相比，6 个月的 DAPT 治疗效果并不逊色，甚至特殊的患者群体可能适合更短的抗凝时间(如接受手术的患者)[23]。欧洲心脏病学会(European Society of Cardiology，ESC)指南推荐：稳定的 CAD 患者接受了 DES 植入后，DAPT 治疗时间为 6 个月，如果患者有较高的出血风险时可以更短(如处于围手术期)。相反，当患者缺血风险高而出血风险较低时，DAPT 应该持续更长的时间。无论 ACS 患者植入何种支架，DAPT 均应维持 12 个月[8,24]。需要强调的是，中断 DAPT 要基于对不同患者的个体化判断，应经多学科会诊后决定。对于部分患者，如在一条动脉血管中植入了多个支架而导致血栓形成风险较高者、植入分叉支架者或血栓形成风险较高的患者，12 个月以上的 DAPT 可能更有利[25]。所有曾发生 ACS 的患者均需终身服用 ASA。

由于 DAPT 时间缩短了，现在麻醉医生可能面对的 ACS 后 DAPT 需要手术的患者也减少了。对于此类患者，均应详细评估其是否继续使用阿司匹林和 P2Y12 抑制剂。如果出血风险高，应停用 P2Y12 抑制剂，可保留阿司匹林。桥接 DAPT 的方案有多种[26]。依据 ESC 指南，对于支架内血栓形成风险非常高的患者，应考虑静脉注射可逆性糖蛋白抑制剂，如依替巴肽或替罗非班[27]。一些病例系列研究对这种方案的效果进行了报道[28]。

一些作者建议使用肝素进行桥接。然而，动脉血栓形成取决于血小板功能而非凝血级联反应，而普通肝素可促进血小板的活化[29]。肝素可结合于 GP Ⅱb/Ⅲa 受体，可能引起促血栓形成。因此，对此类患者应避免使用低分子肝素(low-molecular-weigh heparin，LMWH)进行桥接[27]。还有一种静脉注射的 P2Y12 抑制剂坎格雷洛，它可以有效抑制血小板的聚集，并具有起效迅速和半衰期短的优势[30-31]。最近的研究显示，坎格雷洛用于 ACS 和 PCI 治疗时效果优于氯吡格雷[32-33]。

对于所有患者，手术后均应尽快恢复使用 DAPT，最好在术后 24 ~ 48h 内[27]。

如果支架内血栓形成，急诊 PCI 是改善患者预后的唯一治疗手段，因此，此类患者的手术应在具有全年无休导管室的医院进行。

1.5.1　术前风险评估和风险调整

医生应该努力使每一位患者的临床状态最优化，应评估其器官功能状态[代谢当量(metabolic equivalent of tasks，MET)]和心脏风险指标(表1.5)。根据手术类型评估手术可能引起心脏并发症的风险(低风险 <1%、中等风险 1%~5% 和高风险 >5%)[27]。所有近期发生 ACS 的患者均应进行 ECG 检查。对于高风险的患者，超声心动图有助于发现局部或整体心脏功能障碍。

表 1.5　Lee 修订的心脏风险指标[49]

高风险手术
缺血性心脏病
充血性心力衰竭
脑血管疾病
胰岛素依赖型糖尿病
术前血肌酐 >173μmol/L(2.0mg/dL)

无危险因素，并发症发生率 0.4%；1 项危险因素，并发症发生率 1.0%；2 项危险因素，并发症发生率 7%；≥3 项危险因素，并发症发生率 11%。

术前血浆 N-末端前脑钠肽(N-ferminal pro-BNP)水平可独立预测围手术期心脏事件的风险[27]。术前和术后 48~72h 的肌钙蛋白检测目前存在争议[34]。术前的有创性心脏评估(冠脉造影和介入治疗)相对于无创性评估和药物治疗来说并没有表现出优势[35]。

β受体阻滞剂和他汀类药物的预防性治疗应该继续进行。没有证据证明所有患者均应该开始使用 β 受体阻滞剂、阿司匹林或 $α_2$ 受体激动剂[36-38]。

但是，如果患者能及时使用，其可能在术前从这些药物治疗中获得很大收益(当存在这些药物的明确适应证时)。

对于发生 ACS 后有心力衰竭或严重左室功能障碍的患者，应该持续使用血管紧张素转化酶抑制剂或血管紧张素受体拮抗剂。而其他的患者，在围手术期应停用以上药物以避免术中或术后的低血压[39-40]。

1.5.2　麻醉选择

推荐使用 5 导联心电图作为围手术期心脏疾病的监测手段，12 导联心电图监测也是适合的。高风险手术可考虑使用经食道超声心动图，如果患者有心肌缺血表现，应保证仪器到位。只要能保证维持器官的适当灌注，使用哪种药物来诱导和维持麻醉似乎并不重要。应尽力防止同时出现低血压和低脑电双频指数的情况[41-43]。

吸入麻醉剂在很长一段时间被认为具有心肌保护作用，优于静脉麻醉药[44]。尽管这些药物的保护性作用在动物模型和心脏手术患者中均表现得非常显著[45]，但是目前并没有有力证据显示吸入麻醉剂在心脏疾病高风险患者接受非心脏手术时有显著优势[46]。

椎管内麻醉的优势并不明确，且显示这种麻醉方式能减少心脏事件的证据不足[47]。对于正在接受 DAPT 的患者，并没有足够的理由为了进行椎管内麻醉而停药。

手术期间最主要的目标应该是优化氧供和氧需之间的平衡，应避免发生心动过速，因为这是增加心肌氧需的最主要原因。目标导向液体治疗有利于维持血流动力学的稳定[48]。应充分处理好贫血和高血糖。麻醉苏醒期间，交感神经张力的增加及气道装置的刺激可产生严重的应激反应。应考虑尽早拔管，但是要避免因为喉痉挛、咳嗽、呼吸道分泌的黏液或其他气道问题而引起低氧血症。应进行恰当的镇痛以避免应激反应，避免使用非甾体抗炎药(尤其是 COX-2 抑制剂)。所有这些措施应持续至术后，此外，寒战会显著地增加氧需，必须预防其发生及给予相应处理。

1.6　围手术期 ACS

每年有超过 2 亿成年人接受非心脏大手术。过去 30 年中，术中死亡率已经显著下降至原来的 1/10，但是，30 天死亡率仍居高不下，45 岁以上的住院患者中有 2% 会在此期间死亡。围手术期 ACS 的发生率为 0.4% ~ 11%，与患者本身的风险有关(Lee 修订的心脏风险指标，表 1.5)[49]。

围手术期发生 ACS 的早期死亡率为 3.5% ~ 25%。围手术期 MI 的幸存者发生并发症的概率增加、住院时间延长、医疗费用增加[34]。

如果患者是清醒的，例如手术在区域麻醉下进行，围手术期 MI 的症状与非麻醉状态下的患者相似。然而，诊断全身麻醉期间发生的围手术期 MI 很困难，因其没有症状且发生频率比我们想象中的更高。发生围手术期 MI 的患者中仅 15% 有胸痛，65% 的患者是无症状的。ECG 改变可能是短暂而不易察觉的，ST 段压低较 ST 段抬高更见。ST 段压低持续 20 ~ 30min 或累积压低时间超过 60min 与心脏不良事件的发生相关[50]。60% ~ 90% 围手术期 MI 患者的心电图没有 Q 波[7,51]。如果胸痛和心电图改变无法有效发现围手术期 MI，那么我们应该关注生物标志物的释放。高灵敏度肌钙蛋白检测方法的应用使发现极低水平的肌钙蛋白成为可能。即使轻微的肌钙蛋白升高也可以预测死亡，当肌钙蛋白升高达 0.02ng/mL 时，死亡风险提高至原来的 4 倍；当肌钙蛋白超过 0.3ng/mL 时，死亡风险升高至原来的 17 倍[34,52]。

1.6.1　围手术期 MI 的术中管理

术中发生心肌缺血的患者的管理非常有挑战性，且取决于后续的临床情况。挑战之一是决定继续还是中止手术。很明显，当手术已经完成了大半且能在合理时间内结束时应继续手术；如果手术刚刚开始，最好是立刻中止手术，并且必要时准备行冠状动脉血运重建。纤溶和 CABG 可引起此类患者的大出血。因此，再灌注策略的选择应该是急诊 PCI，即使有约 24h 的治疗时间窗，PCI 仍应该尽早进行[53]。手术医生、麻醉医生和心脏学专家应共同讨论是否需要植入必须给予抗血小板治疗的支架。出血并发症风险很高的患者，早期应选择 PTCA 而不植入支架。术后早期可能需要进行二次 PCI。对于出血风险低的患者，可选择立即植入支架[54]。

对于发生围手术期 MI 的患者，麻醉医生应判断现有的监测手段是否足够，是否需要进行拓展(如有创血压检测和超声心动图)。应咨询心脏学专家，尽早进行经胸或经食道超声心动图检查，这对于发现室壁运动异常很有帮助。

如前所述，围手术期 MI 的发生主要是由于氧供和氧需不平衡，而不是斑块破裂。麻醉医生应该通过改善组织氧合(增加吸入氧浓度，使用呼气末正压，治疗贫血使血红蛋白水平达到 8～10mg/dL)，治疗心动过速使心率低于 70/min(使用阿片类药物、β肾上腺素受体阻滞剂，维持血容量正常以预防应激)，并治疗可能存在的心律失常来优化氧的供需平衡。硝酸甘油可用于扩张冠状动脉，但应避免引起明显的体循环低血压。在部分病例中，只能使用正性肌力药物来维持心排血量。应使用去氧肾上腺素或去甲肾上腺素来处理伴随的血管扩张以维持冠状动脉的灌注压力。其他的支持治疗措施包括主动脉内球囊反搏或离心泵的植入(如 Impella®)，这些措施有助于维持心源性休克患者的心排血量[55-56]。

1.7　展　望

到目前为止，围手术期 MI 的发生率远远超出我们的想象。近期报道了一项纳入超过 15 000 例围手术期 MI 患者的研究，该研究描述了围手术期 MI 患者的临床特点、诊断标准、预测因子和 30 天结局[57]，并提出了一个新的术语——非心脏手术后的心肌损伤(myocardial injury after noncardiac surgery，MINS）。高敏感度心肌标志物的检测技术提高了心肌缺血（8% 的患者会发生）的检出率。由于发生 MINS 的患者术后 30 天死亡率更高（9.8% *vs.* 1.1%）[57]，早期发现高危患者有助于及时启动完善的治疗措施，进而进一步降低术后 30 天不良事件的发生率和死亡率。

处于麻醉或镇静状态的患者（如术后镇痛），其心肌缺血的临床症状（疼痛、不适）常常缺失，且出现 ECG 改变的时间很短或为一过性，因此很可能在实时 12 导联心电图检查时未能被捕捉到。因此，未来对于高风险心脏疾病的患者，包括有冠状动脉疾病及既往发生 ACS 的患者，对围手术期 MI 应重点关注心肌特异性标志物是否有升高和降低。

参考文献

［1］Roffi M，Patrono C，Collet J-P，et al. 2015 ESC guidelines for the management of acute coronary syndromes in patients presenting without persistent ST-segment elevation：Task Force for the management of acute coronary syndromes in patients presenting without persistent ST-segment elevation of the European Society of Cardiology（ESC）. Eur Heart J，2015，37：267 – 315.

［2］Thygesen K，Alpert JS，Jaffe AS，et al. Third universal deinition of myocardial infarction. J Am Coll Cardiol，2012，60：1581 – 1598.

［3］Montalescot G，Sechtem U，Achenbach S. 2013 ESC guidelines on the management of stable coronary artery disease. Eur Heart J，2013，34：2949 – 3003.

［4］Steg PG，James SK，Atar D，et al. ESC guidelines for the management of acute myocardial infarction in patients presenting with ST-segment elevation：the Task Force on the management of ST-segment elevation acute myocardial infarction of the European Society of Cardiology（ESC）. Eur Heart J，2012，33：2569 – 2619.

［5］Nikolaou NI，Arntz H-R，Bellou A，et al. European Resuscitation Council guidelines for resuscitation 2015. Section 8. Initial management of acute coronary syndromes. Resuscitation，2015，95：264 – 277.

［6］Libby P. Inlammation in atherosclerosis. Nature，2002，420：868 – 874.

［7］Landesberg G，Beattie WS，Mosseri M，et al. Perioperative myocardial infarction. Circulation，2009，119：2936 – 2944.

［8］Kolh P，Windecker S，Alfonso F，et al. 2014 ESC/EACTS guidelines on myocardial revascularization：the Task Force on myocardial revascularization of the European Society of Cardiology（ESC）and the European Association for Cardio-Thoracic Surgery（EACTS）. Eur J Cardiothorac Surg，2014，46：517 – 592.

［9］Cabello JB，Burls A，Emparanza JI，et al. Oxygen therapy for acute myocardial infarction. Cochrane Database Syst Rev，2010，6：CD007160.

［10］Stub D，Smith K，Bernard S，et al. Air versus oxygen in ST-segment elevation myocardial infarction. Circulation, 2015, 131: 2143 – 2150.

[11] Parker JD, Bart BA, Webb DJ, et al. Safety of intravenous nitroglycerin after administration of sildenail citrate to men with coronary artery disease: a double-blind, placebo-controlled, randomized, crossover trial. Crit Care Med, 2007, 35: 1863 – 1868.

[12] Werns SW. Are nitrates safe in patients who use sildenail? Maybe. Crit Care Med, 2007, 35: 1988 – 1990.

[13] Hlatky MA, Boothroyd DB, Bravata DM, et al. Coronary artery bypass surgery compared with percutaneous coronary interventions for multivessel disease: a collaborative analysis of individual patient data from ten randomised trials. Lancet, 2009, 373: 1190 – 1197.

[14] Bertrand ME, Legrand V, Boland J, et al. Randomized multicenter comparison of conventional anticoagulation versus antiplatelet therapy in unplanned and elective coronary stenting. The full anticoagulation versus aspirin and ticlopidine (FANTASTIC) study. Circulation, 1998, 98: 1597 – 1603.

[15] Sousa JE, Costa MA, Abizaid A, et al. Lack of neointimal proliferation after implantation of sirolimus-coated stents in human coronary arteries: a quantitative coronary angiography and three-dimensional intravascular ultrasound study. Circulation, 2001, 103: 192 – 195.

[16] Sousa JE, Costa MA, Abizaid AC, et al. Sustained suppression of neointimal proliferation by sirolimus-eluting stents: one-year angiographic and intravascular ultrasound follow-up. Circulation, 2001, 104: 2007 – 2011.

[17] Newsome LT, Kutcher MA, Royster RL. Coronary artery stents: Part I. Evolution of percutaneous coronary intervention. Anesth Analg, 2008, 107: 552 – 569.

[18] Morice M-C, Serruys PW, Sousa JE, et al. A randomized comparison of a sirolimus-eluting stent with a standard stent for coronary revascularization. N Engl J Med, 2002, 346: 1773 – 1780.

[19] Lagerqvist B, James SK, Stenestrand U, et al. Long-term outcomes with drug-eluting stents versus bare-metal stents in Sweden. N Engl J Med, 2007, 356: 1009 – 1019.

[20] Jeremias A, Sylvia B, Bridges J, et al. Stent thrombosis after successful sirolimus-eluting stent implantation. Circulation, 2004, 109: 1930 – 1932.

[21] Iakovou I, Schmidt T, Bonizzoni E, et al. Incidence, predictors, and outcome of thrombosis after successful implantation of drug-eluting stents. JAMA, 2005, 293: 2126 – 2130.

[22] Fleisher LA, Beckman JA, Brown KA, et al. ACC/AHA 2007 guidelines on perioperative cardiovascular evaluation and care for noncardiac surgery: executive summary: a report of the American College of Cardiology/American Heart Association Task Force on practice guidelines (Writing Committee to revise the 2002 guidelines on perioperative cardiovascular evaluation for noncardiac surgery). Circulation, 2007, 116: 1971 – 1996.

[23] Palmerini T, Benedetto U, Bacchi-Reggiani L, et al. Mortality in patients treated with extended duration dual antiplatelet therapy after drug-eluting stent implantation: a pairwise and Bayesian network meta-analysis of randomised trials. Lancet, 2015, 385:

2371 – 2382.

[24] Montalescot G, Brieger D, Dalby AJ, et al. Duration of dual antiplatelet therapy after coronary stenting. J Am Coll Cardiol, 2015, 66: 832 – 847.

[25] Mauri L, Kereiakes DJ, Yeh RW, et al. Twelve or 30 months of dual antiplatelet therapy after drug-eluting stents. N Engl J Med, 2014, 371: 2155 – 2166.

[26] Capodanno D, Angiolillo DJ. Management of antiplatelet therapy in patients with coronary artery disease requiring cardiac and noncardiac surgery. Circulation, 2013, 128: 2785 – 2798.

[27] Kristensen SD, Knuuti J, Saraste A, et al. 2014 ESC/ESA guidelines on non-cardiac surgery: cardiovascular assessment and management. Eur J Anaesthesiol, 2014, 31: 517 – 573.

[28] Alshawabkeh LI, Prasad A, Lenkovsky F, et al. Outcomes of a preoperative 'bridging' strategy with glycoprotein Ⅱ b/Ⅲ a inhibitors to prevent perioperative stent thrombosis in patients with drug-eluting stents who undergo surgery necessitating interruption of thieno pyridine administration. EuroIntervention, 2013, 9: 204 – 211.

[29] Webster SE, Payne DA, Jones CI, et al. Anti-platelet effect of aspirin is substantially reduced after administration of heparin during carotid endarterectomy. J Vasc Surg, 2004, 40: 463 – 468.

[30] Angiolillo DJ, Firstenberg MS, Price MJ, et al. Bridging antiplatelet therapy with cangrelor in patients undergoing cardiac surgery: a randomized controlled trial. JAMA, 2012, 307: 265 – 274.

[31] Kubica J, Kozinski M, Navarese EP, et al. Cangrelor: an emerging therapeutic option for patients with coronary artery disease. Curr Med Res Opin, 2014, 30: 813 – 828.

[32] Gutierrez JA, Harrington RA, Blankenship JC, et al. The effect of cangrelor and access site on ischaemic and bleeding events: insights from CHAMPION PHOENIX. Eur Heart J, 2016, 37: 1122 – 1130.

[33] Steg PG, Bhatt DL, Hamm CW, et al. Effect of cangrelor on periprocedural outcomes in percutaneous coronary interventions: a pooled analysis of patient-level data. Lancet, 2013, 382: 1981 – 1992.

[34] Devereaux PJ, Sessler DI. Cardiac complications in patients undergoing major noncardiac surgery. N Engl J Med, 2015, 373: 2258 – 2269.

[35] Kertai MD. Preoperative coronary revascularization in high-risk patients undergoing vascular surgery: a core review. Anesth Analg, 2008, 106: 751 – 758.

[36] POISE Study Group, Devereaux PJ, Yang H, et al. Effects of extended-release metoprolol succinate in patients undergoing non-cardiac surgery (POISE trial): a randomised controlled trial. Lancet, 2008, 371: 1839 – 1847.

[37] Devereaux PJ, Mrkobrada M, Sessler DI, et al. Aspirin in patients undergoing noncardiac surgery. N Engl J Med, 2014, 370: 1494 – 1503.

[38] Devereaux PJ, Sessler DI, Leslie K, et al. Clonidine in patients undergoing noncardiac

surgery. N Engl J Med, 2014, 370: 1504 - 1513.

[39] Roshanov PS, Rochwerg B, Patel A, et al. Withholding versus continuing angiotensin-converting enzyme inhibitors or angiotensin Ⅱ receptor blockers before noncardiac surgery: an analysis of the Vascular events in noncardiac surgery patients cohort evaluation(VISION)prospective cohort. Anesthesiology, 2017, 126: 16 - 27.

[40] London MJ. Preoperative administration of angiotensin-converting enzyme inhibitors or angiotensin Ⅱ receptor blockers: do we have enough 'VISION' to stop it? Anesthesiology, 2017, 126: 1 - 3.

[41] Mascha EJ, Yang D, Weiss S, et al. Intraoperative mean arterial pressure variability and 30-day mortality in patients having noncardiac surgery. Anesthesiology, 2015, 123: 79 - 91.

[42] McCormick PJ, Levin MA, Lin H-M, et al. Effectiveness of an electronic alert for hypotension and low bispectral index on 90-day postoperative mortality: a prospective, randomized trial. Anesthesiology, 2016, 125: 1113 - 1120.

[43] Sessler DI, Sigl JC, Kelley SD, et al. Hospital stay and mortality are increased in patients having a 'triple low' of low blood pressure, low bispectral index, and low minimum alveolar concentration of volatile anesthesia. Anesthesiology, 2012, 116: 1195 - 1203.

[44] Frässdorf J, De Hert S, Schlack W. Anaesthesia and myocardial ischaemia/reperfusion injury. Br J Anaesth, 2009, 103: 89 - 98.

[45] Frässdorf J, Borowski A, Ebel D, et al. Impact of preconditioning protocol on anestheticinduced cardioprotection in patients having coronary artery bypass surgery. J Thorac Cardiovasc Surg, 2009, 137: 1436 - 1442.

[46] Lurati Buse GAL, Schumacher P, Seeberger E, et al. Randomized comparison of sevolurane versus propofol to reduce perioperative myocardial ischemia in patients undergoing noncardiac surgery. Circulation, 2012, 126: 2696 - 2704.

[47] Kooij FO, Schlack WS, Preckel B, et al. Does regional analgesia for major surgery improve outcome? Focus on epidural analgesia. Anesth Analg, 2014, 119: 740 - 744.

[48] Arulkumaran N, Corredor C, Hamilton MA, et al. Cardiac complications associated with goal-directed therapy in high-risk surgical patients: a meta-analysis. Br J Anaesth, 2014, 112: 648 - 659.

[49] Lee TH, Marcantonio ER, Mangione CM, et al. Derivation and prospective validation of a simple index for prediction of cardiac risk of major noncardiac surgery. Circulation, 1999, 100: 1043 - 1049.

[50] Priebe H-J. Perioperative myocardial infarction-aetiology and prevention. Br J Anaesth, 2005, 95: 3 - 19.

[51] Landesberg G, Shatz V, Akopnik I, et al. Association of cardiac troponin, CK-MB, and postoperative myocardial ischemia with long-term survival after major vascular surgery. J Am Coll Cardiol, 2003, 42: 1547 - 1554.

[52] Biccard BM. Detection and management of perioperative myocardial ischemia. Curr Opin Anaesthesiol, 2014, 27: 336 - 343.

[53] Meierhenrich R, Gauss A, Geldner G, et al. Importance of acute PTCA in the treatment of perioperative myocardial infarction. Anaesthesist, 2000, 49: 140 – 148.

[54] Obal D, Kindgen-Milles D, Schoebel F, et al. Coronary artery angioplasty for treatment of perioperative myocardial ischaemia. Anaesthesia, 2005, 60: 194 – 197.

[55] Peura JL, Colvin-Adams M, Francis GS, et al. Recommendations for the use of mechanical circulatory support: device strategies and patient selection: a scientiic statement from the American Heart Association. Circulation, 2012, 126: 2648 – 2667.

[56] Hayman M, Forrest P, Kam P. Anesthesia for interventional cardiology. J Cardiothorac Vasc Anesth, 2012, 26: 134 – 147.

[57] Botto F, Alonso-Coello P, Chan MTV, et al. Myocardial injury after noncardiac surgery: a large, international, prospective cohort study establishing diagnostic criteria, characteristics, predictors, and 30-day outcomes. Anesthesiology, 2014, 120: 564 – 578.

（赵　静　译，侯丽宏　审）

第2章　慢性心力衰竭晚期的患者

Patrick F. Wouters，Koen Lapage

2.1　引　言

　　心力衰竭（heart failure，HF）被认为是"下一个围手术期医学的前沿问题"[1]。HF 患者围手术期死亡率远高于单纯缺血性心脏病的患者。过去几年，缺血性心脏病是重症患者预后研究的主题，并因此形成了明确的循证医学实践指南，该指南的应用提高了患者的围手术期生存率。但是对于 HF 患者，手术预后的变化不大，被诊断为 HF 的手术患者逐渐增加。慢性心力衰竭（chronic heart failure，CHF）是老年人群的一种常见疾病，且这类患者的数量正在迅速增多。

　　由于没有足够的科学数据支持，关于围手术期 CHF 的明确管理指南很难被制定。此外，CHF 是一种复杂的疾病表现形式，可以有不同的病因和独特的表型，常伴有多种合并症和系统器官功能障碍。本章将对 CHF 的病理生理、诊断和治疗的现有知识进行回顾。这将为后续关于围手术期管理的讨论奠定基础，包括风险评估和策略优化，以及术中监测和血流动力学控制技术等。

2.2　心力衰竭的定义和分类

　　欧洲心脏病学会工作组将心力衰竭（HF）定义为"一种以典型症状（如

P. F. Wouters (✉) · K. Lapage

Department of Anaesthesia and Perioperative Medicine, Ghent University and University
Hospital, Ghent, Belgium

e-mail: Patrick. Wouters@ UGent. be

© Springer International Publishing AG 2018

J. -L. Fellahi, M. Leone (eds.), *Anesthesia in High-Risk Patients,*

https://doi.org/10.1007/978 – 3 – 319 – 60804 – 4_2

气短、踝关节肿胀、疲劳)为特征的临床综合征,可能伴有一定体征(如肺部啰音、外周水肿),它是由心脏的器质性和(或)功能性病变引起的,可导致静息或应激状态下心排血量下降和(或)心内压力增高"[2]。

有一些方法可对症状的严重程度进行分级(表2.1)。最常使用的是NYHA功能分级法,这种分级方法将患者的症状、体征与其活动能力联系起来。患者的疾病进展时,分级将提高(从Ⅰ级到Ⅳ级),但是也可以回到较低一级,如经过有效的治疗后功能受限缓解。相反,美国心脏病学会基金会/美国心脏协会(ACCF/AHA)的心力衰竭分级是单向的,这种方法强调疾病的发生和进展(从A级到D级),而且包括了临床前阶段[3]。

表2.1　心力衰竭(HF)的分级

ACCF/AHA HF 分级	NYHA 功能分级	
A HF 的风险很高,但无器质性心脏病变或无 HF 的症状	无	
B 有器质性心脏疾病但无 HF 的症状和体征	Ⅰ	体力活动不受限。一般体力活动不会引起 HF 症状的出现
C 有器质性心脏疾病且曾经或现在有 HF 症状	Ⅰ	体力活动不受限。一般体力活动不会引起 HF 症状的出现
	Ⅱ	体力活动轻度受限。休息时无不适,一般体力活动可引起 HF 症状的出现
	Ⅲ	体力活动明显受限。休息时无不适,小于一般体力活动即可引起 HF 症状的出现
	Ⅳ	任何体力活动均引起 HF 症状出现,或休息时也有 HF 症状
D 需要特殊干预治疗的难治性 HF	Ⅳ	任何体力活动均引起 HF 症状出现,或休息时也有 HF 症状

也可以根据射血分数将 HF 分为不同亚组,以区分射血分数(ejection fraction,EF)值下降(<40%,HFrEF)和 EF 值正常(≥50%,HFpEF)的患者。这些亚组的确有非常不同的表型,包括不同的病因、人口学特征、合并症及对治疗的反应。然而,大多数关于临床结局的研究显示,不同亚组患者近期和远期死亡率并无显著不同。在最新指南中,欧洲心脏协会(ESC)任务组又提出了第3个 HF 亚组,即具有适中 EF 值(40%~49%,HFmrEF)的亚组(表2.2)。ACCF/AHA 认为恢复后的 HF 患者应该被归为另一个不同的亚组。

表 2.2　基于射血分数(EF)的 HF 分类

HF 的类型	HFrEF	HFmrEF	HFpEF
标准	1	症状 ± 体征	
	2　LVEF <40%	LVEF 40%~49%	LVEF ≥50%
	3　－	·利钠肽水平升高	
		·至少符合以下标准中的一条:	
		(a)有相关的心脏器质性疾病[左心室肥大和(或)左心房扩大]	
		(b)舒张功能障碍	

LVEF:左心射血分数。

2.3　流行病学

在发达国家,成人 HF 的总体发病率为 1%~2%,但它随年龄增加而急剧增长,70 岁以上人群的发病率超过了 10%[4]。由于 HF 主要发生于老年人,预计未来 20 年,随着人口的快速老龄化,HF 的发病率将会进一步升高[5]。

HFrEF 和 HFpEF 的发生率近似相等,但是根据所使用的诊断标准不同,不同研究中报道的数量有差异。与 HFrEF 患者相比,HFpEF 患者的年龄更大,更常见于女性及有高血压或房颤病史的患者[6]。

过去 10 年,HF 的预后有所改善,但是已确诊 HF 的患者的总体死亡率仍然保持较高水平。新诊断的 HF 患者 30 天死亡率约为 10%,而多达1/3 的老年患者在因 HF 初次住院后的 1 年内死亡[7-8]。欧洲的数据显示HFrEF 和 HFpEF 患者的 5 年生存率分别为 53% 和 62%,而 HFpEF 患者的住院率更高[9]。HF 对于患者的生活质量有显著影响,且对社会造成了严重的经济负担[10]。

目前的报道显示,接受非心脏手术患者的 HF 患病率在 2%、5% 和10% 之间变化[11]。预计这一数字还会增加,不仅因为人口老龄化,也是由于可以为高风险患者实施的微创手术和介入治疗的数量持续增加[12]。

2.4　病理生理学

HF 是多种原发性心血管疾病的终末期综合征。病因多样,但可被归为三大类:①心肌病;②异常的心脏负荷;③严重的心律失常(表 2.3)。另外一种 HF 病因学分类的方法是根据导致 HF 发生的病理生理学机制,将

HF 主要分为四大类：①心血管疾病的传统危险因素，包括缺血性损伤、高血压和代谢综合征(糖尿病、高脂血症、向心性肥胖)，这些病因占了大多数；②与心肌病有关的遗传因素，如肥厚性梗阻型心肌病；③机械因素，主要是瓣膜功能障碍导致的压力和(或)容量超负荷；④免疫因素，如传染性疾病，包括病毒性和细菌性，以及自身免疫性疾病[13]。

表 2.3　心力衰竭的病因

心肌病

缺血性心脏病	心肌瘢痕，顿抑/冬眠，心外膜冠状动脉疾病，冠状动脉微循环异常，内皮功能障碍
毒性损伤	娱乐性物质滥用(如酒精、可卡因、安非他命)，重金属(如铜、铁)，辐射和药物(如细胞抑制性药物)
免疫介导和炎性损伤	感染相关，自身免疫性疾病，巨细胞性心肌炎，嗜酸性粒细胞性心肌炎(Churg-Strauss 综合征)
浸润	恶性肿瘤相关(如直接浸润、转移)，结节病，淀粉样变性，血色素沉积症
代谢紊乱	激素分泌异常(如甲状腺疾病、肢端肥大症、糖尿病、妊娠相关病理)，营养不良
遗传异常	肥厚性心肌病(hypertrophic cardiomyopathy，HCM)，扩张性心肌病(dilated cardiomyopathy，DCM)，左室心肌致密化不全，致心律失常性右室心肌病(arrhythmogrnic right ventricular cardiomyoppathy，AVRC)，肌营养不良(如 Becker 病)

心脏负荷异常

高血压

瓣膜和心肌结构缺损	获得性瓣膜疾病，先天性心脏病(如房/室间隔缺损)
心包和心内膜下心肌的病理改变	心包疾病(缩窄性心内膜炎、心包积液)，心内膜弹力纤维增生症，嗜酸性粒细胞增多综合征(hypereosinophilic syndrome，HES)，心内膜心肌纤维化(endomyocardial fibrosis，EMF)
高排状态	脓毒血症，严重贫血，妊娠，甲状腺毒症，动静脉瘘，佩吉特病
容量超负荷	肾衰竭，医源性容量超负荷

心律失常

快速型心律失常	房性/室性心律失常
缓慢型心律失常	窦房结功能障碍，传导障碍

　　导致 HF 的主要原因在不同地区各不相同。在发达国家，高血压、缺血性心脏病和瓣膜功能障碍是导致 HF 的最重要病因。心肌梗死是导致 HFrEF 的主要原因，而高血压和心房纤颤更常引起 HFpEF。非心脏合并症如肾脏疾病、糖尿病和肥胖通常会影响 HF 的发展和预后。在非洲和亚洲，风湿性心脏病仍然是导致 HF 的重要原因，而在南非，很大一部分患者的 HF 是由美洲锥虫病引起的[10]。

　　HFrEF 的病理生理是近几十年人们深入研究的重点，而 HFpEF 近期才被确定为一种独立的临床状态。这两种类型的主要区别是导致心脏功能障碍的潜在机制不同。因为 HFrEF 的一个关键特征是左心室射血容量受限，常被称为收缩性心力衰竭。在 HFpEF（和 HFmrEF）中，心脏射血功能显示为正常，至少收缩期射血分数这一量化指标是正常的。重要的是，HFpEF 型心力衰竭常有心脏充盈的严重损害，因此被称作舒张性心力衰竭。舒张性心力衰竭在过去可能被低估了，因为这项诊断需要进行有创心导管检查以评估左室充盈压。现有指南认可基于无创多普勒超声心动图和生物标志物的诊断标准（BNP 和 Pro BNP）[14]（图 2.1）。

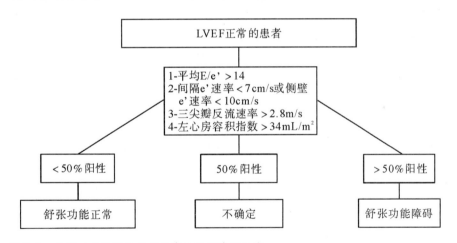

图 2.1　舒张功能障碍的无创超声心动图诊断标准

　　收缩性和舒张性心力衰竭并非完全区别开，因为 HFrEF 患者也经常有舒张功能障碍，反之亦然，HFpEF 患者也可能有轻微的收缩功能异常，仅在使用敏感性很高的技术如心肌变形成像技术才能被发现。然而，这种概念上的划分，区别了原发性收缩功能障碍和原发性舒张功能障碍，也为 HF 患者的围手术期血流动力学管理提供了有用的依据。

　　右心室衰竭的患者也可能表现为正常的 LVEF，理论上这一亚组的患者符合 HFpEF 的标准，但现有的指南中并未对他们进行分类。肺动脉高压

（PHT）和原发性右心室衰竭的病理生理是完全不同的，这些将在另一章中进行讨论。

2.5 治 疗

多年来，心力衰竭的治疗策略主要集中于增强心肌收缩力并重建心脏的泵功能（泵故障模型）。研究人员已研发了多种药物用于提高收缩期心肌肌丝的细胞内钙离子浓度。虽然地高辛是通过抑制肌膜上的 Na^+/K^+ 泵而间接达到这种效果，但大部分现在使用的正性肌力药物是通过增加细胞内 c-AMP 水平，或者通过增加第二信使的产生（拟交感作用），或者通过抑制其酶降解作用（磷酸二酯酶-Ⅲ抑制剂）而实现。这些药物的正性肌力作用很强且可即刻起效；然而，当长期用于治疗 HF 时，这些药物会使死亡率升高[15]。有趣的是，只有正性肌力作用稍弱的药物，包括地高辛和最近研发的钙增敏剂左西孟旦，它们显示出对于生存率的影响较小或没有不良影响[16]。左西孟旦是最新用于临床的一类具有独特作用机制的正性肌力药物，它的作用方式主要是增加肌丝对钙离子的敏感性，而不是提高细胞内钙离子的水平。这类提高钙离子敏感性的药物理论上具有能量需求比较低的优势，因为舒张期肌浆网需要再摄取的钙离子较少[17]。

无论如何，使用药物刺激心脏的收缩功能虽然通常对缓解症状和改善生存质量有效，但是对于改善预后似乎无效，甚至降低了 CHF 患者的生存率。导致死亡率升高的最主要可疑因素是致死性心律失常，因为这些药物增加了心肌的 c-AMP 负荷与电生理不稳定性，同时药物引起心肌需氧量增加而导致心肌缺血[18]。重要的是，正性肌力药物在急性 HF 的治疗中确实具有非常重要的地位，而且是 CHF 急性失代偿期治疗中不可或缺的，这些内容将在围手术期管理的部分进行讨论。

CHF 治疗中的一项重要突破基于对 CHF 病理生理学认识的进步，即神经体液反射是 CHF 疾病进展中的核心因素。低血压和器官低灌注时，交感神经系统（sympathetic nervous system，SNS）和肾素－血管紧张素－醛固酮系统（renin-angiotensin-aldosteron system，RAAS）被激活。这些反射有助于在急性低血容量时维持稳态并使患者受益，因为它们会引起液体潴留及血管收缩，可以恢复器官灌注。然而，CHF 患者的神经体液反射长期活化，引起了血管收缩和液体潴留，使已经存在泵功能障碍的心脏的前负荷和后负荷持续增加。神经体液反射的持续活化也促进了心肌纤维化的发生，进一步导致心脏重构。

目前针对 CHF 的治疗方法都集中于对这种不良适应性反应的阻断（神

经体液拮抗模式）。有 3 类药物的作用均涉及对 RAAS 或 SNS 的抑制，推荐强度为 1A 级。血管紧张素转化酶抑制剂（ACEI）、血管紧张素受体阻滞剂（angiotensin receptor blockkers，ARB）和 β 受体阻滞剂被认为是 CHF 治疗的一线药物。ARB 是患者对 ACEI 类药物不耐受时的替代用药。如果已经使用了最佳剂量的 ACEI/ARB 类药物和 β 受体阻滞剂治疗，但患者的症状依然存在，可增加盐皮质激素受体拮抗剂（mineralocorticoid receptor antagonist，MRA）作为第 3 种神经体液拮抗药物。

最新被纳入 CHF 治疗体系的药物是血管紧张素受体拮抗剂/脑啡肽酶抑制剂（angiotensin receptor antagonist/neprilysin inhibitor，ARNI）。脑啡肽酶是一种内源性酶，可以降解利钠肽及血管活性肽，如缓激肽和肾上腺髓质素。阻断脑啡肽酶可以增加血管舒张肽和利钠肽的浓度，从而达到更好的血流动力学状态。由于脑啡肽酶也可以降解血管紧张素 Ⅱ，因此，脑啡肽酶抑制剂可引起血管紧张素 Ⅱ 水平的升高，这是脑啡肽酶抑制剂的一个不良反应，而血管紧张素受体阻滞剂可抵消这种因血管收缩因子增加而产生的效果。初步研究已显示出 ARNI 的良好治疗效果，目前 ARNI 已代替 ACEI 类药物用于标准三联治疗（ACEI、β 受体阻滞剂和 MRA）后仍有顽固症状的患者的治疗，推荐等级为 1B 级[19]。伊伐布雷定是一种可以直接抑制窦房结 K^+ 通道、减缓心率，但不改变交感神经张力的药物，它有特定的适应证。ESC 指南规定，接受足量 β 受体阻滞剂治疗后依然表现为心率增快的患者，应考虑使用伊伐布雷定。

对于其他神经体液通路的探索也在进行中，但是使用药物对这些通路进行干预的尝试尚未取得成功。这些干预措施包括使用伐普坦类药物、精氨酸血管升压素受体拮抗剂、内皮素 A 受体拮抗剂和肾素抑制剂[20]。

重要的是，我们需要知道以上的推荐意见是基于大规模研究中得到的有力证据，但是没有一项研究包含了 EF 正常的患者。因此，神经体液和交感神经张力调控的有益效应仅适用于 HFrEF 的患者。截至目前，尚无可以降低 HFpEF（或 HFmrEF）患者发病率和死亡率的治疗措施[2]。

除了以结果为导向的神经调节治疗之外，CHF 的治疗措施还包含对症处理。利尿剂是纠正和控制充血性心力衰竭的主要方法，尤其是对于新诊断的或失代偿的 HF 患者。它同时适用于 HFrEF、HFpEF 和 HFmrEF 的患者。急性发作时，同样可以通过使用静脉和动脉血管扩张剂来减轻心脏负荷，快速缓解症状。血管扩张剂用于处理围手术期容量超负荷时同样有效，但是，长期使用扩血管药物，包括重组 BNP，并未显示出对临床结局有影响[21]。

目前的研究焦点集中于炎症反应在 CHF 病理生理中的作用（炎症模型）。炎症通路在心肌损伤和组织修复急性期中参与 HF 的发展。HFrEF 和

HFpEF 的患者，体内存在低水平的慢性炎症反应，表现为促炎症因子水平的升高，这与不良临床结局相关。然而，目前尚不清楚炎症反应是引起疾病进展的原因还是仅为一个结果[22]。以减轻 CHF 炎症反应为目的的临床研究，其大多数结果是阴性。这项科学研究的挑战很大程度上在于如何区分生理性的炎症反应(修复)和病理反应。通过干细胞治疗的免疫调节是这一治疗策略的拓展，一些研究已经证明了基于自分泌机制的免疫调节用于 CHF 治疗的有效性[13]。

房性和室性心律失常在 HF 患者中均很常见。心房压力的升高使患者容易发生房颤，当既往 HF 正常窦性节律的 CHF 患者发生房颤时，往往会导致病情的急剧恶化。心脏重塑和心肌纤维化是形成小折返环路的物质基础，其可导致室性心律失常。因严重室性心律失常导致的猝死在 HF 患者中相对常见，许多可通过植入式心脏除颤器进行治疗。当有症状的 HF 患者 EF > 35%，且预计能以良好功能状态存活时间超过 1 年时，应考虑植入 ICD 作为猝死的一线预防。

心室重构也会破坏心脏正常传导系统，因此影响通过快速希氏－浦肯野系统的心房与心室肌细胞的顺序激活。不协调的心脏收缩对泵功能的影响非常显著。有力证据表明，除了药物优化治疗，心脏再同步化治疗(cardiac resynchronization therapy，CRT)可使 LVEF < 35% 且伴有 QRS 波时间延长(> 130ms)的左束支传导阻滞的 HF 患者受益，此类患者在手术前应考虑进行 CRT[2]。

用外科手段可改善严重扩张和重塑后心脏的心室功能，尤其在大面积心肌梗死和瘢痕形成后，可采用外科心室重塑(surgical ventricular recon-struction，SVR)和室壁瘤切除术。这种手术的理论依据是：切除瘢痕心肌组织，并重塑心脏形态至原来的椭圆形态，以降低左室壁的张力。有限的几个医学中心报告了鼓舞人心的结果，但是手术方式仍存在争议且适用范围不够广泛[23]。

机械循环支持可考虑使用于 CHF 患者药物治疗失败、病情急剧恶化的情况，或者作为终末期疾病患者的最后治疗手段。临时支持足以帮助患者度过心源性休克期，直到血流动力学和器官灌注达到稳定，但是更多用于为作出临床决定而争取时间，包括接受心脏移植(如果患者条件满足)或是植入长期使用的机械辅助装置作为最终治疗手段。机械循环辅助设备将在独立的章节进行讨论。

2.6 进展期心力衰竭患者的围手术期管理

非心脏手术围手术期 HF 的发病率波动于 2%、5% 和 10%，因接受手术的老年患者的比例相对增加,预计该发病率仍会增加[24]。预后研究均显示有 HF 病史的患者接受非心脏手术时发生严重心血管不良事件(MACE)的风险更高,死亡率也升高[25]。此类患者非心脏并发症(如肺炎和脓毒症)的发生率也较高[26]。但 HF 患者手术死亡率和再住院率明显高于冠状动脉疾病患者[27-28]。尽管目前缺血性心脏病患者的围手术期管理已经有明显改善,但是 CHF 患者的管理尚未达到同样效果[1]。

2.7 心力衰竭患者术前风险分层及优化策略

风险分层并不仅仅是一种分层手段,它也是为患者优化个体化围手术期管理策略的必要组成部分。2014 版美国心脏病学会/美国心脏学会(ACC/AHA)围手术期临床实践指南促进了风险预测工具的使用,如修订版心脏风险指数(Revised Cardiac Risk Index,RCRI)和 NSQIP 手术风险计算器等。这些模型主要关注缺血性心脏病的相关风险,但是它们预测 HF 患者风险的有效性尚未确定。

与缺血性心脏病相似,新诊断的 HF 和症状体征恶化的不稳定状态是 HF 的危险信号。事实上,HF 病情的稳定性是住院时间、再入院率和远期死亡率的关键决定因素[26,29]。

完整的病史采集和临床检查具有非常重要的意义,应以 HF 的典型症状和体征为关注点(表 2.4)。对于已知或疑似 HF 的患者,2014 版欧洲心脏病学会/欧洲麻醉学学会(ESC/ESA)指南强烈推荐进行超声心动图检查(Ⅰ类证据,等级 A)[30]。当进行完整的术前评估时,经胸超声心电图(TTE)是一项极好的无创且方便使用的检查,可为接受非心脏手术的患者提供快速而重要的预后信息[31]。术前 BNP 和 NT-pro-BNP 升高与术后严重不良心脏事件及近期死亡率的升高相关[32]。BNP 长期升高对 HF 患者围手术期风险的预测价值尚有待研究。较宽的界值范围使得对结果的解释复杂化,然而尚无证据显示以 BNP 为导向的治疗可以改善手术后的预后情况。需要进行实验室检查以评估是否有潜在的电解质失衡和器官功能障碍的征象。推荐贫血检测,因为贫血似乎是 HF 患者的一项特定危险因素[33]。

风险评估的目标是识别那些无法承受手术和麻醉引起的生理需要量增大的患者。根据经验,代谢当量为 4MET,即相当于 $12mL\ O_2/(kg \cdot min)$ 的氧耗量,是患者能够耐受中到高风险手术的阈值。然而不同医生对患者功能储备的临床评估常不一致,尤其当患者功能处于较低水平时[34]。心肺运动试验(cardiopulmonary exercise testing,CPET)提供了一种客观的量化评估无氧阈值的方法。无氧阈值 $< 11mL\ O_2/(kg \cdot min)$ 与风险增加相关[35]。虽然一项 meta 分析的结果显示,氧耗峰值和无氧阈值是胸腹部手术患者围

手术期并发症发生率和死亡率的预测因子[36]，但是 CPET 尚未被推荐为术前评估的标准检查项目。

表 2.4　HF 的典型症状和体征

症状	体征
典型症状	**特异性体征**
气短	颈静脉压力升高
端坐呼吸	肝颈静脉回流征阳性
阵发性夜间呼吸困难	第三心音(奔马律)
运动耐量下降	心尖搏动侧向移位
疲劳，运动后恢复时间延长	
踝关节水肿	
非典型症状	**非特异性体征**
夜间咳嗽	体重增加(每周 >2kg)
喘息	体重减轻(晚期 HF)
肿胀感	组织耗竭(恶病质)
食欲不振	心脏杂音
思维混乱(尤其是老年患者)	外周水肿(脚踝、骶部、阴囊)
抑郁	肺部捻发音
心悸	吸气量下降且肺底叩诊音变钝(胸腔积液)
目眩	心动过速
晕厥	不规则脉
俯身呼吸困难	呼吸急促
	潮式呼吸
	肝大
	腹水
	手足厥冷
	少尿
	脉压降低

European Heart Journal, 2016，37：2129 - 2200[2].

2.8　降低风险的策略

任何单一干预措施都不能有效降低 HF 患者的围手术期死亡率。应慎重考虑并优化围手术期的每一个环节，因为临床结局最终是由治疗过程中最弱的环节决定的。多学科的协作诊治可使患者获得最优结局。

根据最新指南，应给予 HF 患者恰当的治疗，以使其身体状态是稳定和最优化的。如果患者仍有症状，应该推迟择期手术并让患者接受心脏专科治疗。尤其是新诊断的 HF 患者，非紧急手术均应被推迟至少 3 个月以达到有效治疗。禁忌证为在没有给予患者必要时间来滴定有效剂量时，即迅速开始新的 β 受体阻滞剂和(或)ACEI 药物治疗[30]。

CHF 患者常伴有明显的合并症，这些合并症可能是导致 HF 的原因(如高血压和糖尿病)，也可能是 HF 造成的结果。HF 的典型合并症有肾脏功能障碍、贫血、恶病质、骨骼肌萎缩和睡眠呼吸紊乱。静脉补铁对门诊患者有益，应在术前考虑应用。代谢异常因肾功能障碍和利尿剂的使用而很常见，应按照标准给予纠正[30]。应咨询老年病学专家关于肌肉训练的应用和方法，以及术前营养支持的相关问题。睡眠呼吸紊乱可能由阻塞性睡眠呼吸暂停导致，但是在更严重的 HF 患者中主要是因为中枢性睡眠呼吸暂停所致[10]。尽管关于此问题的认识还很少，但是筛选出睡眠呼吸暂停的 HF 患者仍很重要，因为这可能影响到术后监测类型和持续时间。

HF 患者的标准治疗，即 β 受体阻滞剂、ACEI 或 ARB，可能还包括 MRA，可持续至手术当日的清晨。血压低的患者，ACEI 或 ARB 类药物可以持续至手术前一天的晚上。HF 患者的药物治疗不能被中断，在术后应尽早恢复用药。利尿剂在围手术期仍可继续使用，但应密切监测容量状态和电解质。

HF 和房颤的患者均应接受抗凝治疗。非瓣膜性房颤患者推荐使用新型口服抗凝剂(NOAC)，因为在没有肾衰竭的情况下，这类药物用于治疗 HF 患者与非 HF 患者相比同样有效且更安全。植入了机械瓣膜的或至少为中度以上二尖瓣狭窄的患者，推荐使用口服维生素 K 拮抗剂[2]。在术前，应暂时停用以上药物并根据最新指南给予短效抗凝药物进行替代治疗。治疗方案应明确记录于患者的病历中，并与所有治疗相关团队进行沟通。尚无证据证明抗血小板药物可使不伴有冠状动脉疾病的 HF 患者受益。

HF 患者可能有 ICD 和(或)CRT 设备植入。术前和术中对这些设备的优化调节和管理非常重要[37]，但是相关内容将在另一章进行讨论。

医生应选择创伤最小的手术方式。腹腔镜入路对于腹部手术、泌尿外科及妇科手术可减少手术创伤并使体液改变更少。然而，腹腔镜手术需要建立气腹且保持头低位，这可以引起心脏后负荷增加、静脉回流改变及高碳酸血症，CHF 患者对这些改变的耐受性较差。因此，2014 版 ESC/ESA 指南中对 HF 患者腹腔镜手术的推荐程度与开腹手术是一样的，因为心脏疾病的风险并未因腹腔镜手术而下降[30]。视频辅助胸腔镜手术(video-assisted thoracic surgery，VATS)同样可以减少创伤，因此越来越多的开胸手术被其替代。目前尚未有比较接受 VATS 和开胸手术患者结局的大样本随机对照研究(表 2.5)。

表 2.5　ESC/ESA 对非心脏手术时 HF 的指导建议

建议	分类	等级
建议对已确诊或疑似 HF 的患者择期行中或高风险的非心脏手术时，进行 TTE 检查以评估左室功能，和（或）检测利钠肽，除非患者近期曾接受过以上评估	I	A
建议已确诊的 HF 患者拟行中或高风险的非心脏手术前，均按照 ESC 心力衰竭治疗指南给予完善的药物治疗，包括 β 受体阻滞剂、ACEI 或 ARB，以及盐皮质激素拮抗剂和利尿剂	I	A
对于新诊断的 HF 患者，建议推迟中或高风险手术直至患者开始 HF 治疗后至少 3 个月，以保证足够的药物剂量调整时间及左室功能的改善	I	C
建议 HF 患者整个围手术期继续使用 β 受体阻滞剂，而 ACEI/ARB 类药物根据患者血压可在手术当日早晨停用。如果给予了 ACEI/ARB，需严密监测患者的血流动力学状态并在必要时进行容量治疗	I	C
除非有足够的时间来调整 β 受体阻滞剂的剂量，否则不建议在 HF 患者接受非心脏手术前开始使用大剂量的 β 受体阻滞剂	III	B

术前准备的一个重要组成部分是制定术后的治疗计划。患者术后早期应该在高级别的护理病房。

2.9　麻醉药物和技术的选择

大部分全身麻醉药物，包括静脉和吸入药物，均有直接的扩血管和降低交感神经张力的作用。HFrEF 患者对于麻醉药物导致的心脏前、后负荷的下降通常耐受良好，甚至这种情况对患者更有利，在没有低血容量的前提下可以促进前向血流及器官的灌注。机械通气同样可以减轻左心系统的负荷，通常对 HFrEF 患者有支持治疗作用。麻醉诱导总会导致血压下降。即使心排血量正常，这种低血压效应仍可能影响器官灌注。对于低血压的定义还没有达成共识，且没有明确的指南指出安全可接受的血压水平[38]。使用现代化的监测技术如近红外分光光谱仪（NIRS）监测脑组织氧合情况可能对明确器官灌注情况有所帮助。在麻醉诱导期，患者清醒时的值可以作为参考，新的运算程序甚至可能帮助判断脑血流自身调节的个体化界值[39]。

虽然对于 HFrEF 患者，血管扩张和机械通气可以促进前向血流和器官灌注，但是 HFpEF 患者对于前负荷下降的耐受性差了很多，因为当有舒张功能障碍时会导致心室充盈的下降。此外，很多 HFpEF 患者存在心室肥厚，当后负荷下降导致冠状动脉灌注压降低时，易发生心肌缺血。对于此类患者，麻醉期间的重要目标是尽可能将血压维持在接近清醒的水平。为达到这一目标，依托咪酯或氯胺酮可能是更为安全的麻醉诱导药物。依托咪酯会降低交感神经张力，但是并无直接扩张血管的作用；因此，诱导期血压能维持得更好。尽管有研究显示氯胺酮对心脏有直接抑制作用，而且也有研究关注对舒张功能的影响，但氯胺酮是唯一一种不会降低交感神经张力的全身麻醉药物，是避免低血压的最好保证。事实上，如何使用某种药物比选择特定麻醉药物更重要，例如药物注射的剂量和速度，及时补充液体或应用血管活性药物以对抗已知可能发生的血流动力学变化。

如果外周神经阻滞能满足手术部位需要且在手术中让患者感觉舒适，那么它就是优于全身麻醉的选择。但是，椎管内麻醉的应用存在争议。许多 CHF 患者接受了抗凝或抗血小板药物治疗，因此，应该慎重权衡椎管内麻醉的优势和可能带来的硬膜外血肿风险。一些研究结果显示，硬膜外镇痛可显著降低腹部和胸部手术后肺部并发症的发生率。而不稳定的 HF 患者更易发生肺部并发症和肺炎[26]，因此可能从硬膜外镇痛中获益。胸段硬膜外麻醉可以阻断支配心脏的交感神经，对左室产生负性变力和变时作用，并使右室的适应性受限，但是，尚无报道显示在临床实践中，以上效应会对患者产生不良后果[40]。交感神经阻断对心脏负荷的影响在不同类型 HF 患者中是不同的。HFrEF 患者可以良好地耐受由于静脉和动脉血管扩张而引起的心脏前、后负荷下降。而 HFpEF 患者，心脏前、后负荷的下降可能导致心排血量的显著减少及心肌灌注受损。

2.10　监　测

除了 ASA 的标准监测项目外，接受麻醉的 HF 患者应该降低建立有创动脉血压监测的标准。有创血压监测能够提供许多重要的附加信息，除了血压和脉压值，还可以通过分析压力波形来持续评估心排血量，并分析呼吸时脉压的变化。至少在没有心律失常和心包填塞的情况下，后者与机械通气下 HFrEF 患者的液体反应性有相关性[41]。最后，有创动脉血压的建立还为术中和术后进行血气和电解质检测提供了快速路径。

中心静脉通道的建立并非十分必要。支持建立的主要考虑不是为了监测患者的容量状态，因为中心静脉压并不是一项可靠的指标，而是通过中心静脉通路给予强效药物（如正性肌力药及血管收缩药物）的需要。在大手术中监测容量状态非常重要，因为术中可能有大量的体液转移和失血，为了这个目的，基于容量的参数普遍被认为要优于充盈压力。然而，这在HFrEF 患者中例外，因为这类患者的绝对心腔容量（或直径）在最佳状态时大都不在正常参考值范围，因此难以评估。对于 HFpEF 患者，单独基于左室容量的液体管理方法可能会导致前负荷过多：由于心室顺应性下降和舒张功能障碍，即使少量的容量补充都会引起左室充盈压力过高和肺高压。一般测量心脏容量/直径和脉压变异度对于诊断低血容量很有帮助，而测量左室充盈压力对于避免容量超负荷和充血性心力衰竭很有必要。然而，通过热稀释导管监测肺毛细血管楔压（pulmonary capillary wedge pressures，PCWP）在过去几十年中一直受到批判，其被认为创伤太大，除非患者有肺高压和右室功能衰竭[42]。超声心动图和多普勒评估血液流经二尖瓣的速率（Emax）和二尖瓣瓣环运动速率（E'）提供了一种有效的无创替代方法[43]。尽管术中使用超声心动图监测 CHF 患者的血流动力学具有很高价值，但它要求检查者接受过严格的培训并能熟练掌握这项技术[44]。HF 患者接受高风险手术时，建议请曾接受过高级超声心动图培训的心脏专科麻醉医生参与。

如果已经放置了中心静脉导管，可以监测静脉血氧饱和度，这是了解氧供需比值的非常有价值的指标。静脉血氧饱和度降低是氧摄取率升高的早期信号，需注意排查氧输送过程中的所有决定性环节，例如是否存在低心排血量、贫血和低氧血症，以及氧耗是否增加（如麻醉深度和镇痛不足）。有趣的是，麻醉期间使用无创 NIRS 监测脑组织氧饱和度时，其变化与 S_vO_2 的变化保持一致，因此它可能会成为一个合适的替代方案[45]。

推荐给 CHF 患者使用基于对 EEG 记录分析的麻醉深度监测方法。因为这类患者的血流动力学易于波动，因此麻醉医生倾向于使用低剂量的麻醉药物以避免术中知晓的风险。另一方面，这类患者的药代动力学发生变化，他们体内游离药物的浓度容易增加，从而导致麻醉过深。而麻醉过深与术后并发症的发生率升高明确相关[46]。

2.11　液体管理

疾病（收缩储备功能下降、舒张功能障碍、肾衰竭）及其相应的治疗（神经体液拮抗剂）使得 CHF 患者无法靠内源性代偿机制来应对体液转移。此类患者容量状态的监测也较正常患者更为复杂，具体原因已在前面论述。虽然目前推荐采用目标导向液体治疗管理接受中至大手术的患者，但对于 CHF 患者，这些方法实施起来并不容易甚至有时并不适合。当采用心排血量或相应的替代指标作为液体治疗的目标终点时，这些治疗性算法经常导致出现高于实际需要的血流动力学指标，因为他们没有考虑麻醉期间氧需求量是下降的。CHF 患者要达到这样的目标，其心脏负荷往往已经过度并容易导致容量超负荷。基于动态前负荷指标（如 SVV 和 PPV）的容量管理策略在降低高风险患者或高风险手术围手术期并发症发生率方面具有良好的效果，但是之前提到的局限性也同样存在[47]。反之，反映了氧供/氧需比的治疗目标，如 $S_V O_2$ 和乳酸，可以在心脏负荷处于最低水平时保持最佳状态，因此理论上更适于此类患者。尤其对于 HFpEF 患者，推荐设定液体平衡目标为 0 的谨慎补液方法。仅当氧摄取率增加或有其他显示低血容量发生的征象时，才需要给予额外的液体补充直至恢复正常。此时推荐采用超声多普勒监测二尖瓣血流速度和二尖瓣瓣环运动速度。当补液无效或导致了充盈压过高（E/E'），且当其他决定氧供（血红蛋白、氧饱和度）和氧需的因素都已经最佳化后，应考虑使用血管升压药物（HFpEF 患者）和正性肌力药物（HFrEF 患者）。

2.12　正性肌力药物和血管活性药物

正性肌力药物对于 CHF 长期治疗的临床结局没有益处，但是在提供短时间支持、帮助患者度过急性病情恶化期以及应对围手术期血流动力学挑战方面非常有效[48]。正性肌力药物种类、药物的联合应用以及剂量在临床应用中非常多样化[49]。由于没有理想的对比性研究，医生应基于临床专业知识、诊断技术和对疾病病理生理的理解做出最适合的治疗选择。从应用角度来看，正性肌力药物可以根据其对血管的额外作用分为扩血管正性肌力药物和缩血管正性肌力药物。对于拟交感药物，其药效学作用与它们所作用的受体亚型及作用强度有关（表 2.6）。PDE 抑制剂属于扩血管正性肌力药物，因为它引起平滑肌细胞内 c-AMP 的增加从而诱发血管扩张。拟交感作用依赖于受体的密度和功能，而 PDE 抑制剂并没有作用于这些受体而是直接在细胞内起作用。有趣的是，多巴胺和多巴酚丁胺的正性肌力作用一部分源于间接效应，即抑制内源性去甲肾上腺素的再摄取，对多巴胺而言还通过刺激去甲肾上腺素的释放起效。显然，失去神经支配的移植心脏及去甲肾上腺素储备下降的 CHF 患者，间接性作用的拟交感药物的效能降低[50]。不同作用机制的药物可联合使用获得协同效应，但是作用机制相似的药物联合应用可能使药物的效能下降，因为在受体水平存在竞争效应[51]。

表 2.6 拟交感药物的受体特异性

	受体类型	β₁	β₂	α₁art	α₁ven	α₂	DA1	DA2	抑制第一摄取效应	酪胺样效应
扩血管正性肌力药物	异丙肾上腺素	+++	++	0	0	0	0	0	0	0
		++	++							
	多巴胺	++	+/-	+++	+++	+	+++	++	++	++
				(剂量)		(剂量)				
	多巴酚丁胺	+++	++	++	0?	0	0	0	+	0
	多培沙明	+/-	+++	0	0	0	++	+	+++	0
缩血管正性肌力药物	肾上腺素	+++	+	+++	0~++	+	0	0	0	0
					++(剂量)					
	去甲肾上腺素	+++	0	++	+++	+	0	0	0	
				++	++					

　　拟交感药物和 PDE-Ⅲ 抑制剂均会增加心肌氧耗，因为它们会增加细胞内钙离子浓度，而舒张期钙离子的再摄取是耗能过程，而且这些药物还会增加心率。因此，在缺血性心脏病患者中使用时应尤为慎重，HFpEF 患者也是如此，因为心动过速会进一步影响心室充盈。这两种药物均通过增加 c-AMP 起作用，而 c-AMP 的增加与电活动不稳定及严重心律失常有关。左西孟旦的正性肌力作用不依赖于调控细胞内钙离子浓度，而是通过增加肌丝对钙离子的敏感度。已证实这种作用方式对心肌的能量代谢影响较小。左西孟旦是一种弱效的正性肌力药物，其代谢产物仍然具有活性，这可能是其起效较慢的原因。它属于扩血管正性肌力药物，因为它可以激活血管上的 K⁺-ATP 通道，并轻度活化 PDE-Ⅲ。动物实验和临床研究均显示了其良好的强心效果，尤其对于右室功能衰竭的患者[52]。

　　由于 HFrEF 和 HFpEF 的病理生理学基础存在根本差异，HFrEF 主要是收缩型泵功能衰竭，而 HFpEF 以舒张功能障碍为主要特点，因此，对于这两种不同类型 HF 的药物治疗方法也不同。HFrEF 患者的受损心脏除了正性肌力作用外，还可以从前后负荷降低中获益，因此，扩血管性正性肌力药物(如多巴酚丁胺和 PDE-Ⅲ 抑制剂)是首选。然而，对于 HFpEF 患者，不太需要正性肌力药物的支持，但是需要避免血管扩张及心动过速；因此，缩血管性正性肌力药物(如去甲肾上腺素)是首选。尽管正在积极进行研究，但是目前没有发现一种方法能够改善舒张功能。

正性肌力药物的不良反应引起了越来越多的关注，甚至有数据提示即使在紧急情况下使用（如围手术期），正性肌力药物也与预后呈负相关[53]。这可能与这些强效药物剂量大并常规使用有关，因为药物的中毒剂量/治疗剂量的比值较高。这些药物的适应证应仅限于心源性血流动力学不稳定状态，且应维持最低有效输注剂量，并尽量缩短使用时间，当度过危险期或心脏功能恢复后即停止应用。在应用此类药物时，必须对患者进行严密和频繁的监测。左西孟旦可能是一种更为安全的选择，其正性肌力作用较弱，引起心律失常和心肌缺血的风险较小，事实上可能有心脏保护作用。但是，需要更多的研究来确定其存在以上特点，因为最近有研究显示，左西孟旦可能也有致严重心律失常的潜能[54]。肌球蛋白激活剂是一类新型强心剂，其正性肌力作用也不依赖于增加细胞内钙离子负荷，目前正处于研究阶段[55]。

2.13　术后管理

也许使 CHF 患者结局最优化的重要措施之一是在手术室外持续给予高水准的管理。术后早期，应将患者置于高标准监护病房，里面有先进的血流动力学监测及较高的护士/患者比例。推荐进行心脏标志物（如肌钙蛋白和 BNP）的跟踪检测。

结　论

HF 是围手术期医学的重要危险因素，即使很小的手术，死亡率也较高。接受手术治疗的 HF 患者的人数正在稳步增长。在过去很多年，这类患者的临床结局并没有得到很大改善，除了进行更为深入的研究，无法改善目前的状况。CHF 是一种病因多样的复杂的疾病表现形式，至少有两种非常不同的类型，一种以心脏收缩功能障碍为主（HFrEF），一种以心脏舒张功能障碍为主。对疾病诊断和治疗先进知识的掌握以及对其病理生理的深入理解，是为不同的 CHF 患者提供最优医疗服务并制定围手术期策略的先决条件。

参考文献

[1] Fleisher LA；The American Society of Anesthesiologists. Implications of preoperative heart failure：the next frontier in perioperative medicine? Anesthesiology，2008，108（4）：551－552.

[2] Ponikowski P, Voors AA, Anker SD, et al. ESC guidelines for the diagnosis and treatment of acute and chronic heart failure: the Task Force for the diagnosis and treatment of acute and chronic heart failure of the European Society of Cardiology (ESC) developed with the special contribution of the Heart Failure Association (HFA) of the ESC. Eur Heart J, 2016, 37(27): 2129 – 2200.

[3] Yancy CW, Jessup M, Bozkurt B, et al. ACCF/AHA guideline for the management of heart failure: executive summary a report of the American College of Cardiology Foundation/American Heart Association Task Force on practice guidelines. Circulation, 2013, 128(16): 1810 – 1852.

[4] Mosterd A, Hoes AW. Clinical epidemiology of heart failure. Heart, 2007, 93(9): 1137 – 1146.

[5] Thomas S, Rich MW. Epidemiology, pathophysiology, and prognosis of heart failure in the elderly. Clin Geriatr Med, 2007, 23(1): 1.

[6] MAGGIC M-AGGICHF. The survival of patients with heart failure with preserved or reduced left ventricular ejection fraction: an individual patient data meta-analysis. Eur Heart J, 2012, 33(14): 1750 – 1757.

[7] Lloyd-Jones DM, Larson MG, Leip EP, et al. Lifetime risk for developing congestive heart failure: the Framingham heart study. Circulation, 2002, 106(24): 3068 – 3072.

[8] Croft JB, Giles WH, Pollard RA, et al. Heart failure survival among older adults in the United States—a poor prognosis for an emerging epidemic in the Medicare population. Arch Intern Med, 1999, 159(5): 505 – 510.

[9] Hobbs FD, Roalfe AK, Davis RC, et al. Prognosis of all-cause heart failure and borderline left ventricular systolic dysfunction: 5 year mortality follow-up of the Echocardiographic Heart of England Screening study (ECHOES). Eur Heart J, 2007, 28(9): 1128 – 1134.

[10] Pearse SG, Cowie MR. Heart failure: classiication and pathophysiology. Medicine (Baltimore), 2014, 42(10): 556 – 561.

[11] London MJ, Hur K, Schwartz GG, et al. Association of perioperative beta- blockade with mortality and cardiovascular morbidity following major noncardiac surgery. JAMA, 2013, 309(16): 1704 – 1713.

[12] Beattie WS, Wijeysundera DN. The growing burden of perioperative heart failure. Anesth Analg, 2014, 119(3): 506 – 508.

[13] Dick SA, Epelman S. Chronic heart failure and inlammation what do we really know? Circ Res, 2016, 119(1): 159 – 176.

[14] Nagueh SF, Appleton CP, Gillebert TC, et al. Recommendations for the evaluation of left ventricular diastolic function by echocardiography. Eur J Echocardiogr, 2009, 10 (2): 165 – 193.

[15] Metra M, Bettari L, Carubelli V, et al. Old and new intravenous inotropic agents in the treatment of advanced heart failure. Prog Cardiovasc Dis, 2011, 54(2): 97 – 106.

[16] Nieminen MS, Cleland JGF, Eha J, et al. Oral levosimendan in patients with severe chronic heart failure—the PERSIST study. Eur J Heart Fail, 2008, 10 (12): 1246 – 1254.

[17] Nieminen MS, Pollesello P, Vajda G, et al. Effects of levosimendan on the energy balance: preclinical and clinical evidence. J Cardiovasc Pharmacol, 2009, 53(4): 302 – 310.

[18] Sasayama S. Inotropic agents in the treatment of heart failure: despair or hope? Cardiovasc Drugs Ther, 1997, 10(6): 703 – 709.

[19] Yancy CW, Jessup M, Bozkurt B, et al. ACC/AHA/HFSA focused update on new pharmacological therapy for heart failure: an update of the 2013 ACCF/AHA guideline for the management of heart failure: a report of the American College of Cardiology/ American Heart Association Task Force on clinical practice guidelines and the Heart Failure Society of America. Circulation, 2016, 20.

[20] Tajik AA, Dickstein K. What constitutes optimal neurohumoral antagonism in chronic heart failure? Heart, 2016, 102(23): 1922 – 1932.

[21] Valchanov KP, Arrowsmith JE. The role of venodilators in the perioperative management of heart failure. Eur J Anaesthesiol, 2012, 29(3): 121 – 128.

[22] Mann DL. Innate immunity and the failing heart: the cytokine hypothesis revisited. Circ Res, 2015, 116(7): 1254 – 1268.

[23] Di Donato M, Fantini F, Toso A, et al. Impact of surgical ventricular reconstruction on stroke volume in patients with ischemic cardiomyopathy. J Thorac Cardiovasc Surg, 2010, 140(6): 1325 – 1331. e1 – 2.

[24] Beattie WS, Wijeysundera DN. The growing burden of perioperative heart failure. Anesth Analg, 2014, 119(3): 506 – 508.

[25] Upshaw J, Kiernan MS. Preoperative cardiac risk assessment for noncardiac surgery in patients with heart failure. Curr Heart Fail Rep, 2013, 10(2): 147 – 156.

[26] Maile MD, Engoren MC, Tremper KK, et al. Worsening preoperative heart failure is associated with mortality and noncardiac complications, but not myocardial infarction after noncardiac surgery: a retrospective cohort study. Anesth Analg, 2014, 119 (3): 522 – 532.

[27] Hammill BG, Curtis LH, Bennett-Guerrero E, et al. Impact of heart failure on patients undergoing major noncardiac surgery. Anesthesiology, 2008, 108(4): 559 – 567.

[28] van Diepen S, Bakal JA, McAlister FA, et al. Mortality and readmission of patients with heart failure, atrial ibrillation, or coronary artery disease undergoing noncardiac surgery an analysis of 38 047 patients. Circulation, 2011, 124(3): 289 – 296.

[29] Xu-Cai YO, Brotman DJ, Phillips CO, et al. Outcomes of patients with stable heart failure undergoing elective noncardiac surgery. Mayo Clin Proc, 2008, 83(3): 280 – 288.

[30] Kristensen SD, Knuuti J, Saraste A, et al. ESC/ESA guide-lines on non-cardiac surgery. Eur J Anaesthesiol, 2014, 31(10): 517 – 573.

[31] Cowie B. Focused transthoracic echocardiography predicts perioperative cardiovascular

morbidity. J Cardiothorac Vasc Anesth, 2012, 26(6): 989 – 993.

[32] Ryding ADS, Kumar S, Worthington AM, et al. Prognostic value of brain natriuretic peptide in noncardiac surgery: a meta-analysis. Anesthesiology, 2009, 111 (2): 311 – 319.

[33] Groenveld HF, Januzzi JL, Damman K, et al. Anemia and mortality in heart failure patients—a systematic review and meta-analysis. J Am Coll Cardiol, 2008, 52(10): 818 – 827.

[34] James S, Jhanji S, Smith A, et al. Comparison of the prog-nostic accuracy of scoring systems, cardiopulmonary exercise testing, and plasma biomarkers: a single-centre observational pilot study. Br J Anaesth, 2014, 112(3): 491 – 497.

[35] Guazzi M, Adams V, Conraads V, et al. EACPR/AHA joint scientiic statement. Clinical recommendations for cardiopulmonary exercise testing data assessment in specific patient populations. Eur Heart J, 2012, 33(23): 2917 – 2927.

[36] Smith TB, Stonell C, Purkayastha S, et al. Cardiopulmonary exercise testing as a risk assessment method in non cardio-pulmonary surgery: a systematic review. Anaesthesia, 2009, 64(8): 883 – 893.

[37] Gallagher MD, David Hayes MD, Jane EH. Practice advisory for the perioperative management of patients with cardiac implantable electronic devices: pacemakers and implan table cardioverter-deibrillators. Anesthesiology, 2011, 114(2): 1 – 15.

[38] Bijker JB, Gelb AW. Review article: the role of hypotension in perioperative stroke. Can J Anaesth, 2013, 60(2): 159 – 167.

[39] Steppan J, Hogue CW. Cerebral and tissue oximetry. Best Pract Res Clin Anaesthesiol, 2014, 28(4): 429 – 439.

[40] Missant C, Claus P, Rex S, et al. Differential effects of lumbar and thoracic epidural anaesthesia on the haemodynamic response to acute right ventricular pressure overload. Br J Anaesth, 2010, 104(2): 143 – 149.

[41] Reuter D, Kirchner A, Felbinger TW, et al. Usefulness of left ventricular stroke volume variation to assess luid responsiveness in patients with reduced cardiac function. Crit Care Med, 2003, 31(5): 1399 – 1404.

[42] Catheterization ASOATFOPA. Practice guidelines for pulmonary artery catheterization: an updated report by the American Society of Anesthesiologists Task Force on pulmonary artery catheterization. Anesthesiology, 2003, 99(4): 988 – 1014.

[43] McIlroy DR, Lin E, Durkin C. Intraoperative transesophageal echocardiography: a critical appraisal of its current role in the assessment of diastolic dysfunction. J Cardiothorac Vasc Anesth, 2015, 29(4): 1033 – 1043.

[44] Thys DM. Practice guidelines for perioperative transesophageal echocardiography. An updated report by the American Society of Anesthesiologists and the Society of Cardiovascular Anesthesiologists Task Force on transesophageal echocardiography. Anesthesiology, 2010, 112(5): 1084 – 1096.

[45] Moerman A, Vandenplas G, Bove T, et al. Relation between mixed venous oxygen saturation and cerebral oxygen saturation measured by absolute and relative near-infrared spectroscopy during off-pump coronary artery bypass grafting. Br J Anaesth, 2013, 110 (2)：258 – 265.

[46] Sessler DI, Sigl JC, Kelley SD, et al. Hospital stay and mortality are increased in patients having a "triple low" of low blood pressure, low bispectral index, and low minimum alveolar concentration of volatile anesthesia. Anesthesiology, 2012, 116(6)：1195 – 1203.

[47] Pearse RM, Harrison DA, MacDonald N, et al. Effect of a perioperative, cardiac output-guided hemodynamic therapy algorithm on outcomes following major gastrointestinal surgery：a randomized clinical trial and systematic review. JAMA, 2014, 311(21)：2181 – 2190.

[48] Mebazaa A, Pitsis AA, Rudiger A, et al. Clinical review：practical recommendations on the management of perioperative heart failure in cardiac surgery. Crit Care BioMed Central, 2010, 14(2)：201.

[49] Wanderer JP, Rathmell JP. Complex information for anesthesiologists presented quickly and clearly：vasopressor variation：intra- and international variation in perioperative utilization of vasopressors and inotropes in cardiac surgery. Anesthesiology, 2014, 120 (5)：A29.

[50] Port JD, Gilbert EM, Larrabee P, et al. Neurotransmitter depletion compromises the ability of indirect-acting amines to provide inotropic support in the failing human heart. Circulation, 1990, 81(3)：929 – 938.

[51] Prielipp RC, MacGregor DA, Royster RL, et al. Dobutamine antagonizes epinephrine's biochemical and cardiotonic effects：results of an in vitro model using human lymphocytes and a clinical study in patients recovering from cardiac surgery. Anesthesiology, 1998, 89(1)：49 – 57.

[52] Missant C, Rex S, Segers P, et al. Levosimendan improves right ventriculovascular coupling in a porcine model of right ventricular dysfunction. Crit Care Med, 2007, 35 (3)：707 – 715.

[53] Nielsen DV, Hansen MK, Johnsen SP, et al. Health outcomes with and without use of inotropic therapy in cardiac surgery：results of a propensity score-matched analysis. Anesthesiology, 2014, 120(5)：1098 – 1108.

[54] Frommeyer G, Kohnke A, Ellermann C, et al. Experimental evidence for a severe proarrhythmic potential of levosimendan. Int J Cardiol, 2017, 228：583 – 587.

[55] Nánási P, Váczi K, Papp Z. The myosin activator omecamtiv mecarbil：a promising new inotropic agent. Can J Physiol Pharmacol, 2016, 94(10)：1033 – 1039.

（赵　静　译，侯丽宏　审）

第3章 心脏手术中的肺高压

Bastien Olivier

3.1 定 义

肺高压(pulmonary hypertension，PH)的定义是肺部压力升高超过正常范围，有一些血流动力学参数也用于定义肺高压[1]。最常用的定义是肺动脉压(pulmonary pressure，PP)收缩压 >30mmHg，或平均 PP >25mmHg，或肺血管阻力 >200~300(dyn·s)/cm⁵。肺动脉高压(pulmonary arterial hypertension，PAH)是部分由于血管收缩和血管壁重构导致的肺小动脉疾病。这些过程产生特异性进行性的肺血管阻力(pulmonary vascular resistance，PVR)增加和随后对右心室的影响，最终可能会导致患者死亡。这些定义中的一部分已被用于心脏手术，但是信息是在手术前清醒患者中获得的。因此，其严重性可能被低估了。术前信息可以通过术前的心导管检查，或更为常见的是通过经胸心脏超声使用伯努利方程评估。用压力容量关系描述右心室功能，这也是 PH 的主要风险参数。在 Anrep 法则下经过短期的变力适应后，急性 PH 导致右心室(right ventricular，RV)衰竭[2]。RV 慢性暴露于肺高压后发生肥厚性改变，收缩力增强，使心排血量得以维持直到发生失代偿。

B. Olivier, M. D. , Ph. D.

Department of Anesthesia and Critical Care, University Lyon I, Lyon, France

National Agency of Biomedicine, 1 av Stade de France, 93212, Saint Denis la plaine, France
e-mail: olivier. bastien@ biomedecine. fr

© Springer International Publishing AG 2018

J. -L. Fellahi, M. Leone (eds.), *Anesthesia in High-Risk Patients*,

https://doi. org/10. 1007/978 – 3 –319 – 60804 – 4_3

3.2　病　因

　　PAH 根据导致 PAH 发生的部位分为毛细血管型、毛细血管前型或毛细血管后型。2003 世界 PAH 研讨会提出一种基于 5 个组的分型，这一分型于 2013 年被 Nice[3] 修正(表 3.1)。

表 3.1　更新的 PH 临床分型(Nice 2013)

---

1. 肺动脉高压(PAH)

　　特发性

　　遗传性

　　　BMPR2

　　　ALK1、ENG、SMAD9、CAV1、KCNK3

　　　未知

　　药物或毒素引发

　　与以下因素相关:

　　　结缔组织病

　　　HIV 感染

　　　门静脉高压

　　　先天性心脏病

　　　血吸虫病

1′. 肺静脉阻塞性疾病(pulmonary veno-occlusive disease，PVOD)和(或)肺毛细血管多发性血管瘤(pulmonary capillary hemangiomatosis，PCH)

1″. 新生儿持续性肺高压(persistent pulmonary hypertension of the newborn，PPHN)

2. 左心疾病导致的 PH

　　左心室收缩功能障碍

　　左心室舒张功能障碍

　　瓣膜病

　　先天性/获得性左心室流入/流出道梗阻和先天性心肌病

3. 肺部疾病和(或)低氧导致的 PH

　　慢性阻塞性肺疾病

　　间质性肺病

　　其他伴有限制性和阻塞性问题的肺疾病

　　睡眠异常型呼吸

　　肺泡低通气异常

　　长期慢性暴露于高海拔

　　发育性异常

4. **慢性血栓性肺高压**(chronic thromboembolic pulmonary hypertension，CTEPH)

5. **PH 伴有不明多因素机制**

　　血液系统异常：慢性溶血性贫血、骨髓增生性疾病、脾切除

　　全身性异常：肉状瘤病、肺组织细胞增多症、淋巴管平滑肌瘤病

　　代谢性异常：糖原沉积病、Gaucher 病、甲状腺异常

　　其他：肿瘤阻塞、纤维性纵隔炎、慢性肾衰竭透析支持、节段性 PH

　　左心疾病(left heart disease，LHD)相关的肺高压是目前最常见的 PAH，占所有病例的 65%~80%。区分 PAH 和 PH-LHD 可能比较困难，而且存在直接的治疗性后果[4]。

　　不管 PH 来源，其定义是平均肺动脉压(pulmonary artery pressure，PAP)≥25mmHg。由于左室充盈压由 LV 舒张末压(LV end-diastolic pressure，LVEDP)、左房压(left atrial pressure，LAP)或肺动脉楔压(pulmonary artery wedge pressure，PAWP)决定，血流动力学定义进一步区分了毛细血管前(≤15mmHg)和毛细血管后(>15mmHg)PH。毛细血管后 PH，PAWP 升高引起平均 PAP 相应增加，维持正常的跨肺压差(TPG = mPAP – PAWP) < 12mmHg 和低肺血管阻力 (pulmonary vascular resistance，PVR) < 3WU (Wood units，WU)或 <240(dyn·s)/cm^5。但是神经体液和介质激活导致左室充盈压的慢性升高可能导致过度的血管收缩伴或不伴有血管重构，引起"不成比例"的 PAP 增加，从而使 TPG 和 PVR 增加，这被描述成"反应性""比例失常"或"联合"毛细血管后和毛细血管前 PH(Cpc-PH)[5]。

　　心力衰竭(heart failure，HF)目前区分为射血分数降低的 HF(HFrEF)和射血分数保留的 HF(HFpEF)，两者"心力衰竭"的临床症状相似，但病理生理、心肺相互作用关系和对治疗的反应有区别。据报道 HFrEF 时，PH 的发生率为 40%~75%[6]。近期研究显示 HFpEF 时，PH 的发生率为 36%~83%。HF 患者中 Cpc-PH 的发生率为 12%~38%。所有的数据显示在 LV HF 患者中常发生 PH 和 RV 功能失常，且预后不良。

　　在过去的许多年，PH 的异质性没有被理解，而且只有部分患者发展成严重 PH 和 RV 功能失常的原因尚不清楚。目前已明确的两个因素为对肺部血管疾病的易感性[由于基因因素和(或)环境应激因素和(或)并存疾

病]和"时间"因素。基因因素，如首个被发现的 *BMPR*2 基因，现在已经被许多实验室研究(表 3.1)。时间因素对于艾森门格综合征而言是决定性的。长时间的过度循环导致的肺动脉高压是发生右心室衰竭的原因。

3.3　目前的治疗方法

　　标准的治疗包括氧气、抗凝、防止液体超负荷和心脏支持。钙通道阻滞剂降低血压对在心导管检查血管扩张测试中反应良好的少数患者(<10%)适用。然而在过去的 20 年中，人们已经逐步发现了特异的治疗方法，改善了这些严重患者的预后。3 条主要的通路[前列环素、内皮素和一氧化氮(NO)]被认为在 PH 的发生和进展中发挥关键的作用[7]。这些通路是 PAH 特异性治疗的目标(表 3.2)，包括 3 类主要的药物：前列环素类似物、内皮素受体拮抗剂(endothelin receptor antagonist，ERA)和磷酸二酯酶-5 抑制剂(phosphodiesferase-5 inhibitors，PDE-5i)。就抗生素而言，不推荐使用两种同类的药物，但是可以替换使用。

表 3.2　PAH 的特异性治疗

内皮素受体拮抗剂(ERA)
安倍生坦(Letairis ®)
波生坦(Tracleer ®)
马西替坦(Opsumit ®)
一氧化氮通路
一氧化氮(NO)
磷酸二酯酶抑制剂(PDE-5 抑制剂)
西地那非(Revatio ™)
儿童用西地那非(Revatio ™)
他达拉非(Adcirca ®)
可溶性鸟苷酸环化酶激动剂
利奥西呱(Adempas ®)
前列环素通路
口服
口服曲前列尼尔(Orenitram ®)
口服 IP 前列环素受体激动剂 selexipag(Uptravi ®)
吸入治疗选择
伊洛前列素(Ventavis ®)
吸入曲前列尼尔(Tyvaso ™)

静脉治疗选择

    静脉曲前列尼尔(Remodulin®)

    依前列醇(Flolan®)

    室温稳定的依前列醇(Veletri®)

皮下治疗选择

    皮下曲前列尼尔(Remodulin®)

虽然可以对 PAH 实施靶向治疗，但这些治疗方法没有得到充分评估或不适用，而且可能对 LHD 相关 PH 患者有害[8]。这些治疗方法不是在所有国家都能进行，还取决于国家健康机构。其中一些只能在推荐中心开出处方，观察到试验中的临床效果存在差异[9]（表 3.3）。麻醉医生应该在术前了解所有这些治疗，以便在围手术期继续治疗，不中断或添加静脉或吸入治疗。一氧化氮[10-11]、前列环素[11]和 PDE-5i[13-14]（如西地那非或其他类似药物）是心脏手术后 ICU 或心脏移植手术中最常用的药物。每种药物的不良反应均常见且有特异性[面部潮红、低血压、生物效应（如转氨酶升高或血小板效应）]，应该对其进行监测。据报道，内皮素受体拮抗剂波生坦可以改善过度循环介导的肺高压[15]。

表 3.3 药物试验及其结果

药物	研究	血流动力学测试	联合测试	生存率
内皮素通路				
波生坦	BREATHE-1	+ +	+	
安倍生坦	ARIES-1 和 ARIES-2	+	+	
NO 通路				
西地那非	SUPER-1	+	+	
他达拉非	PHIRST	+	−	
前列环素通路				
静脉依前列醇		+		+
吸入伊洛前列素	AIR	+	+	
皮下曲前列尼尔		+	+	
吸入曲前列尼尔	TRIUMPH	−		
口服贝前列素	ALPHABET	−	+	

摘自 Galiè[9]。

NO：一氧化氮；血流动力学测试：PH 或血管阻力；联合测试：联合 6min 步行距离改善 10% 且无临床恶化；+/−：表示参数是否改善。

急性 PH 时，去甲肾上腺素恢复动脉压，增加 RV 收缩力，并增加 RV-PA 耦联和心排血量，但不能上升至正常水平。多巴酚丁胺恢复动脉压，显著增加 RV 收缩力，使 RV-PA 耦联和心排血量恢复正常。与去甲肾上腺素相比，多巴酚丁胺可以降低 PA 阻力和弹性，并增加 RV 收缩力和 RV-PA 耦联。在 PH 导致右心室衰竭时，去甲肾上腺素联用肺血管扩张剂是最常见的选择，但经过验证左西孟旦可通过同时扩张肺血管和增加右心室收缩性恢复右心 - 肺动脉耦联[16]。

早期适当的治疗对逆转急性 PH 和 RV 衰竭非常有必要。若治疗不恰当会出现持续右心室衰竭，现在研究显示这一器官损伤与凋亡通路的早期活化和促炎细胞因子、肿瘤坏死因子 α 的局部过表达相关[17]。新药（如利奥西呱）正在被评估或在某些国家已被批准使用。利奥西呱是可溶性鸟苷酸环化酶（soluble guanylate cyclase，sGC）的激动剂，目标是 NO 通路。利奥西呱还增加 sGC 对 NO 的敏感性，从而促进血管扩张[18]。

3.4　危险因素和血流动力学参数

在研究试验中或导管室，判断 RV 收缩功能的金标准是最大弹性（maximum elastance，Emax），即压力/容量比的最大值。这个值在负荷条件下对变化不敏感。后负荷的判断金标准是动脉弹性（arterial elastance，Ea），定义为 Emax 时的压力与每搏量的比值。心室功能和动脉循环的最佳耦联发生在 Emax/Ea 比值在 1.5~2 时[2]。严重肺高压患者通常出现 Emax 增加，Emax/Ea 降低，RV 直径增加。正常人的 Emax/Ea 比值为 2。PAH 患者 Emax/Ea 比值下降至 1。

临床实践中，心脏超声评估的肺动脉收缩压（pulmonary artery systolic pressure，PASP）可很好地预测全因和心血管死亡率，且不受已知预后预测因素的影响。TPG 受容量负荷和心脏功能的影响，不能预测 PH-LHD 的预后；而舒张压差（diastolic pressure gradient，DPG），定义为舒张 PAP 和 PAWP 的差值，较少依赖于每搏量和负荷条件，被证明与 PH-LHD 的肺血管重构相关[19]。这些发现产生了现行的术语和毛细血管后 PH 的分型[5]，若 DPG < 7mmHg 和（或）PVR ≤ 3WU 为独立的毛细血管后 PH（isolated postcapillary PH，Ipc-PH），若 DPG ≥ 7mmHg 和（或）PVR > 3WU 为联合毛细血管后和毛细血管前 PH（combined post-and precapillary PH，Cpc-PH）。PAP 升高的同时 RV 收缩功能降低与 HFrEF 预后不良特异相关。此外，HFpEF 患者通常表现出 RV 功能失常，但 PAP 升高在疾病进展阶才出现，通常是死亡的重要预测因素。DPG 对 PH-LHD 的预后价值尚未有结论。

TAPSE < 1.8cm 时，与 TAPSE ≥ 1.8cm 相比，RV 的收缩功能更差，RV 重构（右心房面积指数，$17cm/m^2$ vs $12.1cm/m^2$）和 RV-左心室（LV）比例失调（RV/LV 舒张面积，$1.7cm/m^2$ vs $1.2cm/m^2$）更严重。TAPSE > 1.8cm $vs.$ TAPSE <1.8cm 的肺动脉高压患者 1 年生存率为 94% $vs.$ 60%。接受 LVAD 植入患者 RV 游离壁长轴峰值应变降低与 RV 衰竭风险增加相关[20]。

机械辅助的手术、急诊情况，肌酐清除率和胆红素水平是比肺部压力更重要的右心室衰竭危险因素[21]。目前研究者已经提出了许多评分系统。

3.5 临床实践中的 PAH：麻醉

全身麻醉时，在 114 例 PAH 患者中观察到的严重并发症的危险因素为右房压升高（OR = 1.1）、最后一次术前评估中 6min 步行距离 < 399m（OR = 2.2）、围手术期使用血管升压素（OR = 1.5）和急诊手术（OR = 2.4）。虽然麻醉医生一致认为对 PAH 患者来说区域麻醉优于全身麻醉，但这在心脏手术中不适用。有必要进行血流动力学监测及时发现急性 PAH 危象的发生[23]，并为治疗的有效性提供直接的信息。由专家在肺高压专科中心对 PAH 患者实施的心导管操作的并发症发生率（1.2%）和死亡率（0.2%）低。瓣膜手术时，PH 是一大挑战，心脏手术后急性难治性右心室衰竭的发生率为 0.04%~0.1%。但二尖瓣置换术后，术前存在严重 PH 患者 PAH 恢复至接近正常值，术前轻度 PH 患者 PAP 立刻恢复至正常[25]。严重 PH 患者术后的预后与那些轻度 PH 患者接近，这主要取决于 RV 功能。

急性肺高压可能会引发一系列机械触发的生物事件，包括促凋亡通路的活化和局部 TNF 的过表达，这些事件导致持续性 RV 功能降低和心室 - 动脉解耦联。因此需要急性的、严格的肺循环和通气调节，预防长期并发症和死亡发生。

据报道，吸入麻醉药物降低肺血管阻力而非静脉麻醉。不同动物模型（低氧、流量过多或肺动脉扎）的结果不一致。异氟烷和地氟烷在高氧和低氧时，通过增加 RV 后负荷和降低 RV 收缩力，显著影响犬 RV-PA 耦联效率[26]。但异氟烷与丙泊酚相比，通过降低 RV 收缩力，影响 RV 血管耦联，但后负荷可能不变[27]。七氟烷对流入和流出道的影响程度不同，其导致严重的 RV 全心功能抑制，但 PVR 不变[28]。

PH 在儿童心脏手术中常见[29]。心导管操作中心脏骤停的发生率为 0.78%，大手术发生率为 10%，所有操作的总体发生率为 1.6%。使用氯胺酮不会增加并发症的发生率[30]。在 PAH 的儿童中，使用右美托咪定/芬太尼与咪达唑仑/芬太尼相比，镇静时长、机械通气的使用和 CICU 的停留时间没有差异[31]，但与咪达唑仑组患者相比，谵妄的发生率更低。

3.6　临床实践中的 PAH：重症监护

3.6.1　PAH 和移植或 LVAD

据报道，心脏移植后 2%~3% 的患者发生急性难治性右心室衰竭，而接受左心室辅助装置（LVAD）支持的患者发生率为 20%~30%。目前认为 PH 不是心脏移植的禁忌证，而是其危险因素[32]。然而，对麻醉医生而言，心肺转流结束后右心室的适应是个非常困难的时期。肺血管阻力超过 450 $(dyn \cdot s)/cm^5$ 是风险因素的截断值。在移植前应测定药物试验对其逆转的程度。避免增加肺部压力的其他因素，如低氧、出血和疼痛。推荐监测肺部压力。

在 LVAD 操作中，右心室衰竭增加了死亡风险。低心排时评估肺部压力和阻力很困难，因此肺部压力水平不是直接的主要风险因素。右心室辅助目前比较困难。然而，目前长时间 LVAD 的临床经验证明，在术后前 6 个月内，血管阻力失调被逆转[33]。但是若测量右心室负荷(有效动脉弹性、肺血管顺应性和肺血管阻力)在 LVAD 前至 LVAD 后早期这个期间的改善，LVAD 后早期的血流动力学改变可能不同。尽管负荷和肺动脉楔压（PAWP）降低，但 RAP 可能不变，LVAD 后早期 RAP/PAWP 比值更差（0.44 *vs.* 0.77，$P < 0.001$），提示 RV 对负荷的适应能力更差[34]。因此，大部分患者在术后早期接受 NO 或西地那非治疗。最具挑战的时期是左心辅助开始的时候，此时 PH 是右向左充盈 LVAD 的障碍。

3.6.2　机械通气

正常的右室壁很薄，能够适应静脉回流量发生大的变化，但是在肺动脉压或者胸膜腔内压突然增加的情况下，不能维持搏出量。有创机械通气 PAH 患者院内死亡率为 39%[35]。在重症监护下，哪类患者能从高级呼吸支持中获益最多尚未明确。应监测峰压和平台压，并且在插管后通过心脏超声评估对右心室的效应。

结　论

肺高压是麻醉的高风险因素，特别是在心脏手术患者。特异性药物治疗的显著进展已经改善了患者预后，但 PH 相关的左心 HF 还需要更多的评估。

参考文献

［1］ Gomez CM, Palazzo MG. Pulmonary artery catheterization in anaesthesia and intensive care. Br J Anaesth, 1998, 81: 945 – 956.

［2］ Naeije R, Brimioulle S, Dewachter L. Biomechanics of the right ventricle in health and disease (2013 Grover Conference series). Pulm Circ, 2014, 4: 395 – 406.

［3］ Simonneau G, Gatzoulis MA, Adatia I, et al. Updated clinical classiication of pulmonary hypertension. J Am Coll Cardiol, 2013, 62: D34 – 41.

［4］ Fang JC, DeMarco T, Givertz MM, et al. World Health Organization Pulmonary Hypertension group 2: pulmonary hypertension due to left heart disease in the adult—a summary statement from the Pulmonary Hypertension Council of the International Society for Heart and Lung Transplantation. J Heart Lung Transplant, 2012, 31: 913 – 933.

［5］ Vachiéry JL, Adir Y, Barberà JA, et al. Pulmonary hypertension due to left heart diseases. J Am Coll Cardiol, 2013, 62(25 Suppl): 100 – 108.

［6］ Rosenkranz S, Gibbs JS, Wachter R, et al. Left ventricular heart failure and pulmonary hypertension. Eur Heart J, 2016, 37: 942 – 954.

［7］ Kanwar MK, Thenappan T, Vachiéry JL. Update in treatment options in pulmonary hypertension. J Heart Lung Transplant, 2016, 15: 695 – 703.

［8］ Zhuang XD, Long M, Li F, et al. PDE5 inhibitor sildenail in the treatment of heart failure: a meta-analysis of randomized controlled trials. Int J Cardiol, 2014, 172: 581 – 587.

［9］ Galiè N, Ghofrani AH. New horizons in pulmonary arterial hypertension therapies. Eur Respir Rev, 2013, 22: 503 – 514.

［10］ Girard C, Bastien O, Estanove S, et al. Inhaled nitric oxide in anesthesia and intensive care. Ann Fr Anesth Reanim, 1997, 16: 30 – 46.

［11］ Stocker C, Penny DJ, Brizard CP, et al. Intravenous sildenail and inhaled nitric oxide: a randomised trial in infants after cardiac surgery. Intensive Care Med, 2003, 29: 1996 – 2003.

［12］ Kerbaul F, Brimioulle S, Rondelet B, et al. How prostacyclin improves cardiac output in right heart failure in conjunction with pulmonary hypertension. Am J Respir Crit Care Med, 2007, 175: 846 – 850.

［13］ Kulkarni A, Singh TP, Sarnaik A, et al. Sildenail for pulmonary hypertension after heart transplantation. J Heart Lung Transplant, 2004, 23: 1441 – 1444.

［14］ Kim SY, Shim JK, Shim YH, et al. Sildenail and beraprost combination therapy in patients with pulmonary hypertension undergoing valvular heart surgery. J Heart Valve Dis, 2010, 19: 333 – 340.

［15］ Rondelet B, Kerbaul F, Motte S, et al. Bosentan for the prevention of overcirculationinduced experimental pulmonary arterial hypertension. Circulation, 2003, 107: 1329 – 1335.

[16] Kerbaul F, Gariboldi V, Giorgi R, et al. Effects of levosimendan on acute pulmonary embolism-induced right ventricular failure. Crit Care Med, 2007, 35: 1948 – 1954.

[17] Dewachter C, Dewachter L, Rondelet B, et al. Activation of apoptotic pathways in experimental acute afterload-induced right ventricular failure. Crit Care Med, 2010, 38: 1405 – 1413.

[18] Ghofrani HA, Galie N, Grimminger F, et al. Riociguat for the treatment of pulmonary arterial hypertension. N Engl J Med, 2013, 369: 330 – 340.

[19] Tedford RJ, Beaty CA, Mathai SC, et al. Prognostic value of the pretransplant diastolic pulmonary artery pressure-to-pulmonary capillary wedge pressure gradient in cardiac transplant recipients with pulmonary hypertension. J Heart Lung Transplant, 2014, 33: 289 – 297.

[20] Grant AD, Smedira NG, Starling RC, et al. Independent and incremental role of quantitative right ventricular evaluation for the prediction of right ventricular failure after left ventricular assist device implantation. J Am Coll Cardiol, 2012, 60: 521 – 528.

[21] Matthews JC, Koelling TM, Pagani FD, et al. The right ventricular failure risk score a preoperative tool for assessing the risk of right ventricular failure in left ventricular assist device candidates. J Am Coll Cardiol, 2008, 51: 2163 – 2172.

[22] Meyer S, McLaughlin VV, Seyfarth HJ, et al. Outcomes of noncardiac, nonobstetric surgery in patients with PAH: an international prospective survey. Eur Respir J, 2013, 41: 1302 – 1307.

[23] Pritts CD, Pearl RG. Anesthesia for patients with pulmonary hypertension. Curr Opin Anaesthesiol, 2010, 23: 411 – 416.

[24] Zuckerman WA, Turner ME, Kerstein J, et al. Safety of cardiac catheterization at a center specializing in the care of patients with pulmonary arterial hypertension. Pulm Circ, 2013, 3: 831 – 839.

[25] Bayat F, Aghdaii N, Farivar F, et al. Early hemodynamic changes after mitral valve replacement in patients with severe and mild pulmonary artery hypertension. Ann Thorac Cardiovasc Surg, 2013, 19: 201 – 206.

[26] Kerbaul F, Rondelet B, Motte S, et al. Isolurane and deslurane impair right ventricular-pulmonary arterial coupling in dogs. Anesthesiology, 2004, 101: 1357 – 1362.

[27] Ewalenko P, Brimioulle S, Delcroix M, et al. Comparison of the effects of isolurane with those of propofol on pulmonary vascular impedance in experimental embolic pulmonary hypertension. Br J Anaesth, 1997, 79: 625 – 630.

[28] Kerbaul F, Bellezza M, Mekkaoui C, et al. Sevolurane alters right ventricular performance but not pulmonary vascular resistance in acutely instrumented anesthetized pigs. J Cardiothorac Vasc Anesth, 2006, 20: 209 – 216.

[29] Galante D. Intraoperative management of pulmonary arterial hypertension in infants and children. Curr Opin Anaesthesiol, 2009, 22: 378 – 382.

[30] Williams GD, Maan H, Ramamoorthy C, et al. Perioperative complications in children with pulmonary hypertension undergoing general anesthesia with ketamine. Paediatr Anaesth, 2010, 20: 28 – 37.

[31] Jiang L, Ding S, Yan H, et al. A retrospective comparison of dexme-detomidine versus midazolam for pediatric patients with congenital heart disease requiring postoperative sedation. Pediatr Cardiol, 2015, 36: 993 – 999.

[32] Klotz S, Wenzelburger F, Stypmann J, et al. Reversible pulmonary hypertension in heart transplant candidates: to transplant or not to transplant. Ann Thorac Surg, 2006, 82: 1770 – 1773.

[33] Mikus E, Stepanenko A, Krabatsch T, et al. Reversibility of ixed pulmonary hypertension in left ventricular assist device support recipients. Eur J Cardiothorac Surg, 2011, 40: 971 – 977.

[34] Houston BA, Kalathiya RJ, Hsu S, et al. Right ventricular afterload sensitivity dramatically increases after left ventricular assist device implantation: a multi-center hemodynamic analysis. J Heart Lung Transplant, 2016, 35: 868 – 876.

[35] Rush B, Biagioni BJ, Berger L, et al. Mechanical ventilation outcomes in patients with pulmonary hypertension in the United States: a national retrospective cohort analysis. J Intensive Care Med, 2016. DOI: 10. 1177/0885066616653926.

（雷　翀　译，董海龙　审）

第4章 严重主动脉瓣狭窄的患者

Priscilla de Medeiros Teixeira, Rémi Schweizer, Jean-Luc Fellahi

4.1 前 言

65 岁以上的成年患者主动脉瓣狭窄的发生率在 2%~9%[1]。国际疾病分型没有对瓣膜疾病进行很好的描述。未经心脏超声检查，疾病很可能被忽略。一些因素提示瓣膜疾病作为公众健康问题对并发症发生和死亡率有一定的影响[2]。主动脉瓣狭窄与心肌梗死、脑卒中及死亡风险增加相关，即使对传统的心血管风险因素进行校正后，其相关性依然存在[3]。

在过去的几十年中，非心脏手术患者合并主动脉瓣狭窄的发生率显著增加[4]。因此，为了实现最佳的麻醉管理，非常有必要在围手术期了解疾病的严重程度及对并发症发生和死亡的主要影响。

4.2 主动脉瓣狭窄的流行病学和主要病因

主动脉瓣狭窄是心脏和围手术期医学中最常见的瓣膜性心脏疾病(表 4.1)[5]。

P. de Medeiros Teixeira

Service d'Anesthésie-Réanimation, Hôpital Cardiovasculaire et Pneumologique Louis Pradel, Hospices Civils de Lyon, 59 boulevard Pinel, 69394, Lyon Cedex, France

R. Schweizer · J. -L. Fellahi (✉)

Service d'Anesthésie-Réanimation, Hôpital Cardiovasculaire et Pneumologique Louis Pradel, Hospices Civils de Lyon, 59 boulevard Pinel, 69394, Lyon Cedex, France

Faculté de Médecine Lyon Est, Université Lyon 1 Claude Bernard, Lyon, France
e-mail: jean-luc. fellahi@ chu-lyon. fr

© Springer International Publishing AG 2018

J. -L. Fellahi, M. Leone (eds.), *Anesthesia in High-Risk Patients*, https://doi. org/10. 1007/978 – 3 – 319 – 60804 – 4_4

Tromsø 研究报道随着年龄的变化，主动脉瓣狭窄的发生率呈指数性增长：50 ~ 59 岁年龄组为 0.2%，60 ~ 69 岁年龄组为 1.3%，70 ~ 79 岁年龄组为 3.9%，80 ~ 89 岁年龄组为 9.8%（图 4.1）。同一研究评估死亡原因，矫正年龄的 logistic 回归分析显示，与未发生主动脉瓣狭窄患者人群(37.1%)相比，主动脉瓣狭窄组患者心血管死亡风险增加(57.4%) [6]。

表 4.1 欧洲国家主动脉瓣狭窄是非心脏手术中最常见和最严重的心脏瓣膜疾病[5]

瓣膜疾病	发生率
主动脉瓣狭窄	43%
二尖瓣反流	32%
主动脉瓣反流	13%
二尖瓣狭窄	12%

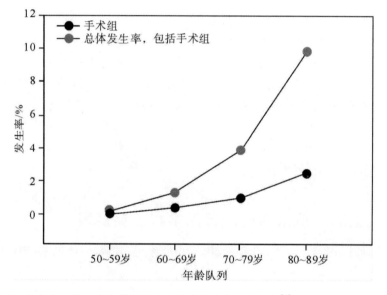

图 4.1 手术和人群不同年龄阶段的主动脉瓣狭窄的发生率[6]

除退行性变之外，在更年轻的患者中主动脉瓣狭窄的主要原因是主动脉瓣二瓣化畸形[7]。高收入国家风湿性心脏病的发生率显著较低[8]。

4.3 主动脉瓣狭窄的诊断

4.3.1 临床诊断

临床检查仍是初步评估疑似瓣膜疾病的患者的主要方法[9-10]。主动脉瓣狭窄可能导致非特异性症状，如心绞痛、呼吸困难、眩晕或晕厥。医生对患者的仔细询问非常关键，且必须考虑到患者因无意识地减少活动而否认出现某些症状的可能性[11]。在心排血量低的情况下特征性的主动脉收缩期杂音偶尔可能比较微弱。主动脉瓣疾病的主要表现可能是原因不明的心力衰竭。

4.3.2　心脏超声多普勒

心脏超声多普勒是诊断的关键工具，它能确定主动脉瓣狭窄，评估狭窄程度，评估左心室功能和室壁厚度。心脏超声多普勒还能发现其他瓣膜疾病或主动脉的病变，并提供有用的预后信息。典型的发现是瓣膜面积减少和跨瓣膜流量梯度增加[11]。

当有证据表明可能存在瓣膜性或结构性心脏病时，应该实施术前心脏超声多普勒检查。已知的主动脉瓣狭窄或主动脉瓣置换后临床状况发生改变或心脏检查时，也应该实施心脏超声多普勒。常规术前心脏超声多普勒适于监测已知的主动脉瓣狭窄（中重度主动脉瓣狭窄，每年检查；轻度主动脉瓣狭窄，每3年检查）和主动脉瓣置换后的人工瓣膜（每3年检查）[12]。

4.3.3　严重性标准

主动脉瓣第二心音消失是严重主动脉瓣狭窄的特征，但不是非常敏感的体征[11]。颈动脉向上搏动延迟或消失是严重主动脉瓣狭窄的特征[13]。主要心脏超声对主动脉瓣狭窄严重性的诊断标准见表4.2。但应该谨慎解读主动脉瓣跨瓣压差。实际上，这个差异很大程度上取决于心排血量，因此低心排血量时严重主动脉瓣也狭窄可能表现出假性跨瓣压差正常（图4.2）[14]。

表 4.2　主动脉瓣狭窄严重程度分级（心脏超声评估主动脉瓣狭窄：EAE/ASE 临床实践推荐）

心脏超声数据	轻度	中度	重度
瓣膜面积（cm^2）	>1.5	1～1.5	<1
瓣膜面积指数（cm^2/m^2）[a]	>0.85	0.6～0.85	<0.6
平均跨瓣压差（mmHg）[b]	2.6～2.9	3～4	>4
流速比[c]	>0.5	0.25～0.5	<0.25

a：相对于体表面积的瓣膜面积指数，这一变量对体质指数低的患者尤为适用；b：对于正常心排血量和（或）跨瓣膜流量患者；c：平均和最大跨瓣膜喷射速度比值。

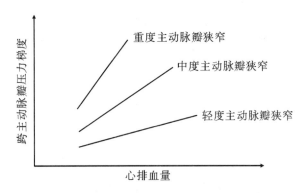

图 4.2 轻、中、重度主动脉瓣狭窄患者跨主动脉瓣压力梯度和心排血量之间的关系。即使是重度主动脉瓣狭窄，其心排血量低时压力梯度也可能很低[14]

4.4 非心脏手术术前评估和决策原则

4.4.1 非心脏手术与主动脉瓣狭窄相关的围手术期风险

主动脉瓣狭窄被认为是非心脏手术患者发生心脏并发症的独立风险因素[15]。在初始心脏风险指数中，严重主动脉瓣狭窄的患者围手术期死亡率为 13%，而没有主动脉瓣狭窄的患者死亡率仅为 1.6%[16]。在一项三级医院单中心研究中，接受择期非心脏手术中或重度(瓣膜面积 < $1.0cm^2$)主动脉瓣狭窄患者的 30 天死亡率为 2.1%，而倾向性评分匹配的没有主动脉狭窄的患者死亡率为 1.0%($P = 0.036$)[17]。

4.4.2 决策树

总体考量

图 4.3 显示了基于最新版非心脏手术指南的决策流程[18]。如图所示，首先应该考虑非心脏手术。然后，根据指南推荐医生必须在术前与患者见面并进行详细的评估和优化药物治疗。在伴有主动脉瓣狭窄并预接受非心脏手术的患者的术前讨论时最好有心脏团队，包括心脏内科、心脏外科和心脏麻醉医生。有时区分择期和限期手术比较困难，特别是在涉及肿瘤或产科疾病时。多学科的讨论(非心脏外科医生、非心脏麻醉医生、心脏团队等)对确定最优方案至关重要。

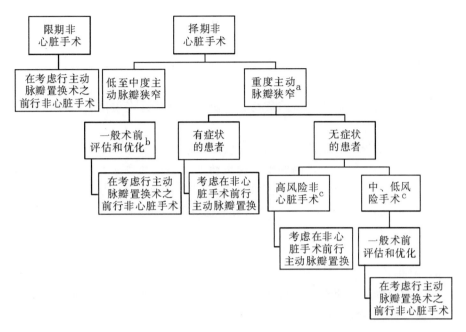

图 4.3　伴有主动脉瓣狭窄且预行非心脏手术的患者的阶梯评估方法。摘自非心脏手术 ESC/ESA 指南[18]。a：EAE/ASE 指南中提出对瓣膜狭窄急性心脏超声评估——临床应用推荐；b：ESC 和 EACTS 有关瓣膜性心脏病管理的联合专项小组推荐意见[11]；c：ESC/ESA 关于非心脏手术指南中的界定

主动脉瓣置换类型

　　若考虑进行主动脉瓣置换时，可根据术前心脏手术风险进行外科手术置换或经导管置换。对于高心脏手术风险患者，经导管主动脉瓣置换优于开胸手术主动脉瓣置换[11,18]。此外，根据最新发表的研究结论，经导管主动脉瓣置换很有可能在不久的将来会被推荐给越来越多中度手术风险患者[19]。

　　另一种策略是球囊主动脉瓣成形术。但是主动脉瓣狭窄复发很常见(6～12 个月后接近 80%)且需要额外治疗，而且据报道对生存率没有改善[20]。

4.5　主动脉瓣狭窄患者的术中管理

4.5.1　血流动力学考虑

主动脉瓣狭窄的心肌和血流动力学结局

　　左室流出道固定的梗阻影响心排血量的增加，结果是全身动脉阻力降

低导致严重低血压。继发于后负荷慢性增加的左心室肥厚有两个主要后果：

● 左室舒张功能失常：左心室充盈变得更加依赖心房收缩。因此，严重主动脉瓣狭窄患者窦性心律的丧失常导致剧烈的心排血量降低。此外，若正常的心室充盈需要维持前负荷，前负荷的异常升高可能会快速导致肺水肿。

● 心肌易损伤：即使不存在明显的冠状动脉狭窄，由于心肌质量增加和左心室新生血管生长之间的不平衡也会产生心肌缺血。实验中，心肌质量增加50%仅伴有36%的新生血管形成，结果任何导致心肌氧需增加的临床情况(心动过速、低氧、贫血、炎症状态、寒战等)都有导致严重心肌缺血的潜在风险。

术中的血流动力学目标

术中管理的血流动力学目标非常简单。目标是维持心率、前负荷、后负荷和心律稳定(表4.3)。

表4.3　严重主动脉瓣狭窄临床术中血流动力学目标

血流动力学	严重主动脉瓣狭窄的目标
前负荷	维持恒定(注意肺水肿)
后负荷	避免低血压
收缩力	维持恒定
心律	避免心律失常
心率	同时避免心动过缓和心动过速

血流动力学监测

没有大规模的前瞻性研究证实伴有主动脉瓣狭窄的患者在术中有血流动力学监测的有效临床应用。虽然没有明确的推荐，但鼓励使用有创持续血压监测，可快速可靠地发现体循环系统血压变化。选择不同导联的心电图监测，或者可能的情况下用12导联心电图，可在手术室更好地发现缺血[18]。推荐高风险手术患者测量每搏量或心排血量以指导容量管理，从而减少术后并发症发生率、住院时间和腹部手术患者恢复进食时间[21]。在严重主动脉瓣狭窄患者，通过动脉脉搏波形分析校正法进行的每搏量测量是可靠的[22]。目前，其他连续心排血量监测设备尚未被验证[23]，不推荐常规肺动脉导管或经食道心脏超声，但是在某些情况下可以使用[18]。肺动脉导管置入可能引发严重的心律失常。

4.5.2　麻醉方法的选择

在可能的情况下，优选不发生严重血流动力学变化的局部或区域麻醉。传统观念认为椎管内麻醉是严重主动脉瓣狭窄患者的禁忌证，没有大规模的临床研究比较全身麻醉和椎管内麻醉[24]。但是发表了一些在严重主动脉瓣狭窄患者中成功使用椎管内麻醉的病例报道[25-26]。除了麻醉方法外，麻醉医生更应该关注于主要的血流动力学目标。也许仔细滴定蛛网膜下腔麻醉的同时严密监测血流动力学，更优于"标准"的全身麻醉方法。同样地，禁忌使用一些麻醉药物似乎也是有害的。在小心滴定并严密监测血流动力学的情况下任何现代麻醉药物都可以使用。

通常优选血流动力学更稳定的药物，如静脉使用依托咪酯或氯胺酮。而且，靶控输注时，丙泊酚也能安全使用。

4.5.3　止血方面：获得性血管性血友病综合征

血管性假血友病因子异常与主动脉瓣狭窄的严重程度直接相关，若瓣膜置换术后人工瓣膜和患者之间匹配良好，该异常将得到显著改善（图 4.4）[27]。Vicentelli 等报道严重主动脉瓣狭窄患者通常表现为 2A 型血管性血友病综合征，这是由血流机械性梗阻导致的[27]。最近的两项研究显示血管性假血友病因子异常的患者通常会出现严重主动脉瓣狭窄，但丧失分子量最大的多聚体在大多数患者并不引发临床出血[28-29]。

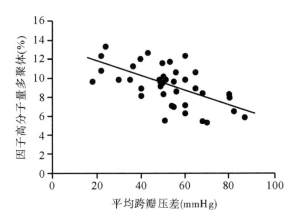

图 4.4　血管性假血友病因子异常与主动脉瓣狭窄严重程度（用平均跨瓣压差表示）之间的关系[27]

4.5.4　感染方面：预防心内膜炎

最近指南推荐将对心内膜炎的预防限于接受高风险口腔操作（对牙龈

组织或牙周区域或口腔黏膜穿孔的操作）的高风险患者（人工瓣膜、感染性心内膜炎病史、未经治疗的先天性发绀型心脏病）[30]。

4.6 术后管理

对于严重主动脉狭窄患者不推荐门诊治疗。无法轻易决定特定患者是否在术后进入重症监护室。根据术中事件，外科阿普加评分是一种能帮助医生预测术后预后的有意义且便捷的方法[31]。使用术中预计失血量、最低心率和最低平均动脉压，这项满分为 10 分的评分系统能用于确定存在严重术后并发症风险的患者[31]。此外，术后测量高敏肌钙蛋白能帮助改善风险分级[18,32]。主动脉瓣狭窄患者发生不良预后的另一个强预测因素是发生房颤。之前的几项研究显示接受开胸瓣膜手术的房颤患者死亡风险增加[33-34]。

非心脏手术心肌损伤管理对麻醉医生而言仍然充满争议和挑战。即使不出现术中和（或）术后并发症，严重主动脉瓣狭窄患者在非心脏手术后应该由心脏科医生评估，从而制定瓣膜的管理计划。围手术期血流动力学优化是个很重要的目标，应在所有患者中实现。

结　论

出现严重主动脉瓣狭窄对非心脏手术患者而言是一个很重要的风险因素。医生必须在择期手术前讨论先做主动脉瓣置换手术的必要性。进行术前心脏评估（详尽的临床检查和心脏超声多普勒）对患者风险分层非常关键。强烈建议使用包括心脏麻醉医生和心脏外科医生在内的多学科团队对患者进行管理。

参考文献

[1] Stewart BF, Siscovick D, Lind BK, et al. Clinical factors associated with calciic aortic valve disease fn1 fn1 This study was supported in part by Contracts NO1-HC85079 through HC-850086 from the National Heart, Lung, and Blood Institute, National Institutes of Health, Bethesda, Maryland. J Am Coll Cardiol, 1997, 29(3): 630 – 634.

[2] Nkomo VT, Gardin JM, Skelton TN, et al. Burden of valvular heart diseases: a population-based study. The Lancet, 2006, 368(9540): 1005 – 1011.

[3] Coffey S, Cairns BJ, Iung B. The modern epidemiology of heart valve disease. Heart, 2016, 102(1): 75 – 85.

[4] Mukherjee D. Perioperative cardiac assessment for noncardiac surgery: eight steps to the best possible outcome. Circulation, 2003, 107(22): 2771 – 2774.

[5] Iung B. A prospective survey of patients with valvular heart disease in Europe: The Euro

Heart Survey on valvular heart disease. Eur Heart J, 2003, 24(13): 1231 – 1243.

[6] Eveborn GW, Schirmer H, Heggelund G, et al. The evolving epidemiology of valvular aortic stenosis. The Tromsø Study. Heart, 2013, 99(6): 396 – 400.

[7] Roberts WC. Frequency by decades of unicuspid, bicuspid, and tricuspid aortic valves in adults having isolated aortic valve replacement for aortic stenosis, with or without associated aortic regurgitation. Circulation, 2005, 111(7): 920 – 925.

[8] Carapetis JR, Steer AC, Mulholland EK, et al. The global burden of group A streptococcal diseases. Lancet Infect Dis, 2005, 5(11): 685 – 694.

[9] Etchells E, Glenns V, Shadowitz S, et al. A bedside clinical prediction rule for detecting moderate or severe aortic stenosis. J Gen Intern Med, 1998, 13(10): 699 – 704.

[10] Munt B, Legget ME, Kraft CD, et al. Physical examination in valvular aortic stenosis: correlation with stenosis severity and prediction of clinical outcome. Am Heart J, 1999, 137(2): 298 – 306.

[11] Task Force Members, Vahanian A, Alieri O, et al. Guidelines on the management of valvular heart disease (version 2012): The Joint Task Force on the Management of Valvular Heart Disease of the European Society of Cardiology (ESC) and the European Association for Cardio-Thoracic Surgery (EACTS). Eur J Cardiothorac Surg, 2012, 42 (4): S1 – 44.

[12] Douglas PS. ACCF/ASE/AHA/ASNC/HFSA/HRS/SCAI/SCCM/SCCT/SCMR 2011 appropriate use criteria for echocardiography. J Am Soc Echocardiogr, 2011, 24(3): 229 – 267.

[13] Attenhofer Jost CH, Turina J, Mayer K, et al. Echocardiography in the evaluation of systolic murmurs of unknown cause. Am J Med, 2000, 108(8): 614 – 620. ＊＊ Access the "Journal Club" discussion of this paper at http://www. elsevier. com/locate/ ajmselect/.

[14] Takeda S, Rimington H, Chambers J. The relation between transaortic pressure difference and low during dobutamine stress echocardiography in patients with aortic stenosis. Heart, 1999, 82(1): 11 – 14.

[15] Kertai MD, Bountioukos M, Boersma E, et al. Aortic stenosis: an underestimated risk factor for perioperative complications in patients undergoing noncardiac surgery. Am J Med, 2004, 116(1): 8 – 13.

[16] Goldman L, Caldera DL, Nussbaum SR, et al. Multifactorial index of cardiac risk in noncardiac surgical procedures. N Engl J Med, 1977, 297(16): 845 – 850.

[17] Agarwal S, Rajamanickam A, Bajaj NS, et al. Impact of aortic stenosis on postoperative outcomes after noncardiac surgeries. Circ Cardiovasc Qual Outcomes, 2013, 6(2): 193 – 200.

[18] Kristensen SD, Knuuti J, Saraste A, et al. 2014 ESC/ESA Guidelines on non-cardiac surgery: cardiovascular assessment and management. Eur J Anaesthesiol, 2014, 31 (10): 517 – 573.

[19] Leon MB, Smith CR, Mack MJ, et al. Transcatheter or surgical aorticvalve replacement in intermediate-risk patients. N Engl J Med, 2016, 374(17): 1609 – 1620.

[20] Bonow RO, Leon MB, Doshi D, et al. Management strategies and future challenges for

aortic valve disease. The Lancet, 2016, 387(10025): 1312 – 1323.

[21] Vallet B, Blanloeil Y, Cholley B, et al. Guidelines for perioperative haemodynamic optimization. Ann Fr Anesth Réanimation, 2013, 32(10): e151 – 158.

[22] Petzoldt M, Riedel C, Braeunig J, et al. Stroke volume deter-mination using transcardiopulmonary thermodilution and arterial pulse contour analysis in severe aortic valve disease. Intensive Care Med, 2013, 39(4): 601 – 611.

[23] Petzoldt M, Reuter DA. Cardiac output monitoring in severe aortic stenosis: Which technologies are reliable? J Clin Monit Comput, 2015, 29(4): 429 – 430.

[24] Stoelting RK, Dierdorf SF, editors. Anesthesia and coexisting disease. 3rd ed. New York: Churchill Livingstone, 1993: 678.

[25] López MM, Guasch E, Schiraldi R, et al. Continuous spinal anaesthesia with minimally invasive haemodynamic monitoring for surgical hip repair in two patients with severe aortic stenosis. Braz J Anesthesiol Engl Ed, 2016, 66(1): 82 – 85.

[26] Fuzier R, Murat O, Gilbert M-L, et al. Rachianesthésie continue pour fracture du col fémoral chez deux patients présentant un rétrécissement aortique serré. Ann Fr Anesth Réanimation, 2006, 25(5): 528 – 531.

[27] Vincentelli A, Susen S, Le Tourneau T, et al. Acquired von Willebrand Syndrome in Aortic Stenosis. N Engl J Med, 2003, 349(4): 343 – 349.

[28] Casonato A, Sponga S, Pontara E, et al. von Willebrand factor abnormalities in aortic valve stenosis: pathophysiology and impact on bleeding. Thromb Haemost, 2011, 106(1): 58 – 66.

[29] Bolliger D, Dell-Kuster S, Seeberger MD, et al. Impact of loss of high-molecular-weight von Willebrand factor multimers on blood loss after aortic valve replacement. Br J Anaesth, 2012, 108(5): 754 – 762.

[30] Habib G, Lancellotti P, Antunes MJ, et al. Linee guida ESC 2015 per il trattamento dell'endocardite infettiva. Task Force per il Trattamento dell'Endocardite Infettiva della Società Europea di Cardiologia (ESC). G Ital Cardiol, 2016, 17: 277 – 319. http://www.giornaledicardiologia.it/articoli.php? archivio = yes&vol_ id = 2214&id = 23904

[31] Regenbogen SE. Utility of the surgical Apgar score: validation in 4119 Patients. Arch Surg, 2009, 144(1): 30.

[32] Devereaux PJ, Chan MT, Alonso-Coello P, et al. Association between postoperative troponin levels and 30-day mortality among patients undergoing noncardiac surgery. JAMA, 2012, 307(21): 2295.

[33] Filardo G, Hamilton C, Hamman B, et al. New-onset postoperative atrial fibrillation and long-term survival after aortic valve replacement surgery. Ann Thorac Surg, 2010, 90(2): 474 – 479.

[34] Ruel M, Masters RG, Rubens FD, et al. Late incidence and determinants of stroke after aortic and mitral valve replacement. Ann Thorac Surg, 2004, 78(1): 77 – 83.

（雷　翀　译，董海龙　审）

第5章 先天性心脏病患者

Philippe Mauriat, Jana Assy

5.1 前 言

直到数十年前，先天性心脏病（congenital heart disease，CHD）的医生开始关注儿童患者。随着药物和外科手术在治疗这些儿童患者方面的进步，越来越多的患儿可以存活至成年期。

因此，患有先天性心脏病的成年患者（adults with congenital heart disease，ACHD）比例快速增加，目前已经超过患有 CHD 的患儿。因此，同时探讨对成年和儿童先天性心脏病的管理和治疗更为适当。

在严密评估后发现，尽管对患者进行了外科手术修复，但大部分 CHD 患者没有被完全治愈。他们需要终身的长期和特异随访。

随着患者的年龄增加，发生并发症的风险也随之增加。心律失常、心力衰竭、肺高压（pulmonary hypertension，PH）、心内膜炎和血栓可能在这些成年患者的疾病进程中出现。这类患者中女性占一半，这种情况下的妊娠对于多学科团队而言是巨大的挑战，对于孕妇而言，有时也存在巨大的风险。因此麻醉医生必须完全理解这些病理生理异常，以及心脏和非心脏手术围手术期不同阶段的潜在风险。

P. Mauriat (✉)

Pediatric and Adult Congenital Heart disease Intensive Care, Haut-Lévèque Hospital, Avenue Magellan, 33604, Pessac, France

e-mail: philippe. mauriat@ chu-bordeaux. fr

J. Assy

Department of Pediatrics and Adolescent Medicine, American University of Beirut Medical Centre, PO Box: 11 – 0236, Riad El Solh, Beirut, 1107 2020, Lebanon

© Springer International Publishing AG 2018

J. -L. Fellahi, M. Leone (eds.), *Anesthesia in High-Risk Patients*,

https://doi. org/10. 1007/978 – 3 – 319 – 60804 – 4_5

5.2 成人先天性心脏病

5.2.1 增长的患者人群

CHD 的发生率为 7/1000 ~ 10/1000，新生儿中重度缺陷发生率为 3/1000。每年活产婴儿数约为 1.38 亿，约有 100 万婴儿出生时患有 CHD。20世纪 50 年代至 80 年代，中重度 CHD 的死亡率很高，几乎所有的患者都在成年前死亡。大部分 CHD 相关的死亡发生在生命的第 1 周(图 5.1)。

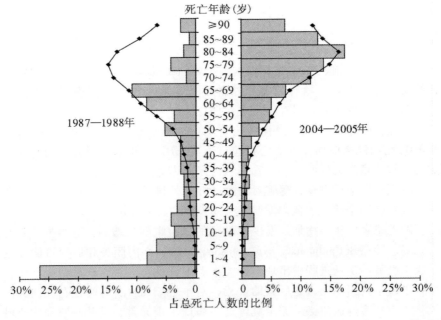

图 5.1 1987—1988 年和 2004—2005 年间先天性心脏病患者的死亡年龄分布。条状图描绘了在先天性心脏病的患者队列中观察第 1 年(1987—1988 年，左侧图形)和最后 1 年(2004—2005 年，右侧图形)，不同死亡年龄(y 轴)死亡人数占所有死亡人数的比例(x 轴)。带有菱形的粗体黑色曲线代表了在相同的观察期间，魁北克一般人群的死亡年龄分布(摘自 Avila 等[1])

这一人群人口结构的变化可由不同方面的主要而持续的改善来解释，首先是在妊娠期和出生时产前 CHD 筛查，以及对这些婴儿的医疗和干预管理措施的改善。外科修复技术，特别是体外循环技术、麻醉、术后管理技术得到了巨大的进步。目前患有 CHD 的成年人已经超过儿童。最近的人口学研究分析显示两个时期(1987—1988 年和 2004—2005 年)之间，CHD 相关死亡在儿童患者中降低了 30%。严重的 CHD 中这一降低更为明显，其死亡率降低了 67%[1]。

超过 85% 出生时存在 CHD 的患者能存活至成年期。这一现象解释了这个队列的年龄趋向于增加的现象。在大约 20 年的时间内，复杂 CHD 的死亡中位时间从 2 岁升高至 23 岁，患有 CHD 的成年患者的死亡中位时间也从 60 岁升高到 75 岁。在美国约 100 万 CHD 儿童患者存活至成年期，欧洲这个数字是 180 万，加拿大为 10 万[2-3]。

2016 年发表的研究中，Agarwal 评估了出现在美国急诊科的 ACHD 患者数量[4]。在 2006—2012 年间这个数字显著增加，因 PH 就诊的患者增加最多。这些患者中，心血管风险的发生率增加，如吸烟、肥胖、高血压、糖尿病、血管疾病，以及呼吸异常和慢性肾病等。CHD 的成年患者经历心脏疾病的病理发展进程，同时伴有其他心血管风险，最终导致器官损伤。这就解释了非专业医疗团队在管理此类患者的困难和复杂程度。

简单或复杂 ACHD 患者均可能进入急诊科。患者在急诊科就诊的首要原因可能不同，但主诉大多是"非特异性胸痛和呼吸功能障碍"。其他更特异的原因有心律失常、急性心肌梗死、PHT 和心内膜炎（图 5.2）。妊娠在此类患者中被认为是异常、复杂 CHD 情况，应该按照危及生命的情况处理[4]。

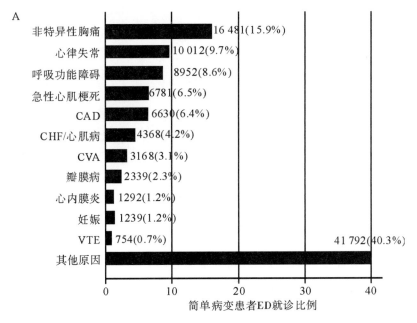

图 5.2　A. 简单 ACHD 患者 ED 就诊的主要原因。CAD：冠状动脉疾病；CHF：充血性心力衰竭；CVA：脑血管意外；VTE：静脉血栓；ED：急诊科（摘自 Agarwal S[4]）

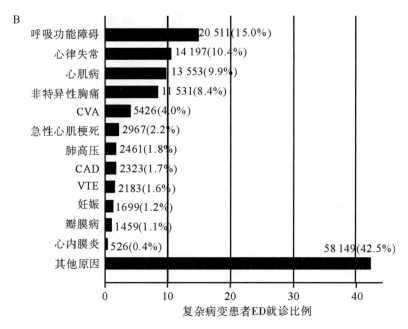

图 5.2(续) B. 复杂 ACHD 患者 ED 就诊的主要原因。CAD：冠状动脉疾病；CVA：脑血管意外；ED：急诊科；VTE，静脉血栓（摘自 Agarwal S 等[4]）

5.2.2 常见问题

死亡率

据过去 3 年的报道，与 CHD 相关的死亡率已经降低，简单心脏缺陷的生存率已经显著提升，更复杂的缺陷如法洛四联症和大动脉转位的生存率也有提升。但是，成人艾森门格综合征的死亡率仍很高[5-7]。

最近一项单中心回顾性研究根据 7000 例成年 CHD 患者数据确定了死亡的主要原因：慢性心力衰竭（42%）、肺炎（10%）、心源性猝死（7%）、癌症（6%）、出血（5%）和围手术期死亡[8]。

在一项文献回顾中，Drenthen 表示约 11% 患有 CHD 的女性在妊娠期发生心脏并发症，其中 4.5% 的病例发生心律失常。艾森门格综合征的孕妇常发生脑卒中，因心血管并发症死亡[6,9]。

并发症

心律失常、心力衰竭或心内膜炎等合并症和并发症在成年 CHD 患者中常见。肺动脉高压也是一个严重的负担，且容易进展为艾森门格综合征。

在治疗 ACHD 的女性患者时，妊娠是一个巨大的挑战。死亡和并发症的风险，以及手术或者其他操作可能的影响，使此类患者的治疗更为复杂。

心导管插入术和手术也在增多，主要是因为残余的心脏缺陷、需要进行瓣膜置换，以及在一些病例中不可能进行完全修复时实施姑息治疗。

Holst KA 等研究显示心律失常、低心排血量综合征、脑卒中、出血、通气功能异常和肾脏损伤并发于 15%~25% 的手术患者。此外，估计围手术期死亡率在 3%~8%[11]。

心律失常

心律失常是最常见的长期并发症，是患者发病和死亡的首要原因，也是住院的主要原因。Walsh EP 表示与一般人群相比，ACHD 患者猝死的可能性显著增高，发生率为每年 0.09%。心动过速或心动过缓的发生率与年龄和心脏疾病的复杂程度相关[10]。

术后常见窦房结功能失常和房室（atrioventricular，AV）传导阻滞。在某些病例中，AV 阻滞可能需要放置永久起搏器[12]。先天性 AV 阻滞发生于 3%~5% 矫正型大动脉转位，每年增长 2%[10,12]。

大约 20% Ebstein 畸形患者，因疾病本身结构异常发生心律失常，如预激综合征。丰唐（Fontan）手术、房间隔缺损、法洛四联症的外科修复，以及马斯塔德（Mustard）手术和森宁（Senning）手术常发生心房扑动和房性心律失常（心动过速或心动过缓）[12]。药物治疗室上性心动过速（supraventricular tachycardia，SVT）成效甚微，虽然治疗后 SVT 常复发，但大部分病例需要导管消融[13-14]。

在先天性二尖瓣和主动脉瓣疾病及单心室中，房颤常见（20%~30%）[15]。

在手术修复后 20 年中，经修复的法洛四联症患者继发于 SVT 后，猝死的发生风险很高（2%）[16]。这些特殊的患者必须经过详细评估确定植入除颤器的风险因素。

心脏节律学会与美国心脏病学院、美国心脏联合会、欧洲心脏节律联合会和加拿大心脏节律学会已经发布了 ACHD 患者心律失常治疗的推荐意见[17]。

心力衰竭

与 ACHD 相关的心力衰竭的病理生理很复杂，可归因于一些相互关联的机制。心室（尤其是右心室）因房间隔缺损（atrial septal defect，ASD）产生容量超负荷，由于室间隔缺损（ventricular septal defect，VSD）产生容量和压力过负荷。不同形式的单心室可能无法对长期的代谢需求做出反应。肺动脉流出道异常的病例中肺血流和肺灌注受损，在这些患者中 AV 传导可能受到影响。

ACHD 患者住院最常见的原因是 ACHD 相关的心力衰竭。因此，对这一情况应该谨慎处理，其治疗原则与获得性心脏病相关的心力衰竭不同。

伴有发绀性单心室生理的 ACHD 患者主要是收缩功能异常[18]。这类特殊患者死亡和心律失常主要与舒张功能失常相关。ACHD 相关心力衰竭的加重因素可能与许多复杂因素有关，如艰难的诊断、繁琐的内外科治疗和充满挑战的终身随访。但是，与日常活动和中到剧烈活动相关的症状应该引起专科医疗团队的警惕。这些患者的身体状况较差[19]。

肺动脉高压

肺动脉高压（pulmonary arterial hypertension，PAH）发生于 4% ~ 10% ACHD 病例。左向右分流（VSD、动脉导管未闭、永存动脉干、主肺动脉窗，甚至某些 ASD）没有及时治疗可引发 PAH，尤其是有潜在 PH 遗传倾向时。

被炎症和感染加剧的肺内皮细胞功能失常和重塑，将使肺血管阻力（pulmonary vascular resistance，PVR）增加。右心室功能保持正常时，PH 将继发于 PVR。但是，高 PVR 将导致右心室扩张和功能失常[20]。

最终，PVR 和 PH 进展成艾森门格综合征。通常累及多个器官，ACHD 患者发生艾森门格综合征后死亡率大大增加。肺血管扩张药物的进步可能改善生存率[21]。由左向右分流的 CHD 目前需要被尽早修复，通常在 9 个月之前进行，作为减少艾森门格综合征发生率的方法。然而，也存在与之前心脏缺陷无关的 PAH 发生于 ACHD 患者。

感染性心内膜炎

外科修复的复杂性和植入外源性的材料或植入物容易发生感染。ACHD 患者发生感染性心内膜炎的概率比普通人群高 20 倍[21-22,47]。对这些患者进行非手术治疗也得到了改善，死亡率降低了 10%。然而，仍有超过 30% 的患者需要手术治疗。

由于抗生素抵抗性感染危机的增加，仅针对有外源性材料（假体）的 ACHD 患者或部分修复 CHD 患者在口腔操作前进行抗生素预防。此外，预防限于术后 6 个月。在呼吸道或气道、消化道、生殖道和泌尿道操作前不再推荐使用抗生素。ACHD 患者应避免文身或打孔[23]。

妊 娠

胎儿死亡和早产占所有 ACHD 生产的 4%，发生率比普通人群高 4 倍。

ACHD 孕妇母体和胎儿风险均增加。此类患者中 11% 出现心脏并发症，尤其是伴有 PAH 和存在复杂畸形的患者，如流出道狭窄（肺动脉和主动脉）、肺动脉闭锁、二尖瓣狭窄、主动脉弓缩窄、主动脉瓣二瓣畸形，以及马方综合征和特纳综合征[9,24]。动脉血氧饱和度低于 85% 的女性，成功妊娠罕见[25]。最常见的母体风险是心力衰竭（4.8%）和心律失常（4.5%）。ACHD 和 PAH 女性患者在妊娠期间可能出现急性心脏失代偿，特别是出现在第 25 孕周。这一风险在左心室流入道梗阻加重。先兆子痫、子痫和血栓性事件也常发生于 ACHD 女性患者。

　　ZAHARA 研究确定了 ACHD 女性患者妊娠期的风险因素：发绀型心脏病、机械瓣膜置换及二尖瓣或三尖瓣反流（表 5.1）[9]。

表 5.1　预测母体妊娠期心血管并发症评分（摘自 Ntiloudi[6]）

ZAHARA	
心律失常史	1.50
NYHA 功能分级 III/IV	0.75
左心梗阻（LVOT 峰压差 >50mmHg 或主动脉瓣口面积 <1.0cm^2）	2.50
机械瓣膜假体	4.25
二尖瓣反流（中/重度）	0.75
三尖瓣反流（中/重度）	0.75
妊娠前心脏药物治疗	1.50
发绀型心脏病（矫正或非矫正）	1.00

ZAHARA 评分的风险：<0.5 分为 2.9%，0.5~1.5 分为 7.5%，1.51~2.50 分为 17.5%，2.51~3.50 分为 43.1%，>3.5 分为 70%。

　　新生儿的并发症常见，最常发生的是早产、呼吸窘迫综合征、心室内出血、低体重和生长迟缓。ACHD 的孕妇需要在专科多学科中心进行仔细随访[26,48]。

止血异常

　　血栓事件在 ACHD 患者人群中的发生率增加 10~100 倍。一项纳入了 23 150 例 ACHD 患者的研究显示 2% 的患者经历过至少一次脑卒中（每人每年的发生率 0.05%）。发绀型心脏病和全身氧饱和度降低的患者最常发生脑血栓[26,48]。

　　目前尚无针对此类患者抗凝策略的指南，应该考虑个体化的方法和治疗手段来防止血栓性事件[27]。

5.2.3 麻醉和术后管理

ACHD 患者的术后管理非常复杂且充满挑战，需要麻醉和重症医生组成的专业团队共同完成。管理此类特殊患者需要了解患者结构性心脏缺陷和手术或心导管修复后的功能状态。

管理大多数先天性心脏病患者的基本要求是任何时候都要对患者的心排血量、全身血管阻力和心肺相互关系进行仔细评估。

很多患者由于之前经历了多次手术操作，开放血管通路可能存在困难。此外，再次手术也会导致死亡率增加[28]。为了防止和避免并发症的发生，为患者提供快速正确的治疗，我们应该建立管理策略。

5.2.4 生　理

继发于右心室流出道和肺动脉瓣梗阻的患者(如法洛四联症患者)，其肺血流减少，依赖于前负荷。因此，维持相对高的血压和心排血量并避免 PVR 和氧耗增加在围手术期非常重要。

相反的情况是患者肺血流量增加(如 VSD 患者)，此类患者全身灌注受损可能会导致左心力衰竭。

这两种情况下，在任何时刻都应通过优化心排血量、容量及肺循环和体循环血管阻力以维持肺循环-体循环血流比例恒定。

术前评估

麻醉医生必须完全并详尽地掌握患者最初的心脏缺陷及其进展情况，并确定之前的手术或者干预。完全的临床和生物评估应在心脏和非心脏手术之前进行。确定合并症，尤其是通过肺功能测试发现呼吸问题或在某些病例实施应激试验对管理此类患者有影响。ACHD 患者身体功能受限，可能影响机械通气后脱离呼吸机。采用超声评估血管条件，排除因频繁手术和心导管操作形成的血栓，并确定中心静脉和动脉置管的位置。

麻醉管理

需要使用镇静性术前药，但在低氧时应谨慎给药。镇静药物的选择应个体化。

肺血流量减少时，吸入麻醉药物用于诱导起效可能延迟。由于存在毒性作用，应避免增加药物浓度。先天性心脏病患者需要更耐心和花费更多时间。

此外，大部分麻醉药物导致全身血管扩张并对心脏产生负性肌力作用，破坏心内分流时肺循环 - 体循环血流比例微弱的平衡。

应小心实施静脉诱导，同时进行容量和液体扩充。

高 FiO_2 通气降低 PVR，从而在增加肺血流量的同时降低体循环血流量。此时，产生的低血压不应使用正性肌力药物处理，因为这将同时增加肺血流量。同样的，每个病例都应采用个体化处理。

在左向右分流和应该考虑限制 FiO_2 在肺血流减少的病例应增加 FiO_2。先天性心脏病患者的麻醉管理应该避免全身高氧合。

这类患者的麻醉药物选择应该根据药物对血流动力学产生的影响决定，应维持心排血量和肺循环 - 体循环血流比例[23]。

监　测

适当的血流动力学和氧合监测设备能在围手术期早期发现肺和心脏功能失常，特别是在复杂 ACHD 患者。因此，置入肺动脉导管或 Swan-Ganz 导管可以连续监测混合静脉氧饱和度（SvO_2）和测定肺动脉压。这一方法对围手术期管理非常有用，但是在放置 Swan-Ganz 导管时有发生室性心律失常的风险。具备连续 SvO_2 测量的中心静脉导管是更为安全的替代方案。

获得性心脏病手术中很少通过插入左心房的经胸导管测定左房压（left artial pressure，LAP）。但是，LAP 仍是连续评估复杂 ACHD 患者左心室前负荷的有力工具。

近红外光谱（Near-infrared spectroscopy，NIRS）也是用于检测局部氧合和组织灌注的有效无创技术。在体外循环过程中脑和躯体氧合受损，仅测定 SpO_2 不足以确定局部氧合，此时使用该技术尤为有用。

经食道超声（transessophageal echocardiography，TEE）目前广泛用于围手术期血流动力学和心脏功能评估。大部分医疗中心，TEE 常规用于手术室评估外科修复和心脏功能，指导治疗策略[29-30]。

重症监护

术后并发症在复杂和充满挑战的 ACHD 病例中常见。为了防止并发症发生并减轻其不良影响，强调进行严格、仔细的术后监护。并发症主要包括心律失常、心力衰竭、肺动脉高压、肾脏损伤和呼吸功能失常。对出血的监测也很重要，因为再次手术和发绀型心脏病相关的风险更高[11]。

对于更复杂的 ACHD，必须进行多模式监测；有创血压、连续 SvO_2、PAP、NIRS 及经胸或 TEE 可早期发现并发症，在部分病例中可有助于预防并发症的发生。

　　撤除正性肌力药物支持和有创机械通气需要遵循严格的标准，包括血流动力学和氧合参数的改善及心脏生物标记物（肌钙蛋白、脑钠尿肽）水平降低，这些参数根据心脏异常和修复手术而不同。这一策略的目的是防止与更严重的合并症及死亡率相关的继发并发症的发生。

　　早期呼吸和生理治疗对撤除有创机械通气非常重要。一般而言，ACHD 患者身体功能受限，拔管后需要长时间的无创通气支持。此外，复健需要数月时间。

　　复杂 ACHD 有时需要长时间的体外循环和主动脉阻闭，这样可能损伤心肺功能。因此，在某些病例可能需要机械支持，如体外膜式氧合器（extracorporeal membrane oxygenation，ECMO），可作为短期的机械支持，有时需要使用主动脉球囊反搏术使心脏和肺能更好地恢复。

　　对于丰唐患者的严重呼吸衰竭（如急性呼吸窘迫综合征），考虑在肺恢复的时候使用 ECMO 纠正气体交换。此外，ECMO 还能用于恶性心律失常及治疗心律失常时维持足够的组织灌注[31]。

肺动脉高压患者

　　高风险手术患者的 PHT 危象非常严重，与交感神经刺激（疼痛或外科应激）导致肺内皮高反应性相关。其他产生 PHT 的因素包括酸中毒、低氧、高碳酸血症、肺部感染和体外循环产生的炎症反应。为了防治 PHT，应该维持高 FiO_2 和正常的碳酸水平，pH 在 7.4。全身麻醉和阿片类药物（如舒芬太尼、瑞芬太尼等）将减少交感神经刺激。在右心力衰竭和 PVR 升高的情况下考虑正性肌力药物支持。此时，联用米力农和肾上腺素有优势[32]。也可能需要用去甲肾上腺素收缩血管，从而维持足够的冠状动脉灌注压。吸入一氧化氮将减弱去甲肾上腺素的血管收缩效应，这种情况下，优选血管升压素[33]。

　　PHT 非常严重时很难处理。Barnett 发现联合不同的肺血管扩张剂（前列环素、西地那非、内皮素拮抗剂）和吸入一氧化氮对治疗此类患者更为有效[34]。

丰唐患者

　　接受丰唐（Fontan）手术治疗的患者约 30 年后发生多器官衰竭，这很大程度是由于进行性和不可逆的单心室功能失常。此类患者的心排血量在静息时低于正常值的 70%。

　　大部分病例，直接将上下腔静脉与肺动脉连接将导致"右心力衰竭"症状，除非没有右心室。这归因于 PVR 的持续升高[35]，伴有相同的症状，如腹水、周围水肿、肝脏衰竭和更特异的蛋白丢失性肠病。另一个特殊的病变是产生阻塞性黏性支气管分泌物，导致肺不张和肺血流量减少使饱和度下降[36]。

超过 50% 的丰唐患者发生室上性心律失常，如房扑和折返性室上性心动过速，但室性心律失常罕见。这类患者不能耐受心动过速和非窦性心律，应该尽快治疗以防止血栓性事件[37]。

在过去的 20 年，丰唐患者的生存率已经得到提升，达到 10 年生存率85%，20 年生存率 80%。死亡的主要原因是心律失常、心力衰竭和血栓性事件。蛋白丢失性肠病的预后更差，5 年生存率仅为 50%[38]。

法洛四联症患者

在过去的 50 年，法洛四联症（teralogy of Fallot，TOF）的外科治疗取得了相当大的进步。这解释了这些年来患者的生存差异。最初的方法是实施姑息手术在锁骨下动脉和肺动脉之间建立分流，也称为布莱洛克 - 陶西格（Blalock-Taussig）分流术。几年后，关闭分流修复 VSD，同时扩大右心室流出道。可告知家属"心脏被治愈"，但是长期的进展却不乐观，用跨瓣环补片修复的 TOF 患者进行性肺动脉反流导致右心室扩张和衰竭，引发三尖瓣反流。此类患者运动能力减退，易发生室性和室上性心律失常，当 QRS 超过 180ms 时心源性猝死的风险很高[39]。在核磁共振影像中右心室舒张末容积超过 $150mL/m^2$，肺动脉反流分数超过 35%，有进行肺动脉瓣置换的指征。除这些数值外，肺动脉瓣置换后右心室的功能可能无法恢复正常[40-41]。

一种很有前景的方法是在生命早期（最初几个月）进行不涉及肺动脉瓣的完全修复，可能可以防止向右心力衰竭进展。

移　植

移植对于某些 ACHD 患者是唯一有效的治疗方法。可进行心脏、心肺，或者单侧或双肺移植。对此类患者，有指征时进行机械支持是对移植的桥接方法。但是由于之前多次干预和手术，这些患者的移植从技术上而言非常复杂。

对单心室和丰唐修复患者而言，移植是最终的治疗方法[42]。

成年大动脉转位，马斯塔德或森宁手术患者也能从心脏移植中获益[43]。

有艾森门格综合征的 ACHD 患者可行心肺或双肺移植。在此类综合征特别严重的患者，移植的预后比一般人群差[44]。

非心脏手术

ACHD 患者接受非心脏手术对经验不足的医疗团队而言是一个巨大的挑战。完全理解心脏的异常及其生理非常重要。确定有手术相关的特定风险也很必要，如丰唐患者行消化道系统手术或分娩[45]，或者低肺血流量患者或右心室衰竭患者行呼吸系统手术。心脏和麻醉医生进行详细计划和沟通对组织麻醉管理和预见可能的并发症非常关键。这些患者对血流动力学不稳定和出血异常敏感。由于需要持续抗凝，术后出血并发症非常难管理，应早期考虑血液制品的输入和正性肌力药物支持。对于伴有 PHT 的 ACHD 患者，应该准备吸入一氧化氮。

与非心脏疾病患者相比，围手术期监测在 ACHD 患者更为重要。建议使用有创监测，如有创动脉血压或有创中心静脉压。另外，在整个操作过程应考虑使用 TEE 做血流动力学和心脏功能评估[46]。

在转诊专家中心对 ACHD 患者的管理

一项对魁北克 ACHD 患者的研究中，Darren Mylotte 提出了以下临床前景：

预期美国有超过 100 万的成人患有先天性心脏病（CHD）。临床指南推荐对这些终身存在合并症负担的复杂患者人群进行专科照护。尽管提升 CHD 监护质量的需求在增加，但没有数据显示特殊的成人 CHD（ACHD）照护能改善预后。在这项基于人群的分析中，我们探索了专科照护对 ACHD 死亡率的影响。我们使用包含 71 467 例患者的基于人群的魁北克先天性心脏病数据库，分析了 1990—2005 年间特殊 ACHD 中心的转诊率和 ACHD 患者的死亡率。随着 ACHD 患者专科照护指南的发表，我们发现向专科 ACHD 中心的转诊率显著增加，同时 ACHD 患者死亡率显著降低。独立于年龄、性别和合并症，专科 ACHD 照护降低死亡率，主要针对由严重 CHD 患者产生的影响。据悉这是第一项分析特殊 ACHD 照护和死亡率关系的研究。我们的发现支持指南推荐对所有 ACHD 患者实施专科照护作为改善这一增长患者人群医疗质量和预后的方法[2]。

ACHD 患者生存率很大程度取决于患者接受治疗中心的专业程度（图 5.3）。这强调了将这些患者转诊入专科医院中心的重要性，不管因为治疗最初心脏疾病相关并发症还是其他病变。

结 论

随着对 CHD 患儿内外科治疗的进步，越来越多的 CHD 患者存活至成年期。因此，对这类患者进行专科照护的需求增加。

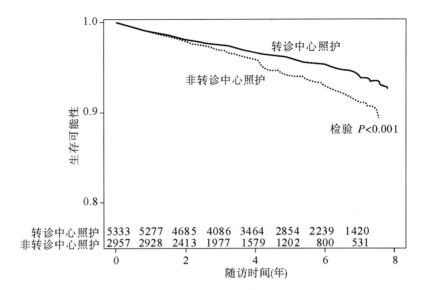

图 5.3　队列研究：校正 Kaplan-Meier 生存曲线。校正 Kaplan-Meier 生存曲线，实线表示转诊中心照护的 ACHD 患者，虚线表示非转诊中心照护的 ACHD 患者。ACHD 指成年先天性心脏病（摘自 Mylotte 等[2]）

此外，有一些 CHD 患者接受了外科修复仍无法完全矫正，这类患者需要终身专业的随访和治疗。

ACHD 患者可能接受心脏或非心脏手术。与普通人群相比，其管理的方法不同。对于简单和复杂心脏缺陷，主管医生应该了解最初的病理、手术或者心导管修复的类型和相关的功能调整。尤其是特别复杂的心脏手术，麻醉和重症医生应接受专门的培训来管理这些具有挑战但有价值的患者。

在这一专业背景之外，对于一个稳定的 ACHD 患者进行非心脏操作需要转诊心脏医生和麻醉医生提供医疗建议和咨询。另一方面，当 CHD 复杂且耐受性不佳时，必须将患者转入多学科专业的转诊中心，尤其是接受丰唐手术或严重 PHT 的 ACHD 孕妇。

参考文献

［1］Ávila P, Mercier LA, Dore A, et al. Adult congenital heart disease：a growing epidemic. Can J Cardiol, 2014, 30(12 Suppl)：S410 – 419.

［2］Mylotte D, Pilote L, Ionescu-Ittu R, et al. Specialized adult congenital heart disease care：the impact of policy on mortality. Circulation, 2014, 129(18)：1804 – 1812.

［3］Marelli AJ, Mackie AS, Ionescu-Ittu R, et al. Congenital heart disease in the general population: changing prevalence and age distribution. Circulation, 2007, 115: 163 – 172.

[4] Agarwal S, Sud K, Khera S, et al. Trends in the burden of adult congenital heart disease in US emergency departments. Clin Cardiol, 2016, 39(7): 391 – 398.

[5] Mazor Dray E, Marelli AJ. Adult congenital heart disease: scope of the problem. Cardiol Clin, 2015, 33(4): 503 – 512.

[6] Ntiloudi D, Giannakoulas G, Parcharidou D, et al. Adult congenital heart disease: a paradigm of epidemiological change. Int J Cardiol, 2016, 218: 269 – 274.

[7] Greutmann M, Tobler D, Kovacs AH, et al. Increasing mortality burden among adults with complex congenital heart disease. Congenit Heart Dis, 2015, 10(2): 117 – 127.

[8] Diller GP, Kempny A, Alonso-Gonzalez R, et al. Survival prospects and circumstances of death in contemporary adult congenital heart disease patients under follow-up at a large tertiary centre. Circulation, 2015, 132: 2118 – 2125.

[9] Drenthen W, Pieper PG, Roos-Hesselink JW, et al. Outcome of pregnancy in women with congenital heart disease: a literature review. J Am Coll Cardiol, 2007, 49(24): 2303 – 2311.

[10] Walsh EP, Cecchin F. Arrhythmias in adult patients with congenital heart disease. Circulation, 2007, 115: 534 – 545.

[11] Holst KA, Dearani JA, Burkhart HM, et al. Risk factors and early outcomes of multiple reoperations in adults with congenital heart disease. Ann Thorac Surg, 2011, 92: 122 – 128.

[12] Dos L, Teruel L, Ferreira IJ, et al. Late outcome of senning and mustard procedures for correction of transposition of the great arteries. Heart, 2005, 91: 652 – 656.

[13] Lewis MJ, Whang W, Biviano A, et al. Rate of arrhythmia recurrence post-ablation in adult congenital heart disease. J Am Coll Cardiol, 2016, 67: 910.

[14] Szili-Torok T, Kornyei L, Jordaens LJ. Transcatheter ablation of arrhythmias associated with congenital heart disease. J Interv Card Electrophysiol, 2008, 22: 161 – 166.

[15] Bhatt AB, Foster E, Kuehl K, et al. Congenital heart disease in the older adult: a scientific statement from the American Heart Association. Circulation, 2015, 131(21): 1884 – 1931.

[16] Silka MJ, Bar-Cohen Y. A contemporary assessment of the risk for sudden cardiac death in patients with congenital heart disease. Pediatr Cardiol, 2012, 33(3): 452 – 460.

[17] Khairy P, Van Hare GF, Balaji S, et al. PACES/HRS expert consensus statement on the recognition and management of arrhythmias in adult congenital heart disease: developed in partnership between the Pediatric and Congenital Electrophysiology Society (PACES) and the Heart Rhythm Society (HRS). Endorsed by the governing bodies of PACES, HRS, the American College of Cardiology (ACC), the American Heart Association (AHA), the European Heart Rhythm Association (EHRA), the Canadian Heart Rhythm Society (CHRS), and the International Society for Adult Congenital Heart Disease (ISACHD). Heart Rhythm, 2014, 11: e102 – 165.

[18] Verheugt CL, Uiterwaal CS, van der Velde ET, et al. Mortality in adult congenital heart disease. Eur Heart J, 2010, 31: 1220 – 1229.

[19] Diller GP, Dimopoulos K, Okonko D, et al. Exercise intolerance in adult congenital heart disease: comparative severity, correlates, and prognostic implication. Circulation, 2005, 112: 828 – 835.

[20] Humbert M, Morrell NW, Archer SL, et al. Cellular and molecular pathobiology of pulmonary arterial hypertension. J Am Coll Cardiol, 2004, 43: 13S – 24S.

[21] D'Alto M, Diller GP. Pulmonary hypertension in adults with congenital heart disease and Eisenmenger syndrome: current advanced management strategies. Heart, 2014, 100: 1322 – 1328.

[22] Ministeri M, Alonso-Gonzalez R, Swan L, et al. Common long-term complications of adult congenital heart disease: avoid falling in a H. E. A. P. Expert Rev Cardiovasc Ther, 2016, 14(4): 445 – 462.

[23] Schneider F, Kelleher A. Adult congenital heart disease. Anes Inten Care Med, 2012, 13(10): 513 – 518.

[24] Harris RC, Fries MH, Boyle A, et al. Multidisciplinary management of pregnancy in complex congenital heart disease: a model for coordination of care. Congenit Heart Dis, 2014, 9: E204 – 211. DOI: 10.1111/chd.12163.

[25] Deanield J, Thaulow E, Warnes C, et al. Management of grown up congenital heart disease. Eur Heart J, 2003, 24: 1035 – 1084.

[26] Drenthen W, Boersma E, Balci A, et al. Predictors of pregnancy complications in women with congenital heart disease. Eur Heart J, 2010, 31(17): 2124 – 2132.

[27] Giannakoulas G, Boutsikou M. The Gordian knot of thromboembolism in congenital heart disease. Heart, 2015, 101(19): 1523 – 1524.

[28] Andropoulos DB, Stayer SA, Skjonsby BS, et al. Anesthetic and perioperative outcome of teenagers and adults with congenital heart disease. J Cardiothorac Vasc Anesth, 2002, 16(6): 731 – 736.

[29] Seal R. Adult congenital heart disease. Paediatr Anaesth, 2011, 21(5): 615 – 622.

[30] Chassot PG, Bettex DA. Anesthesia and adult congenital heart disease. J Cardiothorac Vasc Anesth, 2006, 20(3): 414 – 437.

[31] Acheampong B, Johnson JN, Stulak JM, et al. Postcardiotomy ECMO support after high-risk operations in adult congenital heart disease. Congenit Heart Dis, 2016, 11: 751 – 755.

[32] Hyldebrandt JA, Sivén E, Agger P, et al. Effects of milrinone and epinephrine or dopamine on biventricular function and hemody-namics in an animal model with right ventricular failure after pulmonary artery banding. Am J Physiol Heart Circ Physiol, 2015, 309(1): H206 – 212.

[33] Siehr SL, Feinstein JA, Yang W, et al. Hemodynamic effects of phenylephrine, vasopressin, and epinephrine in children with pulmonary hypertension: a pilot study. Pediatr Crit Care Med, 2016, 17(5): 428 – 437.

[34] Barnett CF, Alvarez P, Park MH. Pulmonary arterial hypertension: diagnosis and treatment. Cardiol Clin, 2016, 34(3): 375 – 389.

[35] Ghanayem NS, Berger S, Tweddell JS. Medical management of the failing Fontan. Pediatr

Cardiol, 2007, 28: 465 – 471.

[36] Verghese S, Jackson M, Vaughns J, et al. Plastic bronchitis in a child with Fontan's physiology presenting for urgent rigid bronchoscopy. Anesth Analg, 2008, 107: 1446 – 1447.

[37] Deal BJ, Mavroudis C, Backer CL, et al. Arrhythmia management in the Fontan patient. Pediatr Cardiol, 2007, 28: 448 – 456.

[38] McHugh KE, Hillman DG, Gurka MJ, et al. Three-stage palliation of hypoplastic left heart syndrome in the University Health System Consortium. Congenit Heart Dis, 2010, 5: 8 – 15.

[39] Wald RM, Valente AM, Marelli A. Heart failure in adult congenital heart disease: emerging concepts with a focus on tetralogy of Fallot. Trends Cardiovasc Med, 2015, 25 (5): 422 – 432.

[40] Therrien J, Siu SC, McLaughlin PR, et al. Pulmonary valve replacement in adults late after repair of tetralogy of Fallot: are we operating too late? J Am Coll Cardiol, 2000, 36: 1670 – 1675.

[41] Selly JB, Iriart X, Roubertie F, et al. Multivariable assessment of the right ventricle by echocardiography in patients with repaired tetralogy of Fallot undergoing pulmonary valve replacement: a comparative study with magnetic resonance imaging. Arch Cardiovasc Dis, 2015, 108(1): 5 – 15.

[42] Jaquiss RD, Aziz H. Is four stage management the future of univentricular hearts? Destination therapy in the young. Semin Thorac Cardiovasc Surg Pediatr Card Surg Annu, 2016, 19(1): 50 – 54.

[43] Cohen S, Houyel L, Guillemain R, et al. Temporal trends and changing proile of adults with congenital heart disease undergoing heart transplantation. Eur Heart J, 2016, 37 (9): 783 – 789.

[44] Krishnamurthy Y, Cooper LB, Lu D, et al. Trends and outcomes of patients with adult congenital heart disease and pulmonary hypertension listed for orthotopic heart transplantation in the United States. J Heart Lung Transplant, 2016, 35(5): 619 – 624.

[45] Naguib MA, Dob DP, Gatzoulis MA. A functional understanding of moderate to complex congenital heart disease and the impact of pregnancy. Part Ⅱ: tetralogy of Fallot, Eisenmenger's syndrome and the Fontan operation. Int J Obstet Anesth, 2010, 19(3): 306 – 312.

[46] Mauriat P, Tafer N. Anesthesia for non-cardiac surgery after Fontan repair. Ann Fr Anesth Reanim, 2013, 32(1): e31 – 36.

[47] Verheugt CL, Uiterwaal CS, van der Velde ET, et al. Turning 18 with congenital heart disease: prediction of infective endocarditis based on a large population. Eur Heart J, 2011, 32: 1926 – 1934.

[48] Hoffmann A, Chockalingam P, Balint OH, et al. Cerebrovascular accidents in adult patients with congenital heart disease. Heart, 2010, 96(15): 1223 – 1226.

（雷　翀　译，董海龙　审）

第6章 植入埋藏式心律转复除颤器患者的围手术期管理

Julien Amour

患有心律失常、心肌缺血或扩张型心肌病的患者更容易因心室颤动而发生猝死[1-3]。2015年，鉴于两项大型研究结果[2-3]，2005年埋藏式心律转复除颤器(implantable cardioverter defibrillators, ICD)植入指征的指南进行了更新[2]。指南中提出，早期电除颤是挽救生命的最佳选择[2-5]。仅北美洲每年有超过500 000例猝死患者，因此2005年以来埋藏式心律转复除颤器的使用数量呈几何倍数增长，尤其是在不同的研究和meta分析均显示使用此项措施使生存率提高后[5-7]。因此，仅2005年全球埋藏式心律转复除颤器的使用数量达到了270 000个，其中30%用在美国。

此外，美国埋藏式心律转复除颤器的使用仍在持续增多，每年超过100 000例[1]，因此麻醉医生在日常工作中遇到的此类患者越来越多。对医生而言，了解该装置如何工作，以及怎样避免或处理围手术期仪器功能不良相关并发症至关重要。

6.1 埋藏式心律转复除颤器的主要特性和功能模式

埋藏式心律转复除颤器(ICD)借助于特殊的心内导线，可以检测到威

J. Amour

Sorbonne Universités, UPMC Univ Paris 06,

UMR INSERM 1166, IHU ICAN, Paris, France

Department of Anesthesiology and Critical Care Medicine, Hôpital Pitié-Salpêtrière,

Assistance Publique-Hôpitaux de Paris (APHP), Paris, France

e-mail: julien. amour@ aphp. fr

J. -L. Fellahi, M. Leone (eds.), *Anesthesia in High-Risk Patients*,

https://doi.org/10.1007/978-3-319-60804-4_6

胁生命的心律失常如室性心动过速或心室颤动。一旦检测到心律失常即可立即中断其发生。出现室性心动过速时，ICD 产生高频刺激以发挥"超速起搏"的功能；出现心室颤动时，ICD 进行内部电除颤以起到"电复律"的功能。第 1 个 ICD 在 20 世纪 80 年代由当时在美国国家航空航天局（NASA）工作的 Michel Mirowski 博士发明。将该装置和起搏器一起植入，行开胸术放置心外膜电极，由于尺寸的原因将发生器放置于腹腔中。现代技术使得 ICD 小型化，其可以被放置在胸大肌后，大小仅 $3.5cm^2$，宽 $1.2cm$。最复杂的仪器可以包含两条或三条心内导线，同时起到除颤器、起搏器和心脏同步化治疗的作用。

ICD 导线经过上腔静脉置入右侧心腔。对于单腔装置，导线尖端位于右心室。对于双腔装置，另外的导线尖端位于右心房。进行再同步化治疗时，第 3 根导线进入冠状静脉窦并面向左心室，引发左室和右室的同步起搏。仪器由低电压电池供能并被转换器扩增，可以提供 30~36J 的除颤能量。现代的仪器也可以超速起搏以复律持续性的室性心动过速，还可以在心动过缓时发挥起搏器的作用。脉冲发生器作为除颤时的阴极，电击能量从右心室导线传出（称之为"线圈"）朝向发生器以使心室处于电场的中间，从而进行有效的复律。ICD 还可以监测、分析心律失常，并将这些信息进行储存以分析。现代的 ICD 有多种程序模式，但基本上它可以测量每一个 R-R 间期，将其分类为正常、过快（短 R-R 间期）或过慢。当仪器在一段时间内检测到足够多的短 R-R 间期，就可以认为是心动过速。内置的电脑会根据其程序设置在抗心动过速起搏与电击中做出选择。除颤器内置程序可以根据心率和 QRS 波形形态检测到不同类型的恶性心律失常，这些波形特点已经为所有患者进行了个体化定义。因此，心脏电生理医生可以为每一例患者建立特异性的间期频率，从而定义室速或心室颤动。当心律失常的表现与既往设定的这些阈值之一符合时，将引发 ICD 的相应处理。因此最高频率对应的是心室颤动阈值，其可触发电复律功能产生 36J 的除颤能量。较低频率的室速与既往设定的室速阈值吻合时，将激活抗心律失常功能。仪器激活后将提供一系列高同步频率的触发脉冲，目的在于将心脏以高于自身心律失常频率的速率进行起搏，迫使传导系统进入不应期，从而阻止自发的心律失常。大多数情况下这一治疗是无痛的，耐受较好且成功率高，因此被认为是一种重要治疗手段。在这种模式不成功的情况下，可以进行内部除颤。然而，当窦性心动过速或室上性心律失常的心率与仪器为室性心率设定的处理范围相重叠时，激发抗快速型心律失常甚至电除颤的风险就可能存在。为了避免这个问题，绝大多数的现代 ICD 可以被编程以增加对 QRS 波增宽的诊断特异性。但是，这也没有完全解决室上性心动过速伴束支传导阻滞的问题，心脏电生理医生在编程时需要考虑到这一问题。因此现代第 3 代和第 4 代 ICD 对 98% 的心律失常均有良好效果[8]。

最后，所有新型 ICD 都能提供抗心动过缓功能，它们内置有起搏器以应对心动过缓或除颤后的心跳停搏。这种起搏器可能是单腔起搏器，也有可能是双腔甚至三腔起搏器，尤其是在需要进行心室再同步化治疗时。

如同起搏器一样，ICD 也有通用代码以表明导线放置和功能（表 6.1）。

表 6.1 除颤器通用代码

第 1 个字母	第 2 个字母	第 3 个字母	第 4 个字母
除颤心腔	抗心动过速起搏心腔	心动过速监测	抗心动过缓间隔起搏心腔
O：无	O：无	E：心电图	O：无
A：心房	A：心房		A：心房
V：心室	V：心室	H：血流动力学	V：心室
D：双腔（A + V）	D：双腔（A + V）		D：双腔（A + V）

当静脉入路困难时，皮下除颤器可能非常有用[2]。电极系统可以完全放置于皮下，在胸腔之外。除颤器导线的远端电极与近端电极接近，近端电极距导线尖端 8cm。线圈位于除颤器的尖端和近端电极之间以起到除颤功能。导线的远端部分位于左侧胸骨旁，仪器位于左腋前线和腋中线间第 5 肋间。这个仪器能够以 80J 的能量进行除颤[2]。当患者需要心动过缓起搏时间 >30s、抗心动过速起搏或心脏再同步化治疗时，这种仪器的使用会受限[2]。

6.2 术中功能障碍

术中最常发生的 ICD 功能障碍是电子设备的电磁干扰（electro magnetic interference，EMI），例如单极电刀或在 ICD 发生器附近的电波。0 ~10⁹Hz 的射频波可以产生电磁干扰，造成 ICD 或起搏器功能障碍。表 6.2 总结了术中电磁干扰的最常见来源。X 线、红外线或紫外线并不干扰 ICD。在放疗的特殊病例中，反复的暴露会损坏发生器内部的电路，但其本身不会产生电磁干扰[5]。因此，尽管仪器增强了对电磁干扰的保护，但 ICD 对术中的干扰仍十分敏感。生产商现在将隔离内部零件的滤器和电路保护整合了起来。此外，起搏器向双极导线转变（自 2000 年开始），这使回路中导线尖端阳极和阴极的物理距离最小化，降低了电磁干扰的可能性。

但是，因为阳极（导线尖端）和阴极（发生器）仍不可避免地被分开，

ICD 电磁干扰的风险依然居高不下。在术中，电磁干扰可以导致抗快速心律失常功能的启动，和（或）引发不适宜的电除颤；也可能发生起搏器功能的全部或部分抑制，导致起搏器依赖患者的心跳骤停（图 6.1）。

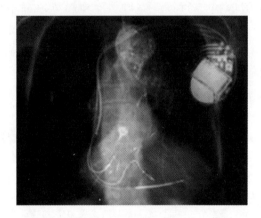

图 6.1 带有双腔起搏器的 ICD

表 6.2 术中 ICD 发生电磁干扰的最常见来源

术中 ICD 发生电磁干扰的来源
电凝止血（单级 > > 双极）
神经刺激仪
诱发电位监测仪
肌颤（琥珀酰胆碱）
电动剃毛器
高潮气量
射频消融
磁共振
外部除颤
碎石术
电休克治疗

6.3　ICD 的适应证和获益

　　ICD 在预防猝死中的有效性已被证明。一级预防，如心肌梗死后或继发于非缺血性扩张性心肌病；二级预防，在已有恶性心律失常的患者中使用[2-5]。

6.3.1　心源性猝死的一级预防

ICD 植入适应证的指南颁布于 2006 年，其于 2015 年进行了更新，该指南源于两项大型研究 MADIT Ⅱ[9]和 DINAMIT[10]以及 1 项 meta 分析[11]，该 meta 分析包含了该领域中的所有研究(10 项)：MADIT Ⅰ[12]、CABG-Patch、MUSTT[13]、MADIT Ⅱ[9]、CAT[14]、AMIOVIRT[15]、COMPANION[16]、DEFINITE[17]、SCD-HeFT[18]和 DINAMIT[10]。

对这些数据的完整分析确定了这些设备的使用适应证[2-5]。一级预防中使用 ICD 获益最大的患者是急性心肌梗死后出现左室慢性功能不全的或非缺血性扩张性心肌病患者，只有 4 项研究没有发现 ICD 的获益。然而，前面提到的研究中[10,14-15]，样本量有限(CAT[14]和 AMIOVIRT[15])或是在近期心肌梗死范围内(DINAMIT 研究中在心肌梗死的第 6~40 天[10])，或有冠脉旁路移植术的植入物(CABG-Patch)时，则该治疗可以显著降低对照组猝死的相对风险。

另一方面，MADIT Ⅰ研究观察了 196 例既往有心肌梗死病史的缺血性心脏病患者，左室射血分数≤35%，与对照组相比，使用 ICD 后年死亡率下降 54%[12]。同一团队进行了 MADIT Ⅱ研究，纳入了更大的样本量：缺血性心脏病且心肌梗死后至少 1 个月时左室射血分数≤30% 的 1232 例患者，与对照组相比，ICD 组年死亡率下降 31%，再一次证实了既往的结论[9]。MUSTT 研究纳入 704 例患者，植入 ICD 组的患者死亡率比对照组下降 51%，对照组为冠状动脉疾病患者，且心室高兴奋性可通过药物治疗，不需要依赖于 ICD[13]。COMPANION 试验，纳入了射血分数≤35% 的 1520 例患者，其中 59% 是冠状动脉疾病患者，与药物治疗组或单独双心室同步化治疗的患者相比，植入有双心室起搏器功能的 ICD 组患者年死亡率下降了 36%[17]。在非缺血性扩张性心肌病且左室射血分数≤35% 的患者，DEFINITE 试验认为 ICD 可以将年死亡率减少 35%[17]。最大样本量的研究是 SCD-HeFT 试验，纳入心功能不全患者 2521 例，其中 52% 的患者因缺血性心脏病致左室射血分数≤35%[18]，与对照组相比，ICD 组年死亡率下降 23%。

最后，这 10 项随机研究的 meta 分析的结论是，植入 ICD 后随访 2~4 年，全球死亡率相对下降 25%，绝对下降 7.9%[11]。

总之，ICD 作为心源性猝死的一级预防的适应证包括[2-5]：

● 伴或不伴有心功能不全症状的冠状动脉疾病患者(NYHA Ⅱ或Ⅲ)，左室射血分数≤30%，IDM 后至少 40d，外科血管再通手术或血管成形术后 3 个月。

● 左室功能不良(LVEF≤35%)的冠状动脉疾病患者，心肌梗死后至少 40d，外科血管再通或血管成形术后 3 个月，出现易激惹的室性心律失常（室速或心室颤动）。

- 患者有原发性扩张性心肌病，左室功能障碍（LVEF≤30%）且有症状（NYHA Ⅱ或Ⅲ）。
- 患者无可逆原因或在心肌梗死发生后 48h 内出现有记录的心室颤动或血流动力学不稳定的室性心动过速，目前正在接受理想的慢性药物治疗，且预期在良好功能状态下存活 >1 年。
- 肥厚性心肌病患者，综合考虑并发症的终身风险，ICD 对生活方式、社会经济状态和心理健康的影响等问题后，经过详细的临床评估，认为 5 年猝死风险≥6%，预计生存时间 >1 年的。
- 心脏淀粉样变、限制性心肌病以及遗传性疾病患者，因心室颤动导致的猝死风险高且无其他已知的有效治疗措施。

有症状的心力衰竭患者（NYHA Ⅲ或Ⅳ），正在接受最佳药物治疗，伴有左室功能障碍（LVEF≤35%），QRS 间期 >120ms，建议植入含双心室起搏器的 ICD 用于心脏再同步化治疗。

6.3.2　心源性猝死的二级预防

使用 ICD 进行二级预防使患者的全球死亡率下降 27%[19]。此外，AV-ID 试验纳入了 1016 例在室速或心室颤动时发生了心搏骤停的患者，与只使用胺碘酮治疗的对照组相比，ICD 分别使 12、24、36 个月时的死亡率降低 39%、27% 和 31%[20]。CIDS 试验，纳入了 658 例室性心动过速或心室颤动后心搏骤停的生存者，与只使用胺碘酮进行抗心律失常治疗的对照组相比，ICD 有将 5 年后死亡相对风险降低 33% 的趋势，但并不显著[21]。CASH 研究纳入了 288 例患者，与前两项试验方案相同，该研究发现，与只使用胺碘酮或美托洛尔进行药物治疗的对照组相比，9 年死亡率下降 23%，但没有统计学差异[19]。由于样本量限制，这两项研究结果没有统计学差异。一项 meta 分析将这 3 项试验合并分析，发现 ICD 组全球死亡率显著下降 27%，这一效应在左室射血分数≤35% 的患者中更为显著。ICD 作为猝死的二级预防的适应证包括[2-5]：

- 没有任何急性或可逆性原因，如药物中毒或可行再血管化的缺血性心脏病的情况下，由室性心动过速或心室颤动导致的心跳骤停。
- 有症状的自发性稳定室性心动过速，伴或不伴有心脏异常，药物治疗或射频消融不能实施或效果不佳。
- 不明原因导致的晕厥伴有室性心动过速或可触发的室性心动过速，有潜在的心脏异常（尤其是左室射血分数≤35% 时）。

6.4 ICD 的围手术期管理

ICD 患者的围手术期有效管理目标是避免术中 ICD 的不恰当激活或室性心律失常时不起作用，从而保证患者的安全。

术中 ICD 的特殊事件如下所示[4,22]：

- 发生器或导线的破坏。
- 除颤功能失效或不恰当的除颤。
- 与 ICD 相连的起搏器功能失调，或因重新启动、默认为生产商与仪器的设置，取消了患者的特异性参数，而出现除颤器本身的功能异常。

这些事件可能会明显增加该类患者的并发症发生率和死亡率，因此可能导致手术的取消或延迟，从而延长患者住院时间并增加住院费用[5]。

6.4.1 术前期

术前会诊时，需要注意任何可能导致 ICD 功能障碍的事件，必须了解 ICD 植入的指征、仪器类型、生产商和型号、对磁力设备的反应（抑制模式），以及患者是否有起搏器依赖。

虽然没有前瞻性研究评估不进行充分术前 ICD 的影响，但是有一些病案报道显示评估不足会导致术中出现问题[4,22]。术前会诊时，询问患者的 ICD 信息卡、仪器型号、制造商、目前的程序设置，以及是否起搏器依赖是十分必要的。如果患者不能提供相关信息，必须联系主管的电生理医生以在病历中添加详细记录。

心电图检查可以提示是否有起搏器及其工作状态。每一个 QRS 复合波之前有起搏峰，提示患者为起搏器依赖。Valsalva 动作导致心动过缓时，可以激发静息态的起搏器工作。对磁力设备的反应可以区分起搏器和 ICD。使用磁铁后，起搏器表现为不同步模式（典型的 VOO），而磁铁会延迟 ICD 对心律失常的检出而保证起搏器功能的完整性。胸部 X 线片可以发现 ICD 的存在，表现为右心室导线和不透光的高压线圈。导线的结构可以区分单腔起搏器和双腔起搏器，双腔起搏器在右房和右室中可以同时看到导线。当看到导线穿过冠状静脉窦朝向左室边缘时则为同步化治疗的双心室设备。

6.4.2 电磁干扰（EMI）的预防

尽管已经对隔离技术做出了改善，但起搏器仍可能将电磁干扰判断为心脏内部活动，尤其是单极电刀在 ICD 附近工作时。为了减少电磁干扰的损害，建议优先使用双极电刀。如果使用单级电刀，建议放置分散电极片，以使电流绕过而不是流经脉冲发生器。建议在使用电刀时采用序贯的非脉冲的方式，用最低强度，以降低电磁干扰。无论如何，ICD 的抗快速心律失常或除颤功能在术中都应该被关闭。有两种可能的做法：①术前电生理医生对 ICD 进行重新设定；②术中使用磁铁抑制 ICD。如果心脏电生理医生进行了重新设定，则必须在患者胸壁前后径方向放置外部除颤器，应尽量距离 ICD 发生器远。外部除颤器贴片必须与 ICD 导线垂直，以减少高压电流作用于 ICD 导线的风险，因为与 ICD 通常释放的 36J 相比，除颤时的能量(300J)可能会灼伤心肌。在重新为 ICD 设置程序前必须放置外部除颤器，并维持至 ICD 再次启动。

使用磁铁抑制 ICD 是一种安全且已被认可的方式[5]，ICD 的抗快速心律失常和电复律功能被暂停。当持续使用磁铁时，与 R 波同步的蜂鸣音证实设备的功能失活。把磁铁移除后，仪器的功能均可恢复。术中发生室性心动过速或心室颤动时，可将磁铁移开恢复 ICD 的内部除颤功能。同样的，基于安全考虑，外部除颤器必须总是如前所述地设置好以备随时使用。此外，我们要重点记住的是，如果使用磁铁抑制 ICD 的功能，起搏器不受影响，不会像单独使用起搏器的患者一样转变为非同步模式(VOO 或 AOO)。因此，如果患者是起搏器依赖，必须在手术开始前由相关专家和仪器程序员重新进行设定[5,22]。

6.4.3 术中管理

术中对植入 ICD 的患者进行严密的心率和节律监测是至关重要的。因为心电图也可能受到电磁干扰，心脏节律通过脉搏氧或有创动脉压建立时用动脉波形监测可能是有效的[4,5,22]。电磁干扰可能导致起搏器过度敏感从而抑制其起搏功能。限制电磁干扰的时间可能有效，否则必须放置磁铁。发生心室颤动或室性心动过速时，通过移除磁铁可以快速恢复 ICD 的功能，否则可能需要使用外部电复律设备。就麻醉方案本身而言，麻醉药物并不会干扰 ICD。除了电刀外，引起电磁干扰的其他潜在原因包括肌颤(琥珀酰胆碱)、在 ICD 发生器附近使用电动剃须器，以及高潮气量[5]。应尽可能避免以上因素。

6.4.4 术后管理

美国指南建议手术后所有患者的 ICD 都应由电生理医生进行核查[4]。鉴于已经使用或计划使用该设备的患者日益增多，术后对所有 ICD 进行核实似乎是不现实的，尤其是 77% 的心脏电生理医生认为并无必要[4-5]。因此 ESC/ESA 建议，只在仪器不能处理快速心律失常或心室颤动，或者有明显功能障碍时才需要检测仪器[5,22]。如果使用了外部除颤，ICD 设备将被系统性检查[5,22]。

此外，在心胸外科手术后检查 ICD 功能是至关重要的，因为其导线尖端可能出现移位[2]。

6.4.5 特殊考虑

射频时，应该关闭 ICD 的功能，碎石术时也是如此。当然，核磁共振成像是绝对禁忌证。

6.5 CIED 患者围手术期管理的关键点

6.5.1 术 前

麻醉访视需要系统评估：

- 适应证(一级或二级预防，相关的心功能不全)。
- 仪器型号，生产商(Medtronic®、Biotronik®、Sorin®、St Jude®、Medico®)。
- 单极或双极起搏器。
- ICD 的当前设定模式和起搏器模式 DDD、DDI、VVI、AAI。
- 患者是否为起搏器依赖。
- 心电图表现。

6.5.2 术 中

- 优先使用双极电刀；如果使用单极电刀，则建议放置分散电极片以使电流绕过而不是流经脉冲发生器。
- 使用磁铁抑制 ICD。抗快速心律失常和对心室颤动的探测将被磁铁干扰失活，而起搏器功能不受影响。因此，起搏器不会转变至非同步模式，在有电磁干扰时患者会出现低心排血量。所以如果患者为起搏器依赖，术前必须由心脏内科医生和仪器工程师对设备进行重新设定。
- 外部除颤器就位且功能良好。
- 在手术室和 ICU 中 ICD 功能被抑制期间需持续监测脉搏氧和有创动脉压波形。
- 室性心律失常或心室颤动时立即移除磁铁或进行外部除颤，并终止电磁干扰。

● 如果术中出现 ICD 不起作用、进行外部除颤或仪器功能障碍时，术后必须由心内科医生对 ICD 进行核查。

结　论

使用 ICD 的患者数呈几何倍数增长，麻醉医生越来越需要承担此类人群的围手术期管理工作。因此，医生们必须掌握此类仪器的适应证、功能以及因围手术期电磁干扰而导致的问题的预防和处理。我们必须认识到，对患者潜在的心脏疾病管理仍是重点，大多数患者左室射血分数小于 35% 。对患者的术前评估十分重要，医生决定重新设定 ICD 仪器或使用磁铁抑制其功能，都是合理的。其次，患者是否为起搏器依赖对于管理决策至关重要。这样患者才能安全地度过围手术期。

关键点

● 随着过去 10 年间使用 ICD 的患者数量呈几何倍数增长，麻醉医生越来越多地面临此类患者的围手术期管理。

● 因此了解此类仪器的使用指征、功能，以及预测可能出现的问题及其处理和结果，是十分重要的。

● 除了除颤器的相关问题，还必须记住的是，必须对这些患者的心血管系统进行充分评估，因为他们有基础疾病。

● 除颤器及与除颤器联合使用的起搏器对电磁干扰十分敏感，需使用双极电刀来减少其影响。

● 如果使用单级电刀，建议距离 ICD 一段空间放置分散电极片，以阻止电流通过发生器。

● 在仪器上放置磁铁可以使 ICD 的抗快速心律失常和除颤作用关闭。但是，当 ICD 联合了起搏器时，ICD 会被磁铁抑制但起搏器功能不受影响。这意味着起搏器不会改变至非同步模式。如果患者为起搏器依赖，必须由心脏电生理医生和仪器工程师对仪器进行重新设定。

● 如果术中 ICD 不能实施抗快速心律失常或除颤功能，或进行了外部除颤，或存在任何明显的功能障碍，都应该对除颤器进行检测。

参考文献

[1] Hohnloser SH, Israel CW. Current evidence base for use of the implantable cardioverter-

deibrillator. Circulation, 2013, 128: 172 - 183.

[2] Priori SG, Blomström-Lundqvist C, Mazzanti A, et al. 2015 ESC Guidelines for the management of patients with ventricular arrhythmias and the prevention of sudden cardiac death. Eur Heart J, 2015, 36: 2793 - 2867.

[3] Dickstein K, Vardas PE, Auricchio A, et al. 2010 Focused Update of ESC guidelines on device therapy in heart failure. An update of the 2008 ESC guidelines for the diagnosis and treatment of acute and chronic heart failure and the 2007 ESC guidelines for cardiac and resynchronization therapy. Eur Heart J, 2010, 12: 1143 - 1153.

[4] American Society of Anesthesiologists Task Force on perioperative management of patients with cardiac rhythm management devices. Practice advisory for the perioperative management of patients with cardiac rhythm management devices: pacemakers and implantable cardioverter-deibrillators: a report by the American Society of Anesthesiologists Task Force on the perioperative management of patients with cardiac rhythm management devices. Anesthesiology, 2005, 103: 186 - 198.

[5] Stone M, Apinis A. Current perioperative management of the patient with cardiac rhythm management device. Semin Cardiothorac Vasc Anesth, 2009, 13: 31 - 43.

[6] Zipes DP, Camm AJ, Borggrefe M, et al. ACC/AHA/ESC 2006 guidelines for management of patients with ventricular arrhythmias and the prevention of sudden cardiac death: a report of the American College of Cardiology/American Heart Association Task Force and the European Society of Cardiology Committee for Practice Guidelines (Writing Committee to Develop Guidelines for Management of Patients With Ventricular Arrhythmias and the Prevention of Sudden Cardiac Death). J Am Coll Cardiol, 2006, 48: e247 - 346.

[7] Epstein AE, DiMarco JP, Ellenbogen KA, et al. ACC/AHA/HRS 2008 Guidelines for device-based therapy of cardiac rhythm abnormalities: a report of the American College of Cardiology/American Heart Association Task Force on Practice Guidelines (Writing Committee to Revise the ACC/AHA/NASPE 2002 Guideline Update for Implantation of Cardiac Pacemakers and Antiarrhythmia Devices) developed in collaboration with the American Association for Thoracic Surgery and Society of Thoracic Surgeons. J Am Coll Cardiol, 2008, 51: e1 - 62.

[8] Gregoratos G, Abrams J, Epstein AE, et al. ACC/AHA/NASPE 2002 guideline update for implantation of cardiac pacemakers and antiarrhythmia devices: summary article. A report of the American College of Cardiology/American Heart Association Task Force on Practice Guidelines (ACC/AHA/NASPE Committee to Update the 1998 Pacemaker Guidelines). J Cardiovasc Electrophysiol, 2002, 13: 1183 - 1199.

[9] Moss AJ, Zareba W, Hall WJ, et al. Prophylactic implantation of a deibrillator in patients with myocardial infarction and reduced ejection fraction. N Engl J Med, 2002, 346: 877 - 883.

[10] Hohnloser SH, Kuck KH, Dorian P, et al. Prophylactic use of an implantable cardioverter-deibrillator after acute myocardial infarction. N Engl J Med, 2004, 351: 2481 - 2488.

[11] Nanthakumar K, Epstein AE, Kay GN, et al. Prophylactic implantable cardioverter-deibrillator therapy in patients with left ventricular systolic dysfunction: a pooled analysis of 10 primary prevention trials. J Am Coll Cardiol, 2004, 44: 2166 – 2172.

[12] Moss AJ, Hall WJ, Cannom DS, et al. Improved survival with an implanted deibrillator in patients with coronary disease at high risk for ventricular arrhythmia. Multicenter Automatic Deibrillator Implantation Trial Investigators. N Engl J Med, 1996, 335: 1933 – 1940.

[13] Buxton AE, Lee KL, Fisher JD, et al. A randomized study of the prevention of sudden death in patients with coronary artery disease. Multicenter Unsustained Tachycardia Trial Investigators. N Engl J Med, 1999, 341: 1882 – 1890.

[14] Bansch D, Antz M, Boczor S, et al. Primary prevention of sudden cardiac death in idiopathic dilated cardiomyopathy: the Cardiomyopathy Trial (CAT). Circulation, 2002, 105: 1453 – 1458.

[15] Strickberger SA, Hummel JD, Bartlett TG, et al. Amiodarone versus implantable cardioverter-deibrillator: randomized trial in patients with nonischemic dilated cardiomyopathy and asymptomatic nonsustained ventricular tachycardia—AMIOVIRT. J Am Coll Cardiol, 2003, 41: 1707 – 1712.

[16] Bristow MR, Saxon LA, Boehmer J, et al. Cardiac-resynchronization therapy with or without an implantable deibrillator in advanced chronic heart failure. N Engl J Med, 2004, 350: 2140 – 2150.

[17] Kadish A, Dyer A, Daubert JP, et al. Prophylactic deibrillator implantation in patients with nonischemic dilated cardiomyopathy. N Engl J Med, 2004, 350: 2151 – 2158.

[18] Bardy GH, Lee KL, Mark DB, et al. Amiodarone or an implantable cardioverter-deibrillator for congestive heart failure. N Engl J Med, 2005, 352: 225 – 237.

[19] Connolly SJ, Hallstrom AP, Cappato R, et al. Meta-analysis of the implantable cardioverter deibrillator secondary prevention trials. AVID, CASH and CIDS studies. Antiarrhythmics vs Implantable Deibrillator study. Cardiac Arrest Study Hamburg. Canadian Implantable Deibrillator Study. Eur Heart J, 2000, 21: 2071 – 2078.

[20] The Antiarrhythmics versus Implantable Deibrillators (AVID) Investigators. A comparison of antiarrhythmic-drug therapy with implantable deibrillators in patients resuscitated from near-fatal ventricular arrhythmias. N Engl J Med, 1997, 337: 1576 – 1583.

[21] Connolly SJ, Gent M, Roberts RS, et al. Canadian implantable deibrillator study (CIDS): a randomized trial of the implantable cardioverter deibrillator against amiodarone. Circulation, 2000, 101: 1297 – 1302.

[22] Kristensen SD, Knuuti J. New ESC/ESA Guidelines on non-cardiac surgery: cardiovascular assessment and management. Eur Heart J, 2014, 35(35): 2344 – 2345.

（张 慧 译，侯丽宏 审）

第7章 肥胖或腹内高压患者呼吸系统和心血管系统的动力学改变——每个麻醉医生都需要知道的真相

Manu LNG Malbrain, Claudia Olvera, Adrian Regli

7.1 引 言

腹内高压(intra-abdominal hypertension，IAH)和腹腔间隔室综合征(abdominal compartment syndrome，ACS)的发生率仍然被世界范围内急诊科、手术室或重症监护室(intensive care unit，ICU)的医生所低估。腹内压力(intra-abdominal pressure，IAP)增加对脏器功能影响巨大，不仅限于腹腔

M. L. Malbrain, M. D., Ph. D. (✉)

Ziekenhuis Netwerk Antwerpen, ZNA Stuivenberg,

Lange Beeldekensstraat 267, B-2060 Antwerpen, Belgium

ICU Director, University Hospital Brussels (UZB), Jette, Belgium and Professor at Vrije Universiteit Brussel (VUB), Faculty of Medicine,

Brussels, Belgium

e-mail: manu. malbrain@ telenet. be

C. Olvera, M. D.

The American British Cowdray Medical Center, Universidad Anahuac, Mexico City, Mexico

e-mail: claudia_ olvera@ me. com

A. Regli, M. D

Intensive Care Unit, Fiona Stanley Hospital, Murdoch Drive Murdoch, 6152, WA, Australia

e-mail: adrian. regli@ gmail. com

© Springer International Publishing AG 2018

J. -L. Fellahi, M. Leone (eds.), *Anesthesia in High-Risk Patients*,

https://doi. org/10. 1007/978 – 3 – 319 – 60804 – 4_7

内脏器，对于腹腔外器官如大脑、心血管系统、肺脏也是如此（图7.1）。本章将重点讨论心血管系统和呼吸系统功能，因为他们是手术和麻醉最关注的方面。呼吸衰竭可以被定义为通气能力和通气负荷之间的失衡。通气能力主要由呼吸动力、神经肌肉传递和肌肉力量决定，通气负荷取决于分钟通气量、气道阻力、肺和胸壁顺应性。表7.1总结了影响胸壁顺应性的因素，腹内压力增加是最重要的因素之一。尤其是因为腹内压力增加影响胸壁的机械特性，因此相应地在不同条件下也会影响呼吸功能[1]。在本章中，我们会先列出 IAH 和 ACS 的定义，接着阐述 IAH 和 ACS 在呼吸机相关肺损伤（VILI）、呼吸动力学、肺复张策略、肺水肿以及淋巴功能中的不同作用。表7.2总结了 IAH 和 ACS 引起的呼吸效应。然后，我们会讨论每一位麻醉医生应该了解的 IAH 和 ACS 的心血管效应（表7.3）。最后，我们将这些理论转化为临床决策建议。阅读完本章内容后，你在急诊科、手术室和 ICU 中评估和处理患者，尤其是肥胖和 IAH 患者的方式将变得不同，这将会挽救更多的生命。

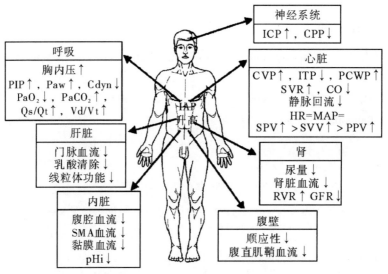

图7.1　腹内压增加对腹腔内和腹腔外终末器官功能最重要的病理生理影响的总结。Cdyn（Dynamic respiratory compliance）：动态呼吸顺应性；CO（cardiac output）：心排血量；CPP（cerebral perfusion pressure）：大脑灌注压；CVP（central venous pressure）：中心静脉压；GFR（glomerular filtration rate）：肾小球滤过率；HR（heart rate）：心率；ICP（intracranial pressure）：颅内压；ITP（intrathoracic pressure）：胸膜腔内压；MAP（mean arterial pressure）：平均动脉压；PIP（peak inspiratory pressure）：吸气峰值压力；Paw（airway pressures）：气道压；PCWP（pulmonary capillary wedge pressure）：肺毛细血管楔压；pHi（intramucosal gastric pH）：胃黏膜 pH；Qs/Qt（shunt fraction）：分流分数；RVR（renal vascular resistance）：肾血管阻力；SMA（superior mesenteric artery）：肠系膜上动脉；SVR（systemic vascular resistance）：全身血管阻力；Vd/Vt（Dead space ventilation）：无效腔通气

表 7.1　影响胸壁顺应性的因素

胸腔积液

肺移植

胸骨切开术（CABG 术后）

肥胖

腹水

容量超负荷

肋骨骨折

腹胀

腹内高压（IAH）

腹腔间隔室综合征（ACS）

表 7.2　腹内高压和腹腔间隔室综合征的肺部效应

IAP 增加的肺部效应

横膈抬高↑

胸膜腔内压↑

胸腔压力↑

气道峰值压力↑（容量控制机械通气）

平均气道压↑

气道平台压↑

功能残气量（FRC）↓

肺总量（TLC，TV 等）↓（限制性疾病）

外部对肺实质的压迫↑

自身 PEEP↑

压缩性肺不张↑

肺血管阻力↑

肺泡压力/容积伤 = ↑

顺应性↓

呼吸系统顺应性↓

胸壁顺应性↓↓

肺顺应性 =

续表

PV 曲线上拐点↓

PV 曲线下拐点↑

高二氧化碳血症——PCO_2 潴留↑

PaO_2↓和 PaO_2/FiO_2↓

肺泡氧分压↓

氧运输↓

无效腔通气↑

肺内分流↑

通气血流比失衡↑

通气弥散失衡↑↑

氧耗↑

代谢做功、呼吸做功↑

肺泡水肿↑

血管外肺水(EVLW)= ↗

肺血管通透性指数(PVPI)= ↗

通气延长

脱机困难

肺中性粒白细胞活化(试验性)↑

肺炎症浸润(试验性)↑

肺感染速度(试验性)↑

摘自 Pelosi, et al[1]。

表 7.3　腹内高压和腹腔间隔室综合征的心血管效应

IAP 增加的心血管效应[a]

横膈抬高，心脏受压↑

胸膜压和胸膜腔内压(ITP)↑

前负荷评估困难

肺毛细血管楔压(PCWP)↑

中心静脉压(CVP)↑

平均系统充盈压↑

跨壁充盈压 = ↘

胸腔内血容量(intrathoracic blood volume, ITBV)= ↘

续表

舒张末总血容量(global end-diastolic volume，GEDV) = ↘

右室舒张末容量(right ventricular end-diastolic volume，RVEDV) = ↘

右室、左室、总射血分数 = ↘

血管外肺水(EVLW) = ↗

每搏量变异度(SVV) ↗

脉搏压变异度(pulse pressure variation，PPV) ↗

收缩压变异度(SPV) ↗

(Δdown = ，Δup ↑)

下腔静脉血流 ↓

静脉回流 ↓

左室顺应性和收缩性 ↓

Frank-Starling 曲线下移和右移

心排血量 ↓

全身血管阻力(SVR) ↑

平均动脉压 ↗ = ↘

肺动脉压(pulmonary artery pressure，PAP) ↑

肺血管阻力(pulmonany vascular resistance，PVR) ↑

心率 ↗ =

下肢静水压 ↑

静脉淤血、水肿、溃疡 ↑

静脉血栓 ↑

肺栓塞[b] ↑

混合静脉血氧饱和度 ↓

中心静脉血氧饱和度 ↓

被动抬腿试验假阴性 ↑

液体反应性的功能血流动力学阈值 ↑

摘自 Malbrain，et al[2]。

a：心血管反应在低血容量、失血、缺血、自主 PEEP 或高 PEEP 通气的情况下加剧；

b：减压的情况下。

7.2　流行病学

ICU 收治的患者中约 25% 的人会表现出腹内高压的症状和体征，而在

ICU 停留的第 1 周内 50% 的患者会发展为腹内高压[3]。更甚者，20 例患者中就有 1 例发展为明显的腹腔间隔室综合征，如果不予治疗，这种致死性综合征的死亡率高于 75%[4]。至今，患者可能仍患有隐匿性的腹内高压。腹内高压的主要风险因素包括腹部手术、急诊手术、严重多发伤、腹部创伤、严重失血性休克、严重烧伤、严重急性胰腺炎、大剂量液体复苏（尤其是晶体）导致容量超负荷、肠梗阻及肝功能障碍[5]。

7.3 共识定义

最近世界腹腔间隔室综合征学会（World Society of the Abdominal Compartment Syndrome，WSACS）更名为腹腔间隔室学会（www. wsacs. org）[6]。腹腔间隔室综合征发生率下降使人们对其关注日益减少，学会的实际名称受限于反映学会任务的实际广度和深度日趋明显。更加明显的是学会的实际名称被限制以反映学会任务的真实广度和深度。腹腔间隔室综合征强调了最严重的情况，但它并没有反映学会关注点和活动的全部范围[6]。为了体现出涉及的科学问题，涵盖与腹壁解剖和功能相关的重要概念，我们将关注点从腹腔间隔室综合征拓展到正式将腹腔间隔室作为机体内相关间隔室中的一个整体结构[6]。因此我们列出了腹腔间隔室学会发布的最新共识定义[7]。

定义 1：IAP 是隐藏于腹腔内的稳定压力。

定义 2：腹腔灌注压类似于大脑灌注压，腹腔灌注压（abdominal perfusion pressure，APP）等于平均动脉压（mean arterial pressure，MAP）减去 IAP。

定义 3：IAP 测量，IAP 的单位是"mmHg"，在完全仰卧位且保证没有腹部肌肉收缩时，于呼气末测量，传感器零点位在腋中线与髂棘交汇处。

定义 4：IAP 测量方法的金标准，即间断测量 IAP 的参考标准是通过向膀胱注射 25mL（最多）无菌生理盐水（儿科标准：在儿童间断测量 IAP 的参考标准是通过向膀胱注射 1mL/kg 无菌生理盐水，最少注射量 3mL，最大注射量为 25mL）。

定义 5：正常 IAP 约为 5~7mmHg，危重成人患者在 10mmHg 左右（儿科标准：儿童危重患者约为 4~10mmHg）。

定义 6：腹内高压（IAH）定义为 IAP 持续或反复地病理性升高至 ≥ 12mmHg（儿科标准：儿童 IAH 定义为 IAP 持续或反复地病理性升高至 10mmHg 以上）。

定义 7：IAH 分级如下。

Ⅰ 级：IAP 12~15mmHg；

Ⅱ级：IAP 16 ~ 20mmHg；

Ⅲ级：IAP 21 ~ 25mmHg；

Ⅳ级：IAP > 25mmHg。

定义 8：腹腔间隔室综合征（ACS）定义为持续增加的 IAP ≥ 20mmHg（伴或不伴有 APP < 60mmHg）并伴有新的器官功能障碍或衰竭（儿科标准：儿童 ACS 定义为持续升高的 IAP > 10mmHg，伴有 IAP 升高导致的新发或恶化的器官功能障碍）。

定义 9：原发性 IAH / ACS（既往也被命名为外科性或腹腔内的）是腹腔盆腔区域的损伤或疾病导致的，通常需要早期外科或放射介入干预的一种情况。

定义 10：继发性 IAH / ACS（既往也被命名为内科性或腹腔外的）指的是非起源于腹腔盆腔区域的情况。

定义 11：复发性 IAH / ACS（既往也被命名为第 3 类 IAH / ACS）指的是既往的原发或继发性 IAH / ACS 在外科或内科治疗后再度出现的情况。

定义 12：多发间隔室综合征指的是两个或多个解剖上的间隔室压力升高。这点将需要进一步讨论。

定义 13：腹部顺应性（C_{ab}）量化了腹部可扩张的难易程度，是由腹壁和横膈的弹性决定的。C_{ab} 表示为腹内压每改变 1mmHg 时腹内容量的变化，单位为"L/mmHg"。

定义 14：开放腹腔（open abdomen，OA）指的是开腹手术后皮肤和筋膜不缝合的腹腔暂时关闭。腹腔暂时关闭技术需要被详细阐述。

定义 15：开放腹腔按以下分级系统分类。

1——无固定。

　1A：清洁，无固定。

　1B：污染，无固定。

　1C：肠泄露，无固定。

2——部分固定。

　2A：清洁，部分固定。

　2B：污染，部分固定。

　2C：肠与空气/皮肤形成瘘管，部分固定。

3 和 4——腹部固定。

　3：腹部固定，没有瘘管。

　4：腹部固定，肠与空气/皮肤形成瘘管。

定义 16：腹壁偏侧化是指腹壁的肌肉和筋膜（常见的是腹直肌及其包裹筋膜）随着时间的推移偏离中线的现象。

7.4 腹内高压对呼吸力学的影响

7.4.1 腹内高压与呼吸机相关肺损伤（ventilator-induced lung injury，VILI）

动物实验显示机械通气期间增加的腹内压会导致细胞因子释放及随后的肺损伤。Rezende-Neto 等在一项关于 50 只大鼠的研究中发现，60 ~ 90min 的 IAH（腹腔内充气造成 20mmHg 的腹内压）导致血浆 IL-6 水平上升，过氧化物酶分析示肺内多形核白细胞活性增加，肺广泛的炎性浸润包含肺组织学上的肺不张和肺水肿。Schachtrupp 等在 12 头猪的 24 小时 IAH（腹内压 30mmHg）模型中也发现了 VILI 相似的组织学表现（间质和肺泡中的白细胞与纤维蛋白），而且存在肾脏近端肾小管坏死和肝旁中央坏死[9]（作用于肺组织、导致 VILI 的应力取决于跨肺压，因此不难想象在 IAH，频繁使用相对较低的跨肺压增加了剪应力和肺泡单元的反复开合）。

7.4.2 腹内高压对呼吸力学的影响

如上所述，肺部的扩张部分由胸壁力学调控。胸壁越僵硬，在定压机械通气时肺扩张越少。中国的一项研究中纳入了 16 例行开腹减压术的患者，使用 CT 分别计算基础值、术前及术后的肺容量。与对照组（$n = 6$）相比，试验组患者（$n = 16$）肺总量降低，不通气肺容量增加[10]。具体见图 7.2。正常情况下胸壁弹性只占呼吸系统总弹性的 15%，在腹内压 > 20mmHg 的 IAH 情况下，这一数值可能升至 50%（主要是因为胸壁僵硬）。根据多间隔室模型（将在后文进一步讨论），IAH 可以增加胸膜腔内压（increase intrathoracic pressure，ITP），从而增加肺泡压[11]。我们以前在一项猪（$n = 11$）的实验中发现，IAH 升至 30mmHg 时（通过腹腔内注射生理盐水），分别观察呼气末和吸气末食管压力，会发现腹腔 - 胸腔传递指数（abdomini-thoracic transmission index，ATI）在 17% ~ 62% 变动[12]。腹内压增加时，呼吸系统总顺应性（C_{RS}）和胸壁顺应性（C_{CW}）都显著降低。这种下降在胸壁更为明显，与腹内压呈显著负相关（$r = -0.84$，$P < 0.0001$）。一项包含 14 例急性肺损伤行机械通气患者的初步研究提示，使用腹部尼龙腰带将腹内压从 8.6mmHg 增加至 15.4mmHg 时，平台压（Pplat）相应地从 18cmH$_2$O 增加至 23.3cmH$_2$O（文件中的数据）。这些变化伴随着呼吸系统动态顺应性从 37mL/cmH$_2$O 降至 28mL/cmH$_2$O。以上数据可能解释了在 IAH

或胸壁顺应性降低的患者中(如病态肥胖患者)很难实施肺保护通气策略的原因。以前关注 IAH 重要性的动物和人体 PV 曲线研究,发现在腹部减压后腹部和随后的胸壁顺应性均得到改善[13-14]。

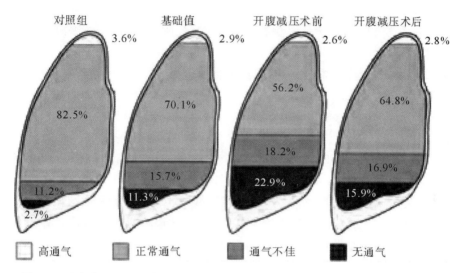

对照组　　　　　基础值　　　　开腹减压术前　　　开腹减压术后

图 7.2　腹部高压和开腹减压术对肺总容量的影响,表示为不同通气肺容量的百分比。摘自 Zhou, et al[10]

急性呼吸窘迫综合征(acute respiratory distress syndrome, ARDS)是一类综合征而不是一种疾病,因此,不是所有的 ARDS 患者表现都一致,这也可能是以前研究结论存在矛盾的原因。Ranieri 等发现,ARDS 患者的呼吸力学因潜在病因与 IAH 的存在与否而不同。他发现与内科患者相比,外科患者的胸壁更为僵硬,这可能是由于腹部膨胀所致[13]。这些患者在开腹减压术后,呼吸系统和胸壁的顺应性得以改善。遗憾的是,我们没有测量呼气末正压(positive end-expiratory pressure, PEEP)、功能残气量(forced residual capacity, FRC)及腹内压的变化。Mergoni 及其同事研究了肺部和胸壁分区的呼吸系统力学,发现在 ARDS 的一类亚组患者中,低位拐点(lower inflection point, LIP)主要由胸壁顺应性(C_{cw})决定,PEEP 改善 PO_2 的作用不是很理想[15]。相反的,在 LIP 由肺顺应性(C_L)决定的 ARDS 患者中,PEEP 是有效的。

这些发现与 Gattinoni 及其同事的研究成果在某种程度上存在矛盾,这可能是由于测量手法和技术的差异及使用的假设不同导致的[16]。Gattinoni 认为原发性 ARDS(原发病变来源于肺部,如肺炎)中累及的实质组织在局部,导致肺顺应性降低而胸壁顺应性正常,而继发性 ARDS(主要是腹部败血症的后果)表现为肺顺应性正常而胸壁顺应性降低,这就是 PEEP 只能在继发性 ARDS 而不能在原发性 ARDS 中有效复张肺泡的原因[16]。这些结果提示 PEEP 在肺源性 ARDS 中可能导致已经开放的肺泡的过度扩张，使这些患者比肺外 ARDS 和 IAH 患者更易发生呼吸机相关肺损伤（VILI）。同一现象可见于病态肥胖患者的呼吸力学改变[17]。因此监测腹内压可以提供一种简便的床旁评估胸壁力学变化的方法，避免监测食管压力（腹内压力的替代指标）。由于一些实际问题，食管压力监测在床旁存在难度[1]。腹内压也会影响整个呼吸系统和胸壁的 PV 曲线形态（向下压平且右移），而肺部动力学基本不受影响[18]。

7.4.3 腹内高压对肺复张的影响

最常使用的肺复张策略是 40 - 40 手法（$40cmH_2O$ 吸气压持续 40s）。据估计跨肺开放压达到 $30cmH_2O$ 时才能打开不张的肺组织。在有 IAH 存在时，C_L/C_{RS} 比值从 0.85 变化为 0.5，导致 40 - 40 手法中跨肺压可能仅仅为 $20cmH_2O$；因此，长时间不张的肺泡可能仍然是塌陷的[19]。此时可能需要更高的开放压，使其接近 $40cmH_2O + IAP/2$[20]。肺保护通气策略指的是将肺打开（用肺复张手法或肺泡峰压）并维持其开放（设置适宜的 PEEP）[21]。IAH 中改变的肺部力学以及所需要的不同复张手法对肺保护通气（限制平台压低于 $30cmH_2O$）也有影响，因为当存在 IAH 或 ACS 时可能导致非常低的潮气量。因此，平台压应予以限制，使得最大肺泡峰压达到"$30cmH_2O + IAP/2$"，换言之，按照跨肺平台压等于平台压 – IAP/2 的计算方法，维持其低于 $30cmH_2O$（至 $35cmH_2O$）。这一说法得到 Talmor 及其同事研究结果的支持，他们发现腹内压（经由胃部测量）和食管压（通过食管气囊测量）的相关性良好[22]。也就是说，在 IAH 和 ACS 时开放压和闭合压均增高，因此需要更高水平的 PEEP 以防止呼气末的肺萎陷。在肺复张手法后保持肺开放是同样重要的，可以避免肺泡开放和关闭时的剪切力造成的呼吸机相关肺损伤。一般说来，PEEP（单位为 cmH_2O）可以设置为与腹内压相等（单位为 mmHg）。这一假设考虑到 ATI 不是 100% 这一事实，因为从"mmHg"到"cmH_2O"的转换系数是 1.36。一些实验数据建议在 IAH/ACS 中使用更高的潮气量，约为 10mL/kg（相较于 6mL/kg），但这一策略尚不推荐用于患者[23]。

7.4.4 腹内高压对肺水肿和淋巴引流的影响

由 Quintel 及其同事发表的"里程碑式"文章指出，IAH 在猪的急性肺损伤（十八烯酸诱导）模型中会增加肺水肿的发生[18]。当腹内压由 0 增加至 $20cmH_2O$ 时，肺水肿的分布区域由背侧基底部变为全肺。同样地，

Schachtrupp 等发现腹内压达到 30cmH$_2$O 时血管外肺水（extravascular lung water，EVLW）增加，肺组织学发生改变[24-25]。人体流行病学研究发现，急性肺损伤患者中腹内压、液体平衡和 EVLW 存在相关性，提示在败血症、毛细血管渗漏、液体过负荷、腹部高压和肺水肿之间存在关联[26]。这在一定程度上解释了在一项具有历史对照、纳入 57 例患者的初步研究中，用 PAL 策略（将单位为"cmH$_2$O"的 PEEP 设置为单位为"mmHg"的腹内压水平，随后输入高张的 20% 白蛋白和 Lasix ®）主动去除液体负荷或所谓的去复苏化，可以降低腹内压和血管外肺水指数的原因[27-28]。

肺部液体引流通过 3 种机制完成：经胸膜、经肺门或经腹部[29]。在猪内毒素性败血症模型中，研究了不同的呼吸设置和增加的腹内压对胸腹部淋巴引流的影响[30]。这一研究由 3 个部分组成，数据来自 32 头猪。作者发现，输注脂多糖增加了腹内压和淋巴引流；PEEP 增加了腹内压和淋巴液产生，但是阻碍了经过横膈的淋巴引流；自主呼吸改善了跨膈肌的淋巴引流，最终使腹内压减少的淋巴引流量增加。尽管淋巴引流的作用经常被忽略，但是其复杂且非常重要，它决定了肺部和外周器官的液体平衡[31]。不同的病理学和治疗策略可能会显著影响淋巴的病理生理学，并对终末器官功能造成巨大影响。

7.5　腹内高压对心血管力学的影响

7.5.1　腹内高压对心肌收缩力的影响

膈肌抬高和胸膜腔内压增加会对心肌收缩力产生直接的机械影响。肺动脉压力和肺血管阻力升高，同时左室前负荷降低，最终导致心排血量减少。动物研究显示，在狗的模型中通过腹腔内输注液体使腹内压达到 40mmHg 时，Frank-Starling 曲线右移并下移[32]。在 8 例行腹腔镜疝气修补术的儿童中（腹内压仅为 12mmHg），经食管超声心动图评估发现，前间壁水平的左室壁运动功能明显降低[33]。充血性心力衰竭患者出现急性肾衰竭时，中心静脉压和腹内压也升高[34]。然而腹内高压程度较低时对液体复苏和正性肌力药物（多巴酚丁胺而不是多巴胺）支持有反应，而 ACS 患者的心血管不良效应只能通过非手术方式降低腹内压或腹部减压术来有效处理。APP 似乎是一种有效的指导液体复苏的靶目标，同时联合使用微创血流动力学监测手段，如经肺温度稀释技术。在 10 头猪中使用气腹建立 IAH 后，只有标准化心排血量监测中显示出给予液体负荷后心排血量的增加，而使用动脉波形分析法进行的非标准化持续心排血量监测无法得到相同结论[35]。

7.5.2 腹内高压对心脏前负荷的影响

如前所述，腹内压增加导致胸膜腔内压相应增加(经由 ATI)和膈肌抬高，这将导致心脏和胸腔内血管结构的直接受压。血管受压会减少下腔静脉血流量，限制了血液通过压力依赖模式从膈肌下的回流(图 7.3)。当腹内压增加时，膈肌向头部移位，在下腔静脉入膈处压迫并使下腔静脉变窄，进一步减少了静脉回流(在腹内压 10mmHg 时即可发生)[2]。静脉回流减少通过降低每搏量直接影响心排血量。由于压力监测时以大气压力校零，因此在 IAH 和 ACS 患者中，因为升高的胸膜腔内压被直接传递到中心静脉压(central venous pressure，CVP)和肺毛细血管楔压(pulmonary capillary wedge pressure，PCWP)等血管内压力，因此它们的数值被错误地增加，从而加大了通过压力进行前负荷评估的难度[36]。平均系统充盈压在 IAH 期间也可能增加，所以即使给予最少容量，患者仍然非常容易出现肺水肿[37]。最后，混合静脉和中心静脉血氧饱和度可能下降。

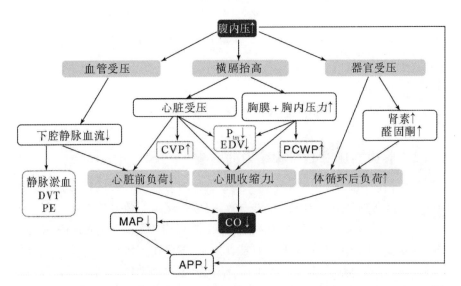

图 7.3　腹内压增加对前负荷、后负荷和心肌收缩力的影响。摘自 Malbrain 等[2]。APP(Abdominal perfusion pressure)：腹部灌注压；CO(Cardiac output)：心排血量；CVP(Central venous pressure)：中心静脉压；DVT(Deep vein thrombosis)：深静脉血栓；EDV(End-diastolic volume)：舒张末容积；IAP(Intra-abdominal pressure)：腹内压；MAP(Mean arterial pressure)：平均动脉压；PCWP(Pulmonary capillary wedge pressure)：肺毛细血管楔压；PE(Pulmonary embolism)：肺栓塞；P_{tm}(Transmural pressure)：跨壁压

7.5.3　腹内高压对心脏后负荷的影响

如前所述（图 7.3），腹内压可以通过压迫主动脉、体循环和肺循环血管、肠系膜内脏血管床和肺实质而增加外周血管阻力和肺血管阻力。文中对伴随出现的肾素 – 血管紧张素 – 醛固酮系统的变化机制也进行了描述[38]。增加的后负荷代偿了减少的静脉回流。这一生理代偿机制的结果使平均动脉压在 IAH 和 ACS 的早期能保持稳定。而有心脏收缩功能受损、系统充盈不足或接受高水平 PEEP 的机械通气患者对这种心血管系统的影响耐受较差。

7.5.4　腹内高压对功能性血流动力学的影响

实验数据已证实腹内压增加会导致胸膜腔内压增加（ATI 50% 左右），也会通过压迫胸内血管的方式增加功能性血流动力学参数，如每搏量变异度（SVV）、脉搏压变异度（PPV）或收缩压变异度（SPV）。这意味着我们通常使用的定义液体反应的阈值（12%~15%），在 IAH 或 ACS 时需要做出改变。事实上，既往的动物实验结果发现，腹内压增加至 20mmHg 时 SVV 和 PPV 的数值几乎翻倍了，建议采用 24%~30% 为鉴别液体反应性的阈值[39]。IAH 时增加的 SPV 大多数是一种 Δ_{up} 而不是 Δ_{down} 现象（图 7.4），但只有后者与液体治疗反应性相关[40]。

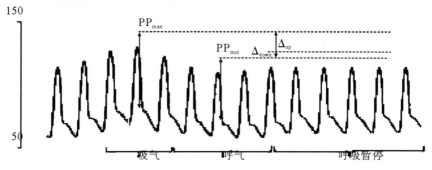

图 7.4　腹内高压对脉搏压变异度（PPV）和收缩压变异度（SPV）的影响。一例患者在腹内压为 18mmHg 时 PPV 与 SPV 增加。PPV 的计算方法为 [（PPmax – PPmin）/PPmean] ×100（%），在一个呼吸暂停测试后，可以明显看到监护仪上增加的 SPV 和 PPV 主要与 Δ_{up} 现象有关，只有一少部分由 Δ_{down} 引起。这意味着增加的 PPV 和 SPV 并不一定与液体反应性相关，我们可能需要更高的阈值

7.6　床旁指导意义

7.6.1　ARDS 定义

基于以上肺部 ARDS 和肺外 ARDS 的明确差异，现在的 Berlin 定义并

不适用于床旁，原因如下[41]：第一，胸片在仰卧位机械通气患者的使用中具有限制性，因为其在检测肺水肿方面缺乏敏感性和特异性[42]，有可能与胸腔积液相混淆，而胸腔积液并不一定与血管外肺水增加有关[43]。第二，已经十分确定的是，氧合指数取决于吸入氧浓度，分子和分母间的关系并不是线性的，而且这一比值也依赖于使用的 PEEP 水平。第三，如上所述，这一定义并没有考虑到原发性和继发性 ALI/ARDS 可能存在的区别以及腹内压的影响[26]。最后，心功能障碍的证据并不能提示因果关系，因为当慢性心脏病的患者出现肺部损伤时，心脏超声结果也可以提示心功能异常[44]。因此，准确诊断 ALI/ARDS 时，患者存在已知的增加肺血管通透性的疾病似乎比不存在左心室功能障碍更重要。表 7.4 提出了一种新的ARDS 定义[45]。

表 7.4　急性肺损伤和 ARDS 的新定义

已知的可增加肺血管通透性的肺部疾病（正常腹内压）

　　病毒性或细菌性肺炎

　　胃液或烟雾吸入

　　其他

或

已知的可增加肺血管通透性的肺外疾病（腹内压增加 >12mmHg）

　　胸部创伤和（或）多发伤和（或）多次输血

　　胰腺炎/严重烧伤或严重败血症/严重休克

　　其他

伴有

肺水肿的证据

　　胸片显示双侧肺部浸润（排除胸腔积液或肺不张）

　　血管外肺水指数 >10mL/kg（PBW）

　　肺血管通透性指数 >2.5

　　胸部 CT 显示双侧实变

和

需要

　　FiO_2 在 0.4~0.6 以保持 SaO_2 >95%（ALI）

　　FiO_2 >0.6 以保持 SaO_2 >95%（ARDS）

　　不考虑 PEEP 水平

摘自 Michard 等[45]。

7.6.2　多间隔室综合征(polycompartment syndrome, PCS)

腹部间隔室具有独特的作用,因为它在"地理"上位于四肢的"上游"和胸部与颅骨的"下游"[11]。因此,IAH 和 ACS 可能影响其他这些间隔室中任何一个的生理和病理生理功能。室间隔综合征的出现常常在我们处理治疗冲突时起作用,那是一个进退两难的境地,其中每个可能的治疗决定都具有潜在的危害,例如,在决定是否给予液体时,尤其是在 ACS 和血流动力学不稳定且伴有血管外肺水增加时应仔细考虑。因为腹部在不同间隔室的相互作用中起主要作用,腹内压影响门静脉和肝静脉压力,从而促进血液从肺分流。这可称为肝 - 腹 - 肺综合征(hepato-abdominal pulmonary syndrome, HAPS)[11]。类似地,腹内压最近也被确定为慢性充血性心脏病患者触发肾衰竭(通过增加肾静脉压力)的缺失环节,被称之为 CARS 或心 - 腹 - 肾综合征[46]。同样,肝硬化患者肾功能恶化可称之为 HARS 或肝 - 腹 - 肾综合征。

7.6.3　肥胖患者

研究表明,体重指数高于 35 ~ 40kg/m^2 的肥胖患者与非肥胖患者相比,腹内压的值更高[47-48]。与 IAH 和 ACS 患者类似,肥胖患者中增加的腹内压同样会导致呼吸力学和气体交换受损,并减少肺容积,特别是在镇静、肌松和机械通气期间。结果,无论是在自主呼吸还是全身麻醉期间,施加在横膈上的机械负荷均增加,特别是在仰卧位时[1]。

7.7　腹内高压患者的呼吸处理:提示和技巧

7.7.1　肺复张策略

如上所述,为了在 IAH/ACS 中进行肺复张,需要高于通常的开放压力。一般说来,可能需要 40 + IAP/2 - 40 秒的复张策略。事实上,跨肺峰值压力将开放肺泡,腹内压越高,胸壁顺应性越低,因此所需开放压力越高(而跨肺开放压力将保持不变)。

7.7.2　肺保护通气时的呼吸机设定

理想的肺保护通气应该设定为低于 Pplat 30cmH$_2$O。在腹内高压时,可能需要更高的 Pplat。当使用食管球囊时,肺保护性通气可以设定为将目标跨肺 Pplat 低于 <30(至 35)cmH$_2$O。使用 PEEP 本身会在膈肌水平增加腹

内压，但只有在 PEEP 显著高于腹内压时才发生。在一项有 30 例 ALI/ARDS 患者的研究中，使用 $12cmH_2O$ 的中等程度 PEEP 导致腹内压增加了 3mmHg[49]，这种影响在 IAH 患者中更为明显。最近的一项综述总结了有关 PEEP 对腹内压影响的不同研究，发现当 PEEP 设置为 $15cmH_2O$ 时，腹内压平均增加 1.5mmHg[47]。如前所述，最新的研究数据建议在 IAH/ACS 中使用更高潮气量；然而，迄今为止，还没有有力的临床证据支持这种说法，而且这可能也会是潜在的风险[23]。

7.7.3 最佳 PEEP

迄今为止，IAH 患者的最佳 PEEP 很大程度上是未知的。如上所述，在 IAH/ACS 患者，呼气时肺在较高的闭合压力下会塌陷。根据经验，$PEEP(cmH_2O)$ 可以设定在腹内压（mmHg）的水平，以防止呼气末肺萎陷。不同的动物和少量人类数据已经研究了这个假说。第 1 项研究是在肺脏健康的 13 只猪上进行的，用可充气的球囊建立了腹内高压，PEEP 水平（5、8、12 和 $15cmH_2O$）与腹内压不相匹配[50]。结果表明，通常设定的 PEEP 水平低于腹内压，不能防止功能残气量的下降。值得注意的是，腹内压达到 18mmHg 或 $25cmH_2O$ 时，而 PEEP 最大仅设定为 $15cmH_2O$。第 2 项研究在有着健康肺脏的 9 只猪中进行，腹内高压再次用可充气的球囊建立，PEEP 水平与腹内压相匹配[51]。作者发现呼气末肺容积得以保存，但动脉氧分压没有改善，心排血量下降。第 3 项研究在用盐水灌洗诱发 ALI 的 8 只猪上进行，输入 CO_2 使腹内高压达到 20mmHg，PEEP 水平（$27cmH_2O$）与腹内压相匹配[52]。使用 PEEP 期间的主要发现是 LIP 减少（逆转了 PV 曲线向右移位及变平），顺应性改善和 $D(A\text{-}a)O_2$ 降低（分流更少）。第 4 项动物实验在 9 只猪中进行，用充气球囊建立腹内高压，油酸诱导肺损伤，PEEP 水平与腹内压相匹配[53]。作者发现呼气末肺容积改善，分流比例降低，无效腔容积更小，P/F 比值更好。到目前为止，只有一项人类研究观察了 20 例 ALI/ARDS 患者，伴有正常的腹内压或在外科 ICU 接受了 II 级腹内高压治疗。在氧合方面没有差异；但是，有腹内高压和高 PEEP 的 ALI/ARDS 患者的血管外肺水降低。作者观察到 $15cmH_2O$ PEEP 时呼吸系统和肺的弹性降低。然而此项试验存在许多局限性：样本量不足，仅包括 20 例患者（检验效能不足）；腹内压相对较低（16mmHg *vs.* 8mmHg）；在 PEEP 和腹内压之间没有真正进行匹配。

7.7.4 俯卧位和其他体位

将 ARDS 患者置于俯卧或直立坐位不会对呼吸力学和氧合参数产生明

显的有益影响[54]。Mure 和同事在一个有趣的动物模型中证明，俯卧位在有 IAH 存在时可以更大程度地改善肺气体交换，表现为 PaO_2 增加和 D(A-a)O_2 与 V/Q 不均质性的降低[55]。俯卧位时观察到的腹内压降低（通过胃压估计），导致胸膜压力（胸膜腔内压）同时降低，可能是这些现象发生的原因，因此，可以改善膈肌附近的依赖性肺区的区域通气。床头呈 45°或直立坐位也会影响呼吸力学。我们之前发表过一个肥胖患者合并 ACS 的病例，他通过面罩（有吞气症）进行无创通气，在置于直立坐位后导致心血管崩溃[56]。自主循环只有在放置鼻胃管和排空胃内容物进行腹部减压后才能恢复。在俯卧位通气时腹部减压（悬吊）似乎是有益的。胸部悬吊施加的压力将导致 C_{cw} 减少，而耻骨联合水平悬吊可以确保腹部能够自由悬挂，从而施加"重力"效应限制腹内压向背基底部肺区和膈肌的传递。这一方式降低腹内压，改善 C_{ab}，避免背基部肺复张后的不张。将 IAH/ACS 患者置于俯卧位的理论益处需要超过实际风险（例如，特别是在腹部开放的情况下）。尽管失重状态似乎对 ARDS 患者有益，但对于 IAH 患者还需要进一步的研究[57]。除了俯卧位，将一定重量置于胸部，再将真空装置放在腹部的方式，可能具有与失重状态一样的效果，可以减少 C_{cw} 和改善 C_{ab}（图 7.5）[58]。

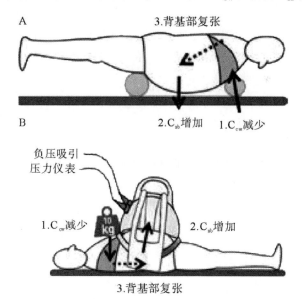

图 7.5 体位对胸壁和腹壁顺应性的影响。A 组：俯卧位联合腹部悬吊对胸腹壁顺应性的影响。胸前悬挂会降低胸壁顺应性，而耻骨联合水平的腹部悬挂将产生重力效应，增加腹壁顺应性。这将带来背基部肺区的复张。B 组：仰卧位下重物置于胸部和腹部真空罩相结合的效果。重量放在胸部会减少胸壁顺应性，而腹部真空罩会增加腹壁顺应性。这将带来背基部肺区的复张

7.8 腹内高压患者的心血管系统管理：提示和技巧

7.8.1 压力前负荷指数的改进（跨壁心脏充盈压的计算）

由于腹内压和胸膜腔内压对心内充盈压力如 CVP 和 PCWP 正确性的影响，床旁快速评估跨壁 PCWP（$PCWP_{tm}$）或 CVP（CVP_{tm}）可以提高压力前负荷指数作为复苏终点的准确性[2,12]。理论上，跨壁（$_{tm}$）充盈压力的计算方法为呼气末值（$_{ee}$）减去胸膜腔内压，因此 CVP_{tm} 等于 CVP_{ee} – 胸膜腔内压，$PCWP_{tm}$ 为 $PCWP_{ee}$ – 胸膜腔内压。

胸膜腔内压通常由胸膜压力来估计，而胸膜压力通常采用尖头球囊导管测量下段食管压力来确定，它与腹内压密切相关[22]。如前所述，ATI 约为 20%~80%，因此平均 50% 的腹内压被传递至胸腔[59]。一般而言，可通过将呼气末测得的充盈压力减去腹内压的一半来快速评估跨壁充盈压力，因此 CVP_{tm} 为 CVP_{ee} – IAP/2，$PCWP_{tm}$ 等于 $PCWP_{ee}$ – IAP/2。由于多种原因，跨壁压力的计算是评估 IAH 或 ACS 患者真实前负荷的较好的方法。首先，由于 PCWP 和 CVP 都是相对于大气压测量的，实际上是血管内压和胸膜腔内压的总和，因此跨壁压力将更接近真实的心脏内压。其次，心室顺应性是动态的，在危重病患者中每次心跳时都会变化，导致压力和容积之间的关系多变。因此，血管内压力的变化将不再反映血管内容积的改变，进一步降低了心内充盈压绝对值的准确性。

7.8.2 容量前负荷指标更好地反映了腹内高压时的真实前负荷状态

与传统心内充盈压力相比，容量前负荷指标如右室舒张末容积（right ventricular end-diastolic volume，RVEDV）或全心舒张末容积（global end-diastolic volume，GEDV）在胸膜腔内压或腹内压升高的患者中尤其重要。如上文所述，PCWP 和 CVP 在评估前负荷状态时提供错误信息的风险极大[60]。胸膜腔内压和腹内压升高导致整体舒张末容积显著降低，但 PCWP 和 CVP 却出现了矛盾性的增高[61]。当腹内高压显著地减少血管内容积时，很明显这些变化最适于通过容量性的而不是基于压力的血管内容积测量来检测。容量前负荷指标的价值可以被进一步提高，因为腹内高压通常也会导致心脏功能障碍和射血分数（ejection fraction，EF）降低。由于这种不断变化的心室顺应性，所以不能用整体舒张末容积这一个指标作为所有腹内高压患者复苏的目标[2]。因此，每个患者在任何即定时刻必须被复苏到 GEDV 产生最佳化心脏前负荷和体循环灌注的程度。根据 EF 值来"校正"整体舒张末容积，其预测能力会提高[62]。

7.8.3　腹部灌注压的重要性

为了提高腹内压单一阈值的敏感度（不能在所有危重患者中广泛用于治疗决策），可以把腹内压用于腹部灌注压的评估。与广泛接受的脑灌注压（cerebral perfusion pressure，CPP）概念类似，腹部灌注压等于平均动脉压减去腹内压，它已被建议作为 IAH 或 ACS 患者复苏的更精确的终点。腹部灌注压达到 50 ~ 60mmHg 似乎优于其他宏观和微循环参数[63]。然而，为了达到目标腹部灌注压，ICU 医生需要在液体复苏与血管活性药物使用之间找到一个良好的平衡。到目前为止，关于腹部灌注压的研究很少，往往是回顾性的且仅包括少量病例数[2]。

7.8.4　被动抬腿试验在腹内高压中的有效性

在 PPV 超过 12% 的危重患者中约有 25% 对液体治疗没有反应，这提示在不同条件下应有不同阈值[64]。在这方面，对于急诊科、手术室和 ICU 的医生来说，重要的是要认识到对液体治疗有反应的患者中被动抬腿试验可能为假阴性，这可能与腹内压增加和腿部与肠系膜静脉的静脉回流减少有关。因此，在解释被动抬腿试验结果时应该谨慎并测量腹内压。

7.9　医疗管理

针对升高的腹内压，医疗管理策略根据其作用机制分为 5 类：

①改善腹壁顺应性（镇静、镇痛、神经肌肉阻滞剂、硬膜外麻醉、体位的变化）。

②腔内容物的引流（鼻胃管或直肠减压，使用胃肠动力药）。

③腹腔内积液引流（穿刺或经皮导管引流）。

④避免过量液体复苏，纠正液体正平衡（谨慎使用液体，如用高渗溶液代替晶体）。

⑤器官支持（如上所述的呼吸和心血管监测）。

详细讨论不同的医疗管理策略不在本章范围。WSACS IAH/ACS 医疗管理流程（以及相关推荐等级）的描述见图 7.6。

IAH/ACS 医疗管理流程

> • 下面列出的医学管理策略的选择(和成功)与患者 IAH/ACS 的病因和临床情况密切相关。应该在给所有患者实施这些干预之前常规考虑每项干预的适当性。
> • 应逐步采取干预措施,直到患者腹内压降低。
> • 如果对特定干预没有回应,则应当升级到治疗流程中的下一步。

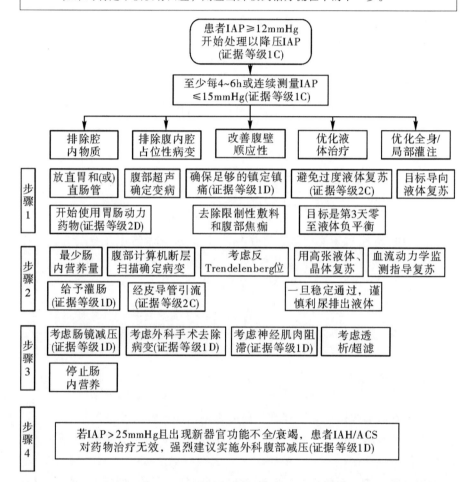

图 7.6 WSACS 2013 腹内高压/腹腔间隔室综合征的医疗管理流程。IAP:腹内压。摘自 Kirkpatrick 等。Intra-abdominal hypertension and the abdominal compartment syndrome: updated guidelines and consensus definitions from the World Society of the Abdominal Compartment Syndrome. Intensive Care Med, 2013, 39 (8): 1190 – 1206[7]

7.10　有用的信息

关于 ALI/ARDS 和腹内高压患者的呼吸机设置,重要的是测量腹内压,如果可能的话还应测量食管压力以代替胸膜腔内压[65]。值得注意的是，IAH 可导致多间隔室综合征，并伴有不同腔室压力之间的相互作用[11]。

在这方面，BMI 高的患者中应避免床头抬高超过 45°。ICU 的医生应该通过观察腹内压与气道压(Paw)、胸膜腔内压(ITP)和充盈压力(CVP)的变化，对 ATI 和 TAI 有一定的认识。肺复张期间，IAH 或 ACS 患者需要使用更高的开放压力。这不能用标准的 40 - 40 手法来完成，而是应该使用(40 + IAP/2) - 40 手法。此外，为了防止呼气末肺萎陷需要设置更高的 PEEP。最佳 PEEP(cmH$_2$O)可以通过低流量 PV 环(最佳 PEEP 等于 LIP + 2cmH$_2$O)来计算，但是根据经验法则，最佳 PEEP(cmH$_2$O)可以设置为与 IAP(mmHg)相等。在肺复张期间，需要监测血流动力学状态(CO)。考虑到其指数的有害效应，需要监测血管外肺水和肺血管通透性(用经肺热稀释法计算，定义为血管外肺水除以肺血容量)。在特定患者中或作为开腹减压术前的过渡，可以采用深度镇静并短时间内使用神经肌肉阻滞剂。体位很重要，反 Trendelenburg 体位或腹部悬吊俯卧位对呼吸力学可能带来有益影响。在肺保护性通气期间优先采用跨壁或跨肺气道压，并且根据经验法则以 Pplat 减去 IAP/2 得出的跨肺压应保持在 30 ~ 35cmH$_2$O 以下。

关于心血管优化，急诊科、手术室和 ICU 的医生必须认识到心血管功能障碍和衰竭(低 CO，低收缩力，高 SVR)在 IAH 和 ACS 中很常见。解读血流动力学参数时对患者的临床评估是很重要的。在给 IAH 或 ACS 患者输液之前，应仔细确认患者是否真的存在血管内容量不足和对液体治疗有反应性。准确评估和保证前负荷、收缩力与后负荷的最优化，对恢复终末器官的灌注和功能至关重要。传统的血流动力学监测技术在 IAH/ACS 患者中必须重新评估，因为基于压力的血管内容量评估指标 PCWP 和 CVP 可能错误地升高。IAH 时平均系统充盈压力也可能增加。临床医生必须了解胸膜腔内压、腹内压、PEEP 和心内充盈压之间的相互作用，因为对患者每分钟心脏状况的错误解读可能会导致医疗机构对患者的治疗不恰当和有潜在风险。跨壁充盈压可以更好地反映腹内压增加时的真实前负荷状态，复苏时 APP > 60mmHg 可能是一个很好的替代性复苏终点。前负荷状态的容量评估如全心舒张末容积(GEDV)非常有用，因为胸膜腔内压增高时心室顺应性发生改变。功能性血流动力学参数如 PPV(而不是 SVV、SPV)可以用来评估容量反应性，但是传统的阈值需要修改，因为约 25% ~ 35% 的 IAH 患者在 PPV > 12% 时对容量治疗无反应。二级 IAH(15 ~ 20mmHg)时预测液体反应性的最佳阈值为 PPV > 20% ~ 25%。还需要记住，IAH 可能是被动抬腿试验假阴性的原因。最后，心血管效应因低血容量和 PEEP 的使用而加重，而高血容量可能具有暂时的保护作用。

结　论

虽然在过去几十年中对 IAH 和 ACS 的认识已经取得了长足的进步，但涉及患者预后和最佳化管理的许多重要问题仍然悬而未决。患者每天都可能处于未发现的腹内压病理性增加的风险中。每一个急诊科、手术室与 ICU 的医生都应该了解这些病理生理机制以积极维护 IAH 和 ACS 患者的器官功能。腹内压监测是第一步，其次是预防和医疗管理以降低腹内压。麻醉和手术期间监测呼吸和心血管功能非常重要。随着我们对病理生理学和流行病学的认识提高，未来的随机研究应集中于明确是否有针对性的或多层次的医疗（微创手术）干预方法，目的在于降低腹内压和改善 C_{ab}，能够最终改善 IAH 和 ACS 患者的预后。

致　谢

Manu Malbrain 医生是腹腔间隔室协会执行委员会的成员，该协会以前被称为世界腹腔间隔室综合征协会（WSACS；http://www.wsacs.org/）。他是 WSACS 的创会主席，现任财务主管；他还是脉动医疗系统医学咨询委员会（Maquet Getinge 集团的一部分）的成员，并为 ConvaTec、Acelity、Spiegelberg 和 Holtech 医学提供咨询。他是国际流体学院（International Fluid Academy，IFA）的联合创始人。根据比利时法律，IFA 被纳入非营利慈善组织 iMERiT，国际医学教育和研究协会。IFA 网站（http://www.fluidacademy.org）现在是一个官方的 SMACC（社会媒体和重症监护）附属网站，其内容是基于 FOAM 的原则（Free Open Access Medical education——#FOAMed）。本章的部分内容收录于第八届世界腹腔间隔室协会大会（WCACS；www.wcacs2017.org）加拿大艾伯塔省班夫（2017 年 6 月 15 至 17 日）的会议记录，在大会中呈现，并在 *the Open Access CC BY Licence in Anaesthesiology and Intensive Therapy* 发表[66]。

参考文献

[1] Pelosi P, Quintel M, Malbrain ML. Effect of intra-abdominal pressure on respiratory mechanics. Acta Clin Belg Suppl, 2007, 1: 78 – 88.

[2] Malbrain ML, De Waele JJ, De Keulenaer BL. What every ICU clinician needs to know about the cardiovascular effects caused by abdominal hypertension. Anaesthesiol Intensive Ther, 2015, 47(4): 388 – 399.

[3] Malbrain ML, Chiumello D, Cesana BM, et al. A systematic review and individual patient data meta-analysis on intra-abdominal hypertension in critically ill patients: the wake-up project. World initiative on Abdominal Hypertension Epidemiology, a Unifying Project (WAKE-Up!). Minerva Anestesiol, 2014, 80(3): 293 – 306.

[4] Malbrain ML, Chiumello D, Pelosi P, et al. Incidence and prognosis of intraabdominal hypertension in a mixed population of critically ill patients: a multiple-center epidemiological study. Crit Care Med, 2005, 33(2): 315 – 322.

[5] Holodinsky JK, Roberts DJ, Ball CG, et al. Risk factors for intra-abdominal hypertension and abdominal compartment syndrome among adult intensive care unit patients: a systematic review and meta-analysis. Crit Care, 2013, 17(5): R249.

[6] Kirkpatrick AW, De Waele JJ, De Laet I, et al. WSACS—The Abdominal Compartment Society. A Society dedicated to the study of the physiology and pathophysiology of the abdominal compartment and its interactions with all organ systems. Anaesthesiol Intensive Ther, 2015, 47(3): 191 – 194.

[7] Kirkpatrick AW, Roberts DJ, De Waele J, et al. Intra-abdominal hypertension and the abdominal compartment syndrome: updated consensus deinitions and clinical practice guidelines from the World Society of the Abdominal Compartment Syndrome. Intensive Care Med, 2013, 39(7): 1190 – 1206.

[8] Rezende-Neto JB, Moore EE, Melo de Andrade MV, et al. Systemic inlammatory response secondary to abdominal compartment syndrome: stage for multiple organ failure. J Trauma, 2002, 53(6): 1121 – 1128.

[9] Schachtrupp A, Lawong G, Aify M, et al. Fluid resuscitation preserves cardiac output but cannot prevent organ damage in a porcine model during 24h of intraabdominal hypertension. Shock, 2005, 24(2): 153 – 158.

[10] Zhou JC, Xu QP, Pan KH, et al. Effect of increased intra-abdominal pressure and decompressive laparotomy on aerated lung volume distribution. J Zhejiang Univ Sci B, 2010, 11(5): 378 – 385.

[11] Malbrain MLNG, Roberts DJ, Sugrue M, et al. The Polycompartment syndrome: a concise state-of-the-art review. Anaesthesiol Intensive Ther, 2014, 46(5): 433 – 450.

[12] Wauters J, Claus P, Brosens N, et al. Relationship between abdominal pressure, pulmonary compliance, and cardiac preload in a porcine model. Crit Care Res Pract, 2012, 2012: 763181.

[13] Ranieri VM, Brienza N, Santostasi S, et al. Impairment of lung and chest wall mechanics in patients with acute respiratory distress syndrome: role of abdominal distension. Am J Respir Crit Care Med, 1997, 156(4 Pt 1): 1082 – 1091.

[14] Mutoh T, Lamm WJ, Embree LJ, et al. Abdominal distension alters regional pleural pressures and chest wall mechanics in pigs in vivo. J Appl Physiol, 1991, 70(6): 2611 – 2618.

[15] Mergoni M, Martelli A, Volpi A, et al. Impact of positive end-expiratory pressure on

chest wall and lung pressure-volume curve in acute respiratory failure. Am J Respir Crit Care Med, 1997, 156(3 Pt 1): 846 - 854.

[16] Gattinoni L, Pelosi P, Suter PM, et al. Acute respiratory distress syndrome caused by pulmonary and extrapulmonary disease. Different syndromes? Am J Respir Crit Care Med, 1998, 158(1): 3 - 11.

[17] Pelosi P, Croci M, Ravagnan I, et al. Total respiratory system, lung, and chest wall mechanics in sedated-paralyzed postoperative morbidly obese patients. Chest, 1996, 109(1): 144 - 151.

[18] Quintel M, Pelosi P, Caironi P, et al. An increase of abdominal pressure increases pulmonary edema in oleic acid induced lung injury. Am J Respir Crit Care Med, 2003, 169: 534 - 541.

[19] Mietto C, Malbrain ML, Chiumello D. Transpulmonary pressure monitoring during mechanical ventilation: a bench-to-bedside review. Anaesthesiol Intensive Ther, 2015, 47: 27 - 37.

[20] Talmor D, Sarge T, O'Donnell CR, et al. Esophageal and trans-pulmonary pressures in acute respiratory failure. Crit Care Med, 2006, 34(5): 1389 - 1394.

[21] Lachmann B. Open up the lung and keep the lung open. Intensive Care Med, 1992, 18(6): 319 - 321.

[22] Talmor D, Sarge T, Malhotra A, et al. Mechanical ventilation guided by esophageal pressure in acute lung injury. N Engl J Med, 2008, 359(20): 2095 - 2104.

[23] Santos CL, Moraes L, Santos RS, et al. Effects of different tidal volumes in pulmonary and extrapulmonary lung injury with or without intraabdominal hypertension. Intensive Care Med, 2012, 38(3): 499 - 508.

[24] Toens C, Schachtrupp A, Hoer J, et al. A porcine model of the abdominal compartment syndrome. Shock, 2002, 18(4): 316 - 321.

[25] Tons C, Schachtrupp A, Rau M, et al. Abdominal compartment syndrome: prevention and treatment. Chirurg, 2000, 71(8): 918 - 926.

[26] Cordemans C, De laet I, Van Regenmortel N, et al. Fluid management in critically ill patients: the role of extravascular lung water, abdominal hypertension, capillary leak and fluid balance. Ann Intensive Care, 2012, 2(Supplem 1): S1.

[27] Cordemans C, De Laet I, Van Regenmortel N, et al. Aiming for a negative luid balance in patients with acute lung injury and increased intra-abdominal pressure: a pilot study flooking at the effects of PAL-treatment. Ann Intensive Care, 2012, 2(Suppl 1): S15.

[28] Malbrain ML, Marik PE, Witters I, et al. Fluid overload, deresuscitation, and outcomes in critically ill or injured patients: a systematic review with suggestions for clinical practice. Anaesthesiol Intensive Ther, 2014, 46(5): 361 - 380.

[29] Malbrain ML, Pelosi P, De laet I, et al. Lymphatic drainage between thorax and abdomen: please take good care of this well-performing machinery. Acta Clin Belg Suppl, 2007, 62(1): 152 - 161.

[30] Lattuada M, Hedenstierna G. Abdominal lymph low in an endotoxin sepsis model: influence of spontaneous breathing and mechanical ventilation. Crit Care Med, 2006, 34 (11): 2792 – 2798.

[31] Malbrain M, Pelosi P. Open up and keep the lymphatics open: they are the hydraulics of the body! Crit Care Med, 2006, 34(11): 2860 – 2862.

[32] Kashtan J, Green JF, Parsons EQ, et al. Hemodynamic effect of increased abdominal pressure. J Surg Res, 1981, 30(3): 249 – 255.

[33] Huettemann E, Sakka SG, Petrat G, et al. Left ventricular regional wall motion abnormalities during pneumoperitoneum in children. Br J Anaesth, 2003, 90(6): 733 – 736.

[34] Mullens W, Abrahams Z, Skouri HN, et al. Elevated intra-abdominal pressure in acute decompensated heart failure: a potential contributor to worsening renal function? J Am Coll Cardiol, 2008, 51(3): 300 – 306.

[35] Gruenewald M, Renner J, Meybohm P, et al. Reliability of continuous cardiac output measurement during intra-abdominal hypertension relies on repeated calibrations: an experimental animal study. Crit Care, 2008, 12(5): R132.

[36] Malbrain ML, Wilmer A. The polycompartment syndrome: towards an understanding of the interactions between different compartments! Intensive Care Med, 2007, 33(11): 1869 – 1872.

[37] Crozier TM, Wallace EM, Parkin GW. [75-OR]: Guyton, the mean systemic illing pressure and pre-eclampsia: making sense of a restrictive luid strategy in the "hypovolemic" woman. Pregnancy Hypertension, 2015, 5(1): 40 – 41.

[38] Gudmundsson FF, Gislason HG, Myking OL, et al. Hormonal changes related to reduced renal blood low and low urine output under prolonged increased intra-abdominal pressure in pigs. Eur J Surg, 2002, 168(3): 178 – 186.

[39] Malbrain ML, de Laet I. Functional hemodynamics and increased intra-abdominal pressure: same thresholds for different conditions...? Crit Care Med, 2009, 37(2): 781 – 783.

[40] Duperret S, Lhuillier F, Piriou V, et al. Increased intra-abdominal pressure affects respiratory variations in arterial pressure in normovolaemic and hypovolaemic mechanically ventilated healthy pigs. Intensive Care Med, 2007, 33(1): 163 – 171.

[41] Ranieri VM, Rubenfeld GD, Thompson BT, et al. Acute respiratory distress syndrome: the Berlin deinition. JAMA, 2012, 307(23): 2526 – 2533.

[42] Michard F, Zarka V, Alaya S. Better characterization of acute lung injury/ARDS using lung water. Chest, 2004, 125(3): 1166.

[43] Deeren DH, Dits H, Daelemans R, et al. Effect of pleural luid on the measurement of extravascular lung water by single transpulmonary thermodilution. Clin Intensive Care, 2004, 15(4): 119 – 122.

[44] Letourneau JL, Pinney J, Phillips CR. Extravascular lung water predicts progression to acute lung injury in patients with increased risk. Crit Care Med, 2012, 40(3): 847 – 854.

[45] Michard F, Fernandez-Mondejar E, Kirov MY, et al. A new and simple deinition for acute lung injury. Crit Care Med, 2012, 40(3): 1004 - 1006.

[46] Verbrugge FH, Dupont M, Steels P, et al. Abdominal contributions to cardiorenal dysfunction in congestive heart failure. J Am Coll Cardiol, 2013, 62(6): 485 - 495.

[47] De Keulenaer BL, De Waele JJ, Powell B, et al. What is normal intra-abdominal pressure and how is it affected by positioning, body mass and positive end-expiratory pressure? Intensive Care Med, 2009, 35(6): 969 - 976.

[48] Malbrain ML, De Keulenaer BL, Oda J, et al. Intra-abdominal hypertension and abdominal compartment syndrome in burns, obesity, pregnancy, and general medicine. Anaesthesiol Intensive Ther, 2015, 47(3): 228 - 240.

[49] Verzilli D, Constantin JM, Sebbane M, et al. Positive end-expiratory pressure affects the value of intra-abdominal pressure in acute lung injury/acute respiratory distress syndrome patients: a pilot study. Crit Care, 2010, 14(4): R137.

[50] Regli A, Hockings LE, Musk GC, et al. Commonly applied positive end-expiratory pressures do not prevent functional residual capacity decline in the setting of intra-abdominal hypertension: a pig model. Crit Care, 2010, 14(4): R128.

[51] Regli A, Chakera J, De Keulenaer BL, et al. Matching positive end-expiratory pressure to intra-abdominal pressure prevents end-expiratory lung volume decline in a pig model of intra-abdominal hypertension. Crit Care Med, 2012, 40(6): 1879 - 1886.

[52] da Silva Almeida JR, Machado FS, Schettino GP, et al. Cardiopulmonary effects of matching positive end-expiratory pressure to abdominal pressure in concomitant abdominal hypertension and acute lung injury. J Trauma, 2010, 69(2): 375 - 383.

[53] Regli A, Mahendran R, Fysh ET, et al. Matching positive end-expiratory pressure to intra-abdominal pressure improves oxygenation in a porcine sick lung model of intra-abdominal hypertension. Crit Care, 2012, 16(5): R208.

[54] Kirkpatrick AW, Pelosi P, De Waele JJ, et al. Clinical review: intra-abdominal hypertension: does it inluence the physiology of prone ventilation? Crit Care, 2010, 14(4): 232.

[55] Mure M, Glenny RW, Domino KB, et al. Pulmonary gas exchange improves in the prone position with abdominal distension. Am J Respir Crit Care Med, 1998, 157(6 Pt 1): 1785 - 1790.

[56] De Keulenaer BL, De Backer A, Schepens DR, et al. Abdominal compartment syndrome related to noninvasive ventilation. Intensive Care Med, 2003, 29(7): 1177 - 1181.

[57] Kirkpatrick AW, Keaney M, Hemmelgarn B, et al. Intra-abdominal pressure effects on porcine thoracic compliance in weightlessness: implications for physiologic tolerance of laparoscopic surgery in space. Crit Care Med, 2009, 37(2): 591 - 597.

[58] Lagonidis D, Vakalos A, Matamis D, et al. Improvement in gas exchange by reducing the chest wall compliance. Intensive Care Med, 1998, 24(Supplem 1): S125.

[59] Wauters J, Wilmer A, Valenza F. Abdomino-thoracic transmission during ACS: facts

and figures. Acta Clin Belg Suppl, 2007, 62(1): 200 – 205.

[60] Cheatham ML, Malbrain ML. Cardiovascular implications of abdominal compartment syndrome. Acta Clin Belg Suppl, 2007, 62(1): 98 – 112.

[61] Sutcliffe R, Meares H, Auzinger G, et al. Preload assessment in severe liver disease associated with intra-abdominal hypertension. Intensive Care Med, 2002, 28(Supplem 1): S177.

[62] Malbrain ML, De Potter TJ, Dits H, et al. Global and right ventricular end-diastolic volumes correlate better with preload after correction for ejection fraction. Acta Anaesthesiol Scand, 2010, 54(5): 622 – 631.

[63] Cheatham ML, White MW, Sagraves SG, et al. Abdominal perfusion pressure: a superior parameter in the assessment of intra-abdominal hypertension. J Trauma, 2000, 49(4): 621 – 626. discussion 626 – 627.

[64] Mahjoub Y, Touzeau J, Airapetian N, et al. The passive leg-raising maneuver cannot accurately predict luid responsiveness in patients with intra-abdominal hypertension. Crit Care Med, 2010, 38(9): 1824 – 1829.

[65] Pelosi P, Vargas M. Mechanical ventilation and intra-abdominal hypertension: Beyond Good and Evil. Crit Care, 2012, 16(6): 187.

[66] Olvera C, Regli A, Malbrain ML. Adjusting mechanical ventilator settings in intra-abdominal hypertension. Is it necessary? Anaesthesiol Intensive Ther. in press, 2017, 49(3).

（张　慧　译，侯丽宏　审）

第 2 部分

呼吸系统风险

第8章 阻塞性睡眠呼吸暂停与麻醉

Silvia Martin，*César Aldecoa*

8.1 前 言

阻塞性睡眠呼吸暂停(obstructive sleep apnea，OSA)是一种发病率很高的疾病，以睡眠时发生上呼吸道塌陷为特征，肥胖者发病率更高。OSA 可引起鼾声响亮、频繁惊醒、睡眠中断和日间嗜睡。当发生气道阻塞时，吸入气流将减少(低通气)或完全缺失(呼吸暂停)。OSA 综合征被定义为睡眠中每小时 5 次及以上的呼吸暂停或低通气发作，相关症状包括极度的日间嗜睡、疲劳或认知障碍。该疾病的严重程度可用呼吸暂停 – 低通气指数(apnea-hypopnea index，AHI)来测量，即每小时睡眠中发生呼吸暂停和低通气次数的中位数。当 AHI≥5 时即认为存在 OSA，而当 AHI≥5 且兼有相关症状时可诊断为 OSA 综合征[1-3](图 8.1)。

众所周知，OSA 经常与一些严重并发症关系密切，如心血管疾病(与高血压、冠心病、心力衰竭、心律失常及卒中关系密切)及神经认知损害(注意力和专注度改变、执行能力和精细动作协调)、情绪障碍(如抑郁症)[4]。

近年来被诊断为 OSA 的患者数迅速增长，其潜在的社会影响也成为新的公共卫生问题[2]。鉴于择期手术患者睡眠呼吸暂停发生率更高，识别其

S. Martin · C. Aldecoa (✉)

Department of Anesthesiology and Surgical Intensive Care Unit,

Rio Hortega University Hospital, Valladolid, Spain

e-mail: caldecoaal@ saludcastillayleon. es

© Springer International Publishing AG 2018

J. -L. Fellahi, M. Leone (eds.), *Anesthesia in High-Risk Patients*,

https://doi. org/10. 1007/978 – 3 – 319 – 60804 – 4_8

中的 OSA 综合征患者就显得至关重要。事实上，镇静与麻醉被认为会增加上气道的易塌陷性，从而增加这些患者发生术后并发症的风险。术前明确这类患者可能存在的风险并提前采取恰当的措施具有重要意义[3,5-6]。

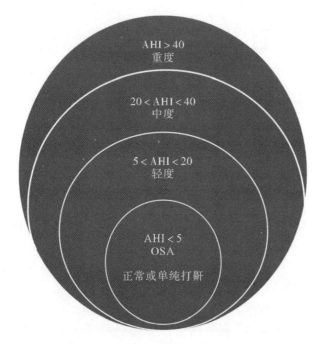

图 8.1 基于 AHI 的 OSA 严重程度

8.2 流行病学

流行病学研究显示 OSA 的患病率逐年上升。睡眠呼吸暂停患病率的差异和增长很可能是受不同的诊断设备、标准、研究设计及患有肥胖症等的特殊受试者的影响[2]。据报道，OSA 综合征（AHI≥5 和过多的日间嗜睡）的男女性预估患病率分别为 6%~22% 和 4%~17%。患有该疾病的患者通常没有症状，且近期的研究显示无症状的 OSA 患者有所增加。据报道中年男女性的发病率分别为 37% 和 50%[1,2,7]。

8.2.1 与 OSA 相关的危险因素

外科患者因自身基础疾病，特别是慢性阻塞性肺疾病、冠心病和肾衰竭等多种原因而具有更高的并发症风险。鉴于此，术前准确的病情评估就显得尤为重要。OSA 患者多为 65 岁以上的男性肥胖群体。OSA 的发病也与种族相关，非洲裔美国人更容易受影响且相比其他种族患病年龄更小[4]。

截至目前，研究显示与 OSA 发病相关的最重要的因素包括肥胖、性别、年龄、滥用烟酒及心血管疾病。

肥　胖

肥胖是打鼾和睡眠呼吸暂停最重要的危险因素，绝大多数 OSA 患者都是超重的。体重指数（body mass index，BMI）$\geqslant 25 kg/m^2$ 的中到重度 OSA 患者占比超过 50%。脂肪分布，尤其是沉积在躯干和颈部的脂肪，由于质量负荷使上气道更易发生阻塞和 OSA。与单独使用 BMI 相比，颈围和腰围是更好的预测 OSA 的指标。目前针对不同群体的研究中，颈围似乎是打鼾最重要的危险因素[1]。

另外，研究显示热量限制或减重手术联合气道正压通气（combination with positive airway pressure，CPAP）治疗与单纯 CPAP 相比具有明显优势，可降低 OSA 严重程度。

然而，不仅肥胖和颈部脂肪丰富的人可能发生睡眠呼吸暂停，消瘦者也可能发生，大约 1/3 的 OSA 综合征患者并无肥胖[2]。

性　别

OSA 在男性较为高发，男女患病比例大约为 2∶1。打鼾在性别的差异不大。其原因可能是男性激素对上气道的作用、性别导致的身体脂肪分布差异以及咽部解剖和功能的不同。激素的影响与 OSA 的发病机制密切相关；事实上，绝经后的女性也存在较高的患病风险，但激素在其中的作用尚不明确。

最近的研究表明几乎 50% 的 20～70 岁女性存在睡眠呼吸暂停。OSA 症状在性别上存在差异；日间嗜睡在女性很少见；反而是高血压、肥胖及年龄均与女性的睡眠呼吸暂停有关。此外，一项流行病学调查显示 39% 的正常体重女性存在 OSA，但其中仅 0.1% 存在严重的睡眠呼吸暂停[1-2,8]。

年　龄

OSA 的风险随着年龄的增长而增加。打鼾的频率通常在 50～60 岁时增加，随后又会有所下降。近期有报道 65 岁后 OSA 的发生率有所增加，但 OSA 综合征的发生率有所下降。一项睡眠呼吸障碍与老年患者发病率及死亡率的相关性研究表明，与中年患者相比，老年患者的睡眠呼吸暂停表现有其特殊性[2]。

阻塞性睡眠呼吸暂停是常见的儿科健康问题。炎症级联反应的生成物活化会引起更广泛的效应，进而影响神经认知、心血管系统和新陈代谢，因此有风险的儿童需要及早接受诊治[2]。尽管病因学多种多样，但儿童 OSA 大致可分为导致上气道内狭窄的疾病和增加上呼吸道易塌陷性的疾病。腺样体扁桃体肥大是前者的常见病例。其他解剖特殊性导致的上气道狭窄如小颌畸形、巨舌及面中部发育不全也经常见于颅面综合征（如下颌颜面发育不全、克鲁宗综合征、阿佩尔综合征、Pierre Robin 序列征）、软骨发育不全、21 三体综合征、贝 - 维综合征，黏多糖贮积症的儿童[9]。

吸　烟

一些流行病学研究显示吸烟与打鼾或睡眠呼吸暂停关系密切，而且 OSA 的严重程度与吸烟剂量具有相关性。吸烟较多者具有很高的打鼾及睡眠障碍风险，最主要的原因可能包括气道炎症反应和整夜尼古丁戒断导致的睡眠不稳。进行年龄与 BMI 校正后，非吸烟者日常频繁的被动吸烟也会表现为习惯性打鼾的概率上升。

然而也有一些观点质疑吸烟是 OSA 风险因素。一项流行病学调查中指出吸烟者比非吸烟者发生睡眠呼吸暂停少，并且目前关于吸烟对睡眠呼吸暂停发生率和缓解的数据不足[2,7]。

酒　精

酒精会引起口咽部肌肉张力减退，导致上气道运动肌输出减少。同时酒精还会增加呼吸暂停的次数和持续时间。然而当研究酗酒者与打鼾或 OSA 的关系时发现并非所有患者均存在相关性，所以针对这一点目前尚无定论[1-2]。

在其他的研究中显示酒精与纤瘦女性的打鼾有关，而这类女性并没有因脂肪沉积或超重导致的上气道受累。

心血管疾病

高血压与 OSA 均属常见病，许多患者两者兼有。任何程度的 OSA 合并高血压的概率都比没有 OSA 的受试者高出 2 倍。有观察性研究指出 OSA 与高血压之间存在因果联系，但当使用 CPAP 治疗 OSA 时并未观察到在降低高血压方面有显著疗效[2]。

冠心病与 OSA 之间也存在类似的正相关，两者经常共存，但 OSA 通常未被确诊。在一项前瞻性研究中表明与没有 OSA 的打鼾者（5.4%）相比，OSA 患者罹患冠心病的风险较高（16.2%）[1]。

相关临床研究表明睡眠呼吸暂停与卒中关系密切，它们也是仅有的两项对死亡率有负面影响的危险因素。研究结论认为 OSA 综合征显著增加卒中或死亡风险，同时并不受高血压等其他危险因素的影响[4]。

OSA 患者不同类型的心律失常在前文已有描述。心房纤颤和各种程度的传导阻滞均较为常见。许多观察性研究报道窒息期间迷走神经张力增加可能是导致心动过缓的原因[2,4]。

OSA 与糖尿病具有一些共同的危险因素，这些因素通常与打鼾共存。基于普通人群的调查显示这些危险因素与肥胖及其他因素无关，但性别与打鼾和糖尿病具有相关性。另有研究指出，将 OSA 作为未来糖尿病发展的危险因素是不可信的[2,4]。

8.3　发病机制

OSA 以睡眠时反复发生的上气道塌陷为特征。咽部塌陷气流受阻引起神经肌肉反应，从而减轻梗阻并恢复气道开放和通气[7]。如果神经肌肉反应机制不足，会有很多原因导致睡眠时反复发生气道塌陷和微觉醒。

作者认为睡眠期间上气道塌陷是一个动态过程且在觉醒时会重新开放。研究者先前曾模拟心血管、胃肠道和泌尿生殖系统内生物管道开放的动态改变，以此反映可塌陷部分透壁压的作用。人类的咽部被认为是一个可塌陷的管道，其主要功能是说话、吞咽和呼吸。在吸入性塌陷时这里并无类似骨骼的坚硬结构支撑[1,7]。

在上部气道，可塌陷的部位与坚硬的两部分相邻：向上是鼻腔，向下则是气管。向上和向下部分至可塌陷位置拥有固定的直径及抗性，即 R_{US} 和 R_{DS}。上部和下部的压力分别为 P_{US} 和 P_{DS}。当 P_{US} 和 P_{DS} 小于可塌陷部分周围的临界压力（P_{CRIT}）时，透壁压起负作用，气道关闭，气流停止。通过升高 P_{US} 并超过 P_{CRIT} 时，气流可重新恢复。这一模式中通过上气道的气流与整个气道的压力梯度是成比例的。而当 P_{US} 大于 P_{CRIT} 且 P_{DS} 小于 P_{CRIT} 时，气道便处于一种流量限制情况，气流会暂时停止。当上部气道发生阻塞时，紧邻阻塞处的压力与 P_{US} 达到平衡，上升超过 P_{CRIT}。这一压力的上升必然导致气道的重新开放（图 8.2）。

目前的证据表明，紊乱的 P_{CRIT} 在 OSA 的发病机理中至关重要。在全身麻醉和神经肌肉阻滞及睡眠情况下，与年龄、性别和 BMI 匹配的健康对照者相比，OSA 患者 P_{CRIT} 水平升高。OSA 发病机制中关于上气道塌陷的额外证据证实咽部的易塌陷性与 OSA 严重程度具有量效关系。由于 P_{CRIT} 逐渐升高，临床上见到的睡眠期间发生上气道阻塞的严重程度也日趋加重[3,7]。

另外，有证据显示降低 P_{CRIT} 的治疗（减肥或悬雍垂咽腭成形术）可改善OSA，甚至治愈疾病。相似的，升高 P_{US} 可产生正向的透壁压使上呼吸道梗阻解除。随着在 CPAP 滴定中鼻腔压力应用的逐渐增多，上呼吸道梗阻和反复发生的梗阻性呼吸暂停及低通气大多已被逆转[3,7,10]。

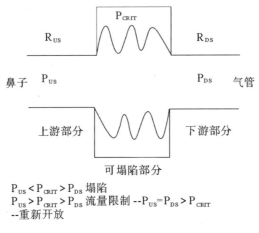

$P_{US} < P_{CRIT} > P_{DS}$ 塌陷
$P_{US} > P_{CRIT} > P_{DS}$ 流量限制 --$P_{US}=P_{DS} > P_{CRIT}$
--重新开放

图 8.2 上气道的 Starling Resistor 模型

负压、软组织和骨性结构等诸多原因都会引起咽部塌陷。然而，扩张肌的强直和相位收缩活性则会产生相反的效应。当这些力量之间发展不平衡时，上呼吸道阻塞产生，患者出现反复的睡眠呼吸障碍[1]。

事实上，解剖与神经肌肉因素均参与了 OSA 的发生发展。研究结果表明 OSA 患者咽部可塌陷部分压力的上升是由上气道结构和神经肌肉控制缺陷共同构成的，而这两者在 OSA 发病机制中发挥关键作用。只有当神经肌肉反应不足以减轻梗阻时，OSA 病情才会进展[2,7]。

解剖改变和其他许多因素已被认为与易塌陷性的增加有关。根据文丘里效应，当气流速度在一个狭窄的气道内增加时，咽侧壁的压力减小进而发生塌陷。过度的脂肪堆积，尤其是咽部周围脂肪过多也与 OSA 的发展有关。另外肥胖者肺容积减小，导致上气道末端牵引力减小而临界关闭压力增加。另一项与 OSA 相关的解剖因素是扁桃体和舌体的肥大，颌后缩及舌骨下移位[2,7]。

神经肌肉控制反应能力降低是导致许多 OSA 变异的原因，这类患者睡眠期间依靠神经肌肉活动维持气道开放和通气。神经肌肉张力降低，特别是睡眠起始阶段咽部扩张肌张力减弱，被认为可能与特定患者快动眼睡眠期较非快动眼睡眠期 OSA 严重程度增加有关，尤其在女性与儿童表现更为明显。目前还有研究表明内源性的神经介质有助于调控神经肌肉应答。由神经激素调节的咽部神经肌肉活化可能参与了 OSA 发病及严重程度，并表现出性别差异，这可以解释为是因为女性循环中瘦素水平高于男性[1,7]。

神经肌肉反应也受药物性调节觉醒状态的影响。酒精、镇静药物及催眠药会引起神经肌肉反应降低，加重睡眠时上气道阻塞。已知苯二氮䓬类药物可延长阻塞性呼吸暂停和低通气。阿片类药物与上气道易塌陷性的关系尚不明确。然而阻滞阿片受体已被证实可降低气道内压力，这表明阿片类药物可能会增加咽部阻塞的易感性[5,7]。

咽部的神经肌肉活动同样受化学和机械反射调控。高碳酸血症也是对上气道神经肌肉活动的有效刺激。

另一方面，低碳酸血症会产生一种相对被动的状态，与压力的升高有关。咽部的感觉抑制已被证明将削弱神经肌肉反应，从而易引起上气道阻塞[7]。

8.4　临床表现

OSA 从无明显症状到典型特征，临床表现多种多样。然而，最常见的表现不易辨认，OSA 病情进展缓慢，通常会延误诊断并产生不利影响。

流行病学研究显示，许多 OSA 未被诊断。临床医生必须要熟悉 OSA 的表现，无论是隐匿的还是明显的，从而精准辨别出具有风险的患者并安排适当检查以降低睡眠呼吸暂停患者术后死亡率[2,4]。为了优化管理，围手术期应强制对患者进行鉴别[5]。

OSA 患者许多典型症状和检查结果已列出（表 8.1）。相关研究显示 OSA 和不同疾病的联系，特别是心血管系统和神经认知损害，也包括代谢和内分泌紊乱[4,11]。

表 8.1　OSA 的典型症状和检查结果

典型症状	检查结果
打鼾	肥胖
极度日间嗜睡	增大的颈围
夜间窒息或喘息	上气道堵塞
盗汗	高血压
神经认知损害	肺动脉高压
胃灼热(烧心)	下颌后缩/覆盖
晨起头痛	鼻腔梗阻
持续失眠	氧饱和度降低
勃起功能障碍	S_3 心音(充血性心力衰竭)
夜尿症	下肢水肿

8.5　心血管系统

从心血管系统的角度来看，低氧血症、胸膜腔内压力变化作为 OSA 的后果引起如交感神经活化、内皮功能紊乱、高凝状态、炎症、氧化应激及代谢调节异常等中介机制改变，最终会发展为心血管疾病，包括系统性高血压、心力衰竭、心律失常、卒中、心肌缺血，甚至猝死(图 8.3)。

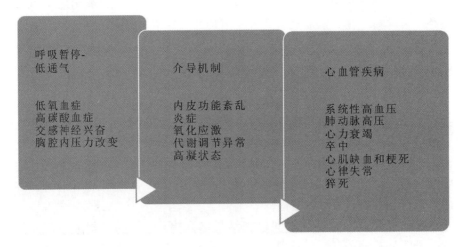

呼吸暂停-
低通气

低氧血症
高碳酸血症
交感神经兴奋
胸腔内压力改变

介导机制

内皮功能紊乱
炎症
氧化应激
代谢调节异常
高凝状态

心血管疾病

系统性高血压
肺动脉高压
心力衰竭
卒中
心肌缺血和梗死
心律失常
猝死

图 8.3　OSA 与心血管疾病的病理学联系

8.6　神经认知

OSA 与不同程度的神经认知损伤有关。交通事故和工作绩效不佳作为 OSA 人群神经认知损害的替代标志物应在临床被报道。OSA 会对患者的归纳、演绎推理、注意力、警惕性、学习和记忆能力产生负面影响。OSA 表现为缺乏判断力、反应时间延迟、学习和工作记忆能力下降、积极性不足及工作中表现不佳。OSA 患者会经常抱怨在工作中难以保持专注、在工作环境不恰当地入睡及记忆力障碍引起的职业困难[12]。

睡眠健康与情绪障碍之间似乎也存在联系。研究显示 OSA 患者发展为抑郁症的风险具有剂量效应。然而其他的研究并未找到抑郁症与 OSA 之间的关联，尤其是在男性患者中[1,11]。

8.7　代谢与内分泌

OSA 也会影响代谢过程，尤其是中重度患者。OSA 对葡萄糖内稳态、脂质代谢及脂肪肝的不良影响提示 OSA 应当被认为是代谢综合征的潜在组成部分[1,11-12]。

导致 OSA 患者代谢综合征的原因包括下丘脑 - 垂体 - 肾上腺轴的改变、交感神经异常活化、某些脂肪因子诱导、增强的炎症/氧化应激反应及糖代谢改变。有研究者发现 OSA 患者的胰岛素敏感性显著降低，而这一变化与 OSA 严重程度具有相关性，正确的处理呼吸暂停事件可改善血糖控制[7,11]。

研究显示 OSA 似乎会对脂质代谢产生影响，表现为高密度脂蛋白（high-density lipoprotein，HDL）功能异常，总胆固醇、低密度脂蛋白（low-density lipoprotein，LDL）、甘油三酯水平升高。研究发现这类患者脂蛋白清除减少、脂类分解增加及肝内脂肪输出增多。最终，这些代谢损伤会导致肝脂肪变性的发生、发展[11]。

8.7.1　儿童 OSA

儿童 OSA 表现不同于成人且定义不同。儿童 OSA 最常见原因是腺样体扁桃体肥大，而外科手术是首选的治疗方案，治愈率可达 70%。OSA 也与肥胖和鼻窦炎、过敏性鼻炎、哮喘等炎症性疾病有关。这类儿童经常存在学习困难、行为问题及多动症等神经学上的改变。在严重的 OSA 病例中，可发展为高血压、心功能不全和心力衰竭等心血管疾病。打鼾是常见的症状，大约 40% 存在打鼾的儿童需要由耳鼻喉科医生或睡眠专科医生评估是否存在 OSA[1,9,12]。

8.8　诊断和术前筛查

尽管多导睡眠图是 OSA 诊断的金标准，但花费较高且耗费时间。临床医生必须认清患者在进行有创性操作时存在更高的风险，基于此就需要有效的筛查策略[3]。目前，对于疑似 OSA 的患者缺乏关于术前准备的系统文献。

在多导睡眠描记的研究中，当患者睡眠时多种生理变量被采集并记录，包括脉搏血氧含量、脑电图、眼动图、口鼻气流测量、胸壁动度、肌电图和心电图[12]。阻塞性呼吸暂停的定义是尽管有持续的吸气尝试，气流中断仍达 10s 以上；低通气则定义为以下三点特征中的任一点：气流减少超过 50%，中等的气流减少（50%）与氧合血红蛋白去饱和，中等的气流减少与具有脑电图证据的觉醒。呼吸暂停 – 低通气指数（apnea-hypopnea idex，AHI）由发生的次数除以睡眠的小时数，是最有用且客观的疾病严重程度分级方法[3,12]。使用 AHI，OSA 可被分为轻度（AHI 5 ~ 14）、中度（AHI 15 ~ 29）、重度（AHI ⩾ 30）（图 8.1）[1]。OSA 综合征的诊断标准和分级见表 8.2。

　　术前应对患者进行病史询问和体格检查，因此应当询问成人患者与 OSA 相关的症状，包括打鼾、被发现呼吸暂停、日间困倦，另外还应着重关注体格检查结果，如颈围、体重指数、改良的 Mallampati 评分、舌体大小、扁桃体大小及鼻咽特征[3,13]（表 8.1）。

　　血气分析并非常规的术前检查，但静脉血清碳酸氢盐浓度可能有助于筛查隐匿的慢性呼吸性酸中毒。对于动脉二氧化碳分压升高，血清碳酸氢盐水平超过 27mmol/L 被认为高度敏感（92%）[7,12]。

表 8.2　OSA 综合征诊断标准

A. 其他原因无法解释的日间嗜睡

B. 其他原因无法解释的以下两条或更多表现：

　　睡眠期间的窒息或呼吸运动失调

　　从睡眠中反复觉醒

　　睡眠后无法恢复活力

　　日间疲惫

　　注意力难以集中

C. 整晚的睡眠监测显示睡眠期间每小时发生呼吸阻塞性事件 ⩾5 次

诊断：存在标准 A 或标准 B 加上标准 C 可确诊；无论有无症状，睡眠期间每小时发
　　　生呼吸阻塞性事件 ⩾15 次

　　用于 OSA 筛查的问卷包括柏林睡眠品质评估问卷、ASA 检查表、STOP 问卷和 STOP-Bang 问卷。这些问卷简易明了，且已被验证便于术前使用[13-14]。

　　STOP 问卷似乎最易使用，而修改的 STOP-Bang 问卷（表 8.3）改善了敏感性和阴性预测值，在预测外科患者中重度 OSA 方面显示了更好的准确性。在预测轻度（AHI > 5）、中重度（AHI > 15）及重度（AHI > 30）OSA 时，STOP-Bang 评分 ⩾3 的敏感度分别是 84%、93% 和 100%。由于其稳定的特

异性（37%~56%），STOP-Bang 问卷可能会出现假阳性结果，导致不必要地向睡眠研究转诊[14]。如前所述，结合伴有血清碳酸氢盐升高的 STOP-Bang 评分特异性可被提高。最近的一些研究表明，添加特定的同类预测因素可改善 STOP-Bang 问卷的特异性。对于患者而言，一个 STOP 评分 ≥2、BMI >35kg/m² 的男性患者比年龄 ≥50 岁且颈围 >40cm 的患者更易发生阻塞性睡眠呼吸暂停[13]。

表 8.3　成人 OSA 筛查 STOP 和 STOP-Bang 问卷

STOP 问卷		
打鼾？你是否鼾声很大（大到隔壁房间也能听到或同床的人晚上会用肘部推挤你）？	是	否
劳累？你是否经常感到劳累、疲惫或在白天觉得昏昏欲睡（例如在开车或与人交谈时入睡）？	是	否
观察？是否有人观察到你在睡眠时出现过停止呼吸或窒息/喘息？	是	否
血压？你是否患有或被当作高血压处理过？	是	否
OSA 高风险：两条或以上问题回答"是"；OSA 低风险：少于两条问题回答"是"		
STOP-Bang 问卷		
打鼾？你是否鼾声很大（大到隔壁房间也能听到或同床的人晚上会用肘部推挤你）？	是	否
劳累？你是否经常感到劳累、疲惫或在白天觉得昏昏欲睡（例如在开车或与人交谈时入睡）？	是	否
观察？是否有人观察到你在睡眠时出现过停止呼吸或窒息/喘息？	是	否
血压？你是否患有或被当作高血压处理过？	是	否
BMI >35kg/m²？	是	否
年龄大于 50 岁？	是	否
颈部尺寸大小？男性衣领是否达到 43cm 或更大？女性衣领是否达到 41cm 或更大？	是	否
性别：男性？	是	否
OSA 低风险：0~2 条问题答"是"；OSA 中等风险：3~4 条问题答"是"；OSA 高风险：5~8 条问题答"是"，或在 STOP 问卷中的 4 条中有 2 条或更多问题答"是"+男性，或在 STOP 问卷中的 4 条中有 2 条或更多问题答"是"+BMI >35kg/m²，或在 STOP 问卷中的 4 条中有 2 条或更多问题答"是"+颈围（男性 43cm 或更大，女性 41cm 或更大）		

然而 OSA 的表现存在巨大异质性。近期一项在法国注册的基于睡眠呼吸暂停的研究中，作者观察了 6 组不同的阻塞性睡眠呼吸暂停群体的临床表现、风险因素及结果，并指出需要在诊断上做更多研究，建立不同群体间与长期预后影响的关系[12]。

关于儿童的问卷尚未被充分验证。近期诞生了一份被称为"I'M SLEEP-Y"的儿童筛查问卷（表 8.4）。虽然很有前景，但初始测试人数太少，仅150 名儿童，所以还需进一步验证以确认其有效性[9,13]。

总之，OSA 的术前管理应当包括完整的病史采集和体格检查，同时采用有效的筛查问卷应当成为常规术前检查的一部分。对于高危组患者，如有必要可考虑进行正式的睡眠评估[3,12]。我们建议使用 STOP 或 STOP-Bang问卷，因其便于使用、准确且适用于不同目标人群。

表 8.4 儿童 OSA 筛查："I'M SLEEPY"问卷（家长版）

I：你的孩子平日里是否经常易怒或暴躁？	是/否
M：BMI > 85%	是/否
S：你的孩子经常打鼾吗？	是/否
L：你的孩子晚上睡觉时是否有呼吸费力？	是/否
E：是否注意到你的孩子睡觉时会出现呼吸停顿？	是/否
E：你的孩子是否存在扁桃体和(或)腺样体的增大？	是/否
P：你的孩子是否注意力难以集中？	是/否
Y：你的孩子是否经常打哈欠或在白天觉得疲惫/困倦？	是/否
0～2 分代表 OSA 低风险；3 分及以上代表 OSA 高风险	

8.9　术前、术中及术后关注点

具有较高 OSA 可能性的患者应当根据 ASA 指南进行管理[3]。围手术期外科医生和麻醉医生需要制定详细的术前管理流程(图 8.4)。

在可能的情况下，高风险患者应当在术前咨询睡眠专科医生并进行家庭筛查睡眠研究或按要求完成多导睡眠监测。对于未曾诊断过 OSA 的患者，临床管理需基于危险分层执行。睡眠专科医生能够在睡眠研究中提供帮助并评估开始正压通气治疗的时机[3,5,13]。

对于已使用 CPAP 的 OSA 患者需要在术前继续使用 CPAP。CPAP 有助于开放塌陷的上气道、改善功能残气量(functional residual capacity，FRC)和氧合，减少氧呼吸做功，也改善 OSA 患者的过度日间嗜睡症状[5,15]。近年有证据显示使用 CPAP 可降低术后并发症发生率并缩短住院时间。研究者同时发现 CPAP 可降低气管内插管发生率和择期腹部及心血管手术患者因低氧引起的其他严重并发症。腹部手术的随机对照试验报道围手术期使用 CPAP 可降低肺不张、减少术后肺部并发症及肺炎发生率[10,16]。

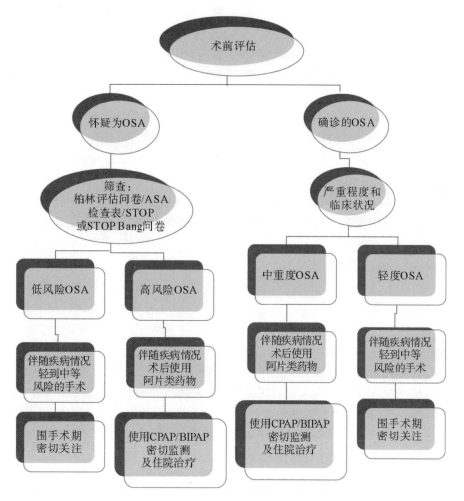

图 8.4 OSA 患者围手术期评估(摘自 Anesthetic considerations of parfurients with obesity and obstructive sleep apnea. J Anaesthesiol Clin Pharmacol,2012,28:436 - 440)

对于已确诊 OSA 或高风险患者,在气管插管时、术中、拔除气管导管时及拔管后早期、麻醉恢复期应使用特定的方法。需要在液体管理、患者体位、神经肌肉阻滞、保护性通气、疼痛管理、麻醉方式和药物选择等方面引起特别重视[5-6,15]。

诱导阶段和手术中最重要的预防措施包括：

● 只要可能，尽量考虑使用区域神经阻滞或局部麻醉代替全身麻醉。

● 尽量减轻手术应激，缩短手术时间。

● 判断困难插管的可能，采用半坐位清醒拔除气管导管。

● 监测呼气末二氧化碳浓度及波形、潮气量，采用呼气末正压通气PEEP 行保护性通气。

● 在插管后立即行肺复张，术中运用 PEEP 维持肺容量。

● 优先选择短效麻醉药物，如有可能应尽量减少镇静药和镇痛药的用量。

● 避免大剂量使用非去极化神经肌肉阻滞剂（N-methyl-D-aspartate，NMBA），使用神经肌肉传导监测，需对残余肌松进行拮抗。

● 可考虑使用对上呼吸道开放影响较小的药物（例如氯胺酮）。

关于麻醉药的药理学及其对呼吸的影响，已证明所有 GABA 能药物抑制呼吸驱动（丙泊酚）都与剂量相关，或降低上气道扩张肌反应产生负压（异氟醚），加重上呼吸道塌陷。氯胺酮及其他 NMDA 拮抗药在小手术及侵入性操作时有部分控制疼痛的作用，小剂量的氯胺酮甚至可以保护气道反射并维持呼吸驱动力[1,5-7]。

阿片类药物被广泛用于控制术中及术后的手术疼痛。对于确定需要更高剂量阿片类药物的 OSA 患者尤为重要。虽然疼痛管理可提高呼吸参数，但这些镇痛药会呈剂量相关性的抑制咽部扩张肌活动。区域阻滞麻醉联合局部麻醉或非甾体抗炎药应作为备选[5,7,13]。

同样应关注神经肌肉松弛剂逆转的程度和速度，因为这可降低术后呼吸系统并发症高发的 OSA 患者的并发症发生率及住院费用。众所周知，在逆转神经肌肉松弛剂的活性方面舒更葡糖优于新斯的明。根据近期的研究结果，在 OSA 患者术中使用舒更葡糖有助于神经肌肉功能的早期改善并缩短患者在手术室和 PACU 的停留时间[17]。OSA 患者使用舒更葡糖可降低呼吸系统并发症发生率，尽管逆转肌松的费用会增加，但治疗并发症的费用减少，因此总花费是降低的。

右美托咪定也被认为是有用的药物。一些近期的试验已确认了该药在镇静、镇痛及预防 OSA 患儿腺样体、扁桃体切除后的全身麻醉苏醒期躁动上的有效性与安全性[18]。提供满意的术后镇痛不应该发生因为镇静引起的上呼吸道梗阻而变得复杂化。OSA 患者接受呼吸道重建手术，右美托咪定可维持血流动力学的稳定。该药物刺激蓝斑核受体发挥镇静、镇痛效应，通过刺激脊髓受体轻微降低每分通气量并增加 $PaCO_2$，但作用较阿片类药物弱。利用脑电双频谱指数指导镇静时使用右美托咪定可减少丙泊酚和吗啡的用量，也可降低咪达唑仑的用量[19]。

OSA 患者及筛查出的高风险患者术后应进入麻醉复苏室（postanesthesia care unit，PACU）严密监护，需注意可能发生的术后并发症（表 8.5）。这些患者应使用脉搏血氧测定仪器连续监测氧合状态以避免低氧血症及其他并发症。供氧应当设定一个 2L/min 的上限，不推荐更高的吸入氧浓度，因为后者可能通过抑制中枢缺氧反应导致肺通气不足/高碳酸血症[5,13]。手术后应尽早将患者置于非仰卧位以改善呼吸功能。

表 8.5　OSA 术后常见并发症

低氧血症	5%～20%
心肌缺血	0～10%
高碳酸血症性脑病	0～10%
肺栓塞	1%～6%
心律失常	2%～6%
肺不张	3%～5%
肺炎	1%

围手术期应尽量减少阿片类和苯二氮䓬类药物的用量。可使用非甾体抗炎药、对乙酰氨基酚、曲马朵及区域神经阻滞控制疼痛，也可选择右美托咪定用于镇静[5,6,19]。

术后另一个重要的问题是睡眠片段化、低质量睡眠与 OSA 之间的关系。伴随睡眠缺乏及碎片化睡眠，术后几晚可见到快动眼睡眠数量的增加。快动眼睡眠与肌张力降低及呼吸兴奋受损有关。另外睡眠缺乏可能会导致谵妄的发生，进而干扰睡眠模式及皮层觉醒[6,13]。

近期研究表明针对 OSA 患者，术后早期使用 CPAP 可改善睡眠呼吸暂停并减轻阿片类药物的负面影响。其他试验表明术后早期使用 CPAP 治疗的有利影响贯穿整个觉醒与非快动眼睡眠时期且减轻阿片类药物用于疼痛管理时的呼吸抑制效应。有人观察到 CPAP 可改善 OSA 患者使用阿片类药物后的副作用及减肥手术后早期的通气功能。术后进入 PACU 后立刻进行CPAP 治疗似乎有益于改善术后呼吸系统安全性[15-16]。

临床研究表明 OSA 综合征患者具有更高的死亡率，而气管造口术或CPAP 可降低这一风险，但目前缺乏随机对照试验验证这一点[16]。

近来威斯康星研究与睡眠心脏健康研究分析了 OSA 对人口死亡率的影响，结果均报道伴随睡眠呼吸暂停严重程度升高（AHI≥30），死亡率升高，同时心血管疾病死亡率也表现出类似的结果[2,7]。

8.10　OSA 的治疗及未来方向

目前针对 OSA 治疗的方法很多[20]。持续正压通气(CPAP)仍被认为是治疗 OSA 的金标准。其他治疗还包括不能耐受 CPAP 患者采用的其他正压通气模式、微创手术、设备(如下颌前伸夹板)或体重减轻。手术治疗也具有良好效果，但需掌握适应证[3]。

无论是否存在并发症或症状是否严重，所有 AHI > 15 的患者均应进行 CPAP。当 AHI 在 5 ~ 15 时，是否使用 CPAP 需结合出现的症状，是否有高血压、冠状动脉疾病、卒中等。有研究发现，从使用 CPAP 进行治疗的第一晚起即可减少夜间梗阻性事件的发生并改善睡眠参数及夜间 SaO_2。经过短期连续应用 CPAP，类似嗜睡的日间症状也会有所逆转。连续的治疗改善记忆力、注意力及执行能力，神经认知损伤减少。CPAP 对心血管事件的预后有积极影响。未接受治疗的重度 OSA 患者具有较高的致命及非致命性心血管事件发生率。尽管 CPAP 的效果在代谢改变方面仍不确定[21-22]。

总而言之，数据显示 CPAP 在控制 OSA 症状及转归方面十分有效且几乎无任何副作用。CPAP 的功效完全取决于其是否连续使用，如未进行其他治疗，CPAP 可终身使用[10,22]。

然而并非所有患者均能耐受 CPAP。其他新的正压通气模式，如双水平无创正压通气或自动滴定的 CPAP 更为复杂精细但同样有效[21]。

可替代正压通气的治疗还包括体位疗法、口腔设备、减轻体重及手术[21-22]。

8.10.1　体位疗法

睡眠时的体位影响着梗阻事件的发生率及严重性。仰卧位时主要由于舌体的重力效应及软腭位置增加了呼吸暂停及低通气的发生，所以体位疗法禁止 OSA 患者以仰卧位进入睡眠。

8.10.2　口腔器具

过去几年口腔器具发展迅速且受重视程度明显增加。这类设备可用于轻、中度 OSA 患者 CPAP 的替代治疗。最常见的口腔器具是下颌前伸矫治器(mandibular advancement splints，MAS)。这些器具放置于气道内咽部脂肪垫的旁边，舌体基底部前移，呼吸暂停事件减少。然而诸如过量的唾液分泌、口干、牙龈刺激、关节痛、牙痛及咬合改变等副作用也正被逐步发现。另一组新型的口腔保护器包括舌体固定器。人们发明了舌前吸引术使舌体前移，以增加睡眠中的上呼吸道空间。目前已证实该方法可降低 AHI 且与 MAS 效果相近。虽然前景可期，但目前仍无足够的证据推荐这些器具应用于临床实践中[21]。

8.10.3 减轻体重

肥胖是导致 OSA 发生发展的高危因素，因此减轻体重对该类患者的重要性不言而喻。这一建议是 OSA 管理的主要目标并且应提倡所有患者控制体重[3]。

8.10.4 手 术

为了取得更好的效果，人们对 OSA 的手术治疗进行了深入探索。但对于手术仍然极具争议。手术的目的是移除上呼吸道梗阻的原因，而梗阻可发生于不同部位，所以可能需要进行不同水平的手术，包括鼻子、口咽部、舌体和颅面的结构[5,14]。扁桃体切除和腺样体切除是儿童 OSA 最常见的外科治疗手段，手术效果通常十分确切。悬雍垂腭咽成形术，无论是传统的方法还是使用激光切除，该术式都是部分患者基本的外科治疗手段。这类手术能够减轻打鼾，但无明显证据显示可改善 OSA。上下颌骨前移（maxillomandibular advancement，MMA）通过上颌骨和下颌骨分别截骨完成，使骨骼结构被动前移。这种技术是非常有效的，大部分患者需气管切开，这是极具侵入性的治疗，往往会存在并发症和审美后遗症[21-22]。因此当所有其他方法和一级手术失败时，该治疗可用于特殊患者。最后，气管切开术是最有效的外科治疗和最后的选择，仅用于有生命危险的重度 OSA 患者。

结 论

阻塞性睡眠呼吸暂停发病率高，以睡眠期间的上呼吸道塌陷为特点。肥胖是 OSA 发病的主要危险因素，行择期手术患者发病率更高。OSA 具有典型的临床表现如日间过度嗜睡、神经认知功能障碍、心血管疾病、代谢障碍、呼吸衰竭及肺心病。

镇静及麻醉会增加上呼吸道的易塌陷性，因此这些患者围手术期并发症风险增加，而这些患者中的大部分均未确诊 OSA。既往病史、筛查及诊断试验均有助于明确是否存在 OSA 综合征，便于围手术期管理。对于轻、中度 OSA，CPAP 是目前最常见且有效的一线治疗方法，但也存在其他方案，如口腔器具、手术治疗等。

OSA 患者接受手术时应当制定个体化方案，包括术前筛查、麻醉优化、高风险患者避免使用抑制呼吸药物的镇静方案、术中利用肌松监测进行目标导向性的肌松拮抗、围手术期适时使用 CPAP 治疗、术后阿片类滴定镇痛及 PACU 内充分的监护。

参考文献

[1] Mannarino MR, Di Filippo F, Pirro M. Obstructive sleep apnea syndrome. Eur J Intern Med, 2012, 23: 586 – 593.

[2] Franklin KA, Lindberg E. Obstructive sleep apnea is a common disorder in the population, a review on the epidemiology of sleep apnea. J Thorac Dis, 2015, 7(8): 1311 – 1322.

[3] American Society of Anesthesiologists Task Force on Perioperative Management. Practice Guidelines for the Perioperative Management of Patients with Obstructive Sleep Apnea. An updated report by the American Society of Anesthesiologists Task Force on perioperative management of patients with obstructive sleep apnea. Anesthesiology, 2014, 120(2): 268 – 286.

[4] Rivas M, Ratra A, Nugen K. Obstructive sleep apnea and its effects on cardiovascular diseases: a narrative review. Anatol J Cardiol, 2015, 15: 944 – 950.

[5] Vasu TS, Grewal R, Doghramji K. Obstructive sleep apnea syndrome and perioperative complications: a systematic review of the literature. J Clin Sleep Med, 2012, 8(2): 199 – 207.

[6] Zaremba S, Mojica JE, Eikermann M. Perioperative sleep apnea: a real problem or did we invent a new disease? F1000Research, 2016, 5(F1000 Faculty Rev): 48.

[7] Pham LV, Schwartz AR. The pathogenesis of obstructive sleep apnea. J Thorac Dis, 2015, 7(8): 1358 – 1372.

[8] Ankichetty SP, Angle P, Joselyn AS, et al. Anesthetic considerations of parturients with obesity and obstructive sleep apnea. J Anaesthesiol Clin Pharmacol, 2012, 28: 436 – 440.

[9] Dehlink E, Tan HL. Update on paediatric obstructive sleep apnoea. J Thorac Dis, 2016, 8(2): 224 – 235.

[10] Ramar K, Dort LC, Katz SG, et al. Clinical practice guideline for the treatment of obstructive sleep apnea and snoring with oral appliance therapy: an update for 2015. J Clin Sleep Med, 2015, 11(7): 773 – 782.

[11] Stansbury RC, Strollo PJ. Clinical manifestations of sleep apnea. J Thorac Dis, 2015, 7(9): E298 – 310.

[12] Bailly S, Destors M, Grillet Y, et al. Obstructive sleep apnea: a cluster analysis at time of diagnosis. PLoS One, 2016, 11(6): e0157318. DOI: 10.1371/journal. pone. 0157318.

[13] Wolfe RM, Pomerantz J, Miller DE, et al. Obstructive Sleep Apnea: preoperative screening and postoperative care. J Am Board Fam Med, 2016, 29: 263 – 275.

[14] Chung F, Yang Y, Brown R, et al. Alternative Scoring Models of STOP-Bang Questionnaire improve speciicity to detect undiagnosed obstructive sleep apnea. J Clin Sleep Med, 2014, 10(9): 951 – 958.

[15] Kong WT, Chopra S, Kopf M, et al. Perioperative risks of untreated obstructive sleep apnea in the bariatric surgery patient: a retrospective study. Obes Surg, 2016, 26 (11): 2779 – 2780. DOI: 10.1007/s11695 – 016 – 2203 – 3.

[16] Zaremba S, Shin CH, Hutter MM, et al. Continuous positive airway pressure mitigates opioid-induced worsening of sleep-disordered breathing early after bariatric surgery. Anesthesiology, 2016, 125: 92 – 104.

[17] Ünal DY, Baran I, Mutlu M, et al. Comparison of Sugammadex versus Neostigmine costs and respiratory complications in patients with obstructive sleep apnoea. Turk J Anaesthesiol Reanim, 2015, 43: 387 – 395.

[18] Cheng X, Huang Y, Zhao Q, et al. Comparison of the effects of dexmedetomidine-ketamine and sevolurane-sufentanil anesthesia in children with obstructive sleep apnea after uvulopala-topharyngoplasty: an observational study. J Anaesthesiol Clin Pharmacol, 2014, 30: 31 – 35.

[19] Ankichetty S, Wong J, Chung F. A systematic review of the effects of sedatives and anesthetics in patients with obstructive sleep apnea. J Anaesthesiol Clin Pharmacol, 2011, 27: 447 – 458.

[20] Spicuzza L, Caruso D, Di Maria G. Obstructive sleep apnoea syndrome and its management. Ther Adv Chronic Dis, 2015, 6(5): 273 – 285.

[21] Shin CH, Zaremba S, Devine S, et al. Effects of obstructive sleep apnoea risk on postoperative respiratory complications: protocol for a hospital-based registry study. BMJ Open, 2016, 6: e008436.

[22] Eastwood PR, Malhotra A, Palmer LJ, et al. Obstructive sleep apnoea: from pathogenesis to treatment: current controversies and future directions. Respirology, 2010, 15(4): 587 – 595.

（邢　东　译，聂　煌　审）

第9章 终末期呼吸系统疾病的患者

Morgan Le Guen, *Sofian Faiz*

为终末期呼吸系统疾病患者提供麻醉，对麻醉医生而言从术前访视到术后都存在挑战。它包括两种不同的情况：有特定术中管理的肺部手术，其他任何有较大的术后呼吸系统并发症风险的手术。降低风险应从术前开始，包括戒烟、肺复健以及患者教育。

这些患者的优化管理需要多学科医疗团队合作协调，用通用的策略限制术后并发症的发生。

9.1 终末期呼吸系统疾病的定义

终末期呼吸衰竭包括具有一些共同特征的不同类型的疾病。通常当代偿机制被改变时会逐渐出现终末期状况。最突出的症状是患者休息时呼吸困难症状逐渐加重，以及活动时持续感觉气短。此外，其他症状如晨起头痛、酸中毒及严重的低氧血症可确定诊断[1]。全身症状包括肺动脉高压，某些病例出现相同的体循环高血压和心力衰竭。分级和严重级别见表9.1。

终末期呼吸衰竭的起源涉及许多呼吸系统病理机制，发生率按以下顺序递减：

- 抽烟后肺气肿。
- 严重的慢性阻塞性肺疾病（COPD）。

M. Le Guen, M. D., Ph. D. (✉) · S. Faiz, M. D.
Department of Anesthesia, 40 rue Worth, 92150 Suresnes, France
e-mail: m. leguen@ hopital-foch. org

© Springer International Publishing AG 2018
J. -L. Fellahi, M. Leone (eds.), *Anesthesia in High-Risk Patients*,
https://doi. org/10. 1007/978 – 3 – 319 – 60804 – 4_9

- 纤维变性或囊性纤维化。
- 间质性肺病。
- 免疫抑制治疗后或肺移植后闭塞性细支气管炎。
- 慢性急性呼吸窘迫综合征(ARDS)，本文不涉及此内容。

表 9.1　从慢性呼吸系统症状到终末期呼吸衰竭

	严重	非常严重的损伤 = 终末期呼吸系统疾病	列入肺移植名单
FEV1 测试	30% < FEV1 < 49%	FEV1 < 30%	FEV1 < 20%
6MWT	< 200m	< 100m	SpO_2 下降 > 4%
	SpO_2 稳定	SpO_2 下降 < 4%	
动脉血气	pH 正常且血碳酸正常	高碳酸血症	高碳酸血症 最后导致酸中毒
临床症状	没有或轻微(咳嗽，气短)	休息或运动时气短 白天需要吸氧	持续气短 需要氧气

FEV1：1 秒用力呼气容积；6MWT：6 分钟步行试验；SpO_2：血氧饱和度。

9.2　术前评估

9.2.1　一般情况

　　最重要的评估方法仍是结合临床评估患者的日常生活自主能力。可通过工具性日常生活活动量表[(I)ADL]来测量，该量表评估穿衣、吃饭等不同的常规活动。自主能力受损与预后差密切相关[2]。

　　客观标准可对疾病的严重程度进行分层。其中最重要的是高龄(> 60岁)并存在其他伴随疾病(高血压、脑缺血事件等)。根据表9.1，有急性呼吸性衰竭或右心力衰竭的临床症状意味着预后较差。此种情况需要进行全面的心脏检查，因为如果右心室肥厚，心排血量只依赖于其功能和耐受性。任何原因的缺血(右冠状动脉不完全狭窄)都可能影响心排血量快速出现脏器缺血及乳酸酸中毒。需通过冠状动脉造影进行心脏形态学检查以确保没有冠状动脉病变。如果计划行大手术，运动耐量应当通过应激超声心动图或应激 MRI 来检测。全面的评估旨在术前确定最佳的麻醉和镇痛方案。最后，评估呼吸功能。分流量和低氧血症的严重程度是肺功能"储备"强有力的预测因子。此外，pH 值异常是快速失代偿的一个信号，可能需要延迟手术[3]。

术前访视的主要目的是进行完整的并发症检查（Charlson 评分）并制定一个准确的麻醉预案。贫血或意外出血的风险非常重要，因为其与缺血风险相关。另一方面，考虑可避免削弱呼吸功能的一切选择：局部或区域麻醉、限制机械牵拉及无创通气支持。若计划行肺部手术，呼吸功能测试应当证明术后 VEMS 在 30% 以上。低于此数值时患者脱离机械通气困难的并发症风险增加[3]。

在某些情况下，应当考虑肺移植。为了平衡捐助者稀缺并最大限度提高肺移植的社会效益，肺移植的适应证已更新，我们更加重视能获得的潜在生命年。目前建议只针对若不移植两年内因肺部疾病死亡的风险 >50%、移植后 90 天生存率 >80%、若移植物功能健全在一般医疗条件下 5 年预期生存率 >80% 的患者考虑肺移植。

9.2.2 术前优化

呼吸或肺复健

复健可改善总体的功能状态，主要作用于由于营养不良伴随严重的分解代谢和日常活动减少而逐步消失的肌肉群。同时，产生的乳酸和二氧化碳减少，对呼吸机需求降低。肺复健对终末期 COPD 患者特别有好处，其具体措施包括戒烟、尽早发现肺功能恶化和坚持治疗。

对于 COPD，已显示肺复健计划可明显改善患者的运动耐量和健康相关的生活质量，同时减少呼吸困难的严重性。在 Ceasario 等的研究中，与对照组相比，复健可改变患者的状态，改善其呼吸功能并使他们接受手术且不发生并发症[4]。肺复健计划的作用在其他原因引起的终末期呼吸系统疾病中研究得较少。一项正在招募受试者的临床试验（NCT 1893008）专门研究通过一个锥形流阻式吸气负荷装置进行术前吸气肌训练，这个项目为个体化定制。开始的吸气负荷设定为测量的最大吸气压的 60%。根据自感用力度的比值，负荷逐渐增加，患者必须每次完成 30 次的动态呼吸做功，每天 2 次[5]。

预复健理念

预康复贯穿于整个术前医疗过程，其目的是改善"未来"手术或肿瘤患者的健康。也就是说，肌肉量和肌肉耐力的增加应当可以抵消住院期间预期的肌肉萎缩。这个理念先于世界范围内加速术后康复（ERAS）协会支持的复健项目，且至少包含 3 个部分：与专业教练（理疗师或运动医生）1 周内（最多 3 次）进行一系列重复的有氧和无氧训练，优化饮食（预防肌少症，每日蛋白摄入量 1~1.5g/kg），以及心理支持。麦吉尔大学的 Carli 等倡导这种复健应在术前至少持续 4 周[6]。

此多维度项目的可行性既往已经在结直肠癌中证实。因此，观察到功能储备的增加，将峰值摄氧量和 6 分钟步行试验(6-MWT)增加 10% 作为参考标准[7]。对治疗有反应的患者有两种结果。其一，功能储备的增加与术后并发症明显降低(2% *vs* 18%)及患者的特定表现相关。实际上，该功能提升在住院期间消失后 2 个月内再次升高。其二，患者恢复到术前状态。相反，患者术后身体活动能力逐渐下降且功能状态持续改变，持续时间长且不能完全恢复。他们再不能达到基础状态。正如 Coats 等在计划行肺部手术患者中证明的一样，患者对方案的依从性非常重要[8]。最近一项有趣的报道中，West 等发现在直肠癌实施新辅助放射治疗后，其结果与放疗期间功能状态明显下降相似，但术前预复健组有明显的改善[9]。即使许多预试验获得了相同的结果，这个理念仍需要更多的随机对照试验来获得更加可靠的结论。在外科患者中实行这一措施可能会碰到一些障碍，但是我们可以想象，对于终末期呼吸系统疾病患者来说"时间"窗口是不一样的。之前的一项研究对严重的 COPD 患者提供了一部分方案以证明他们的功能状态得到改善，在这个小队列中，最初被拒绝实施手术的患者最终接受了手术且术后没有任何严重并发症或死亡发生[4]。

9.3　麻醉实施

9.3.1　预充氧

在所有预期存在通气或插管困难的患者中都应该进行预充氧，这一推荐特别关注诱导前吸空气低氧的患者。这个阶段对于降低诱导时低氧事件发生是至关重要的，该时期低氧事件的发生通常与肺毛细血管增厚被动氧输送减弱相关。应该提出一些改善氧合的方法以提高预充氧效率。

首先，提高预充氧质量的一个简单的方法是斜坡位使更多的肺泡区域复张并让横膈移动更有效。对于严重 COPD 且缺氧的患者，诱导时持续正压肺泡通气(continuous positive alveolar pressure，CPAP)或压力支持通气(pressure support ventilation，PSV)复合呼气末正压(PEEP)可用于提高预充氧效率，减少肺不张的发生。这种疗法得到了 Baillard 等进行的有关紧急诱导的一些研究的支持[10]。因此，与标准治疗相比，无创通气(noninvasive ventilation，NIV)与 SpO_2 下降发生概率较低相关：(93% ±8%)*vs.*(81% ±15%)，$P <$ 0.001。目前的研究表明高氧流量是改善氧合的新方法，可以在自主呼吸时加

一个小的 PEEP 或呼吸暂停时通过被动转运将氧气转移到肺泡。一项大的多中心研究显示高流量可优化重症患者肺泡氧合[11]。此研究证实了之前插管时比较使用非再吸式储气囊面罩或高流量经鼻吸氧的研究，前者在插管时低氧的发生率明显较低：2% *vs.* 14%，$P = 0.03$[12]。

9.3.2　区域麻醉

普遍认为对于 COPD、肺纤维化或支气管炎的患者，通过气管插管和间歇正压通气实施的全身麻醉与患者的不良预后相关。这类患者容易出现气管和支气管高反应性、心血管不稳定、气压伤、低氧血症和较高的术后肺部并发症发生率。越来越多的证据支持对传统观念认为只能进行全身麻醉的患者实施区域麻醉。一项研究发现 COPD 患者手术时单独使用硬膜外麻醉将术后肺炎的风险降低 50%。术中使用 NIV 也可用于改善肺气体交换[4]。对终末期呼吸系统疾病患者使用肌间沟臂丛神经阻滞仍有争议，因其有引起膈神经麻痹减弱呼吸功能的风险。或许更好地使用超声引导可减少局部麻醉剂需求量，进而可减少膈神经阻滞的发生率。推荐使用硬膜外镇痛在术后改善 NIV 和控制疼痛。

9.3.3　全身麻醉药物的选择

与发育中和老年的大脑相似，一些数据显示麻醉剂对术后肺部并发症（肺炎、肺不张等）的作用有差异。事实上，缺血再灌注（ischemia-reperfusion，IR）过程会增加初级炎症反应，卤化的挥发性麻醉药（七氟烷或地氟烷）或静脉麻醉剂 – 丙泊酚等不同的麻醉药效果不同[13]。挥发性药物的有趣之处在于其高亲脂特性，在穿过肺泡毛细血管膜到达血浆之前可直接弥散到达肺泡腔。另一方面，丙泊酚具有最佳的生物利用度，特别是在单肺通气气体缺乏的高风险状态，因为肝脏代谢得到了控制。一些临床和基础研究显示卤化麻醉药的优势在于可降低促炎介质的产生。临床实践中，除了一项研究外，没有发现麻醉药与术后预后直接相关。Schilling 等首先提出挥发性麻醉药有抑制炎症反应的作用，他们在单肺通气（one lung ventilation，OLV）临床场景中比较了使用丙泊酚和卤化的挥发性麻醉药。这些试验中进行了支气管肺泡灌洗和血液分析，显示主要发生在缺血同侧的对缺血的局限性反应。因此，不管使用何种药物，OLV 后促炎细胞因子在通气侧肺增加。但是丙泊酚麻醉期间介质的释放量大约是使用七氟烷或地氟烷麻醉的两倍[14]。一些研究显示丙泊酚对氧自由基释放引起的脂质过氧化反应有积极影响，并可抑制炎症介质 IL-8 的释放，降低呼吸指数。因此，结果仍具有争议性，近期发表的一篇大的综述倾向于使用卤化物。这个综述是基于 8 项纳入接受 OLV 行胸科手术的 350 例患者的研究，通过减弱炎症反应起到保护效果[15]。

9.3.4　拔管指征

拔管前优化患者的状态很重要。肌松剂的作用应完全被逆转，使患者充分氧合，且 $PaCO_2$ 接近患者术前正常值。围拔管期支气管扩张剂治疗可能有益。高危患者拔管后直接用无创通气可减少呼吸做功和空气滞留，已经证明可降低大手术后再次插管的可能。

9.3.5　麻醉期间保护性通气

一般准则

手术时保护性通气策略的概念仍适用，要求低潮气量和低气道压。低潮气量对呼吸系统疾病的病因影响不大，推荐意见仍是根据理想体重潮气量为 6~7mL/kg。对于低气道压，一些病因可能会与气道压互相影响，设置机械通气需要精确并存在一定困难。特别是对于伴有自发性 PEEP 的严重 COPD 患者和伴有峰值压力和有时是平台压增加的(囊性)纤维化患者。这种病理情况一般需要非常小的潮气量(5mL/kg)和相对延长的呼气时间(1:1 比例，有时吸呼比倒置)。对于 PEEP 文献尚存争议，因目前的试验没有显示全身麻醉期间高 PEEP 有优越性。实际工作中我们推荐最好用小潮气量(6~8mL/kg)复合低 PEEP(5~8mmHg)[16]。

尽管许多研究已经显示了肺复张的积极作用，但需特别注意手法。事实上，出现气胸或者更严重的双侧气胸是终末期呼吸系统疾病尤其是肺气肿的主要风险。每一个麻醉参与者都应当警惕这一风险，并应严密监测气道压，限制任何动态的过度充气，降低呼吸频率和允许呼气(增加呼气时间)是两个首选设置。

单肺通气

重症患者进行单肺通气一般是在肺部手术时，如胸腔镜手术，伴有高气道压和高低氧血症风险(动脉分流 + 缺氧性肺血管收缩不足)时单肺通气的管理会比较困难。这种情况的通气策略仍不明确。大部分文献支持低潮气量通气在 OLV 时潮气量不会显著降低。但是单肺使用 6~7mL/kg 相当于12mL/kg，特别是对于左肺。但在一些描述中并没有肺损伤，终末期呼吸系统疾病可能情况不同。最近的一个关于术中通气管理的 Cochrane 分析支持将小潮气量作为降低术后死亡率、机械通气和肺损伤的一种方法[17]。关于 PEEP 和 RM，OLV 时小 PEEP 和无 RM 已达成更好的共识。对于第一种情况，主要的争议在于改变血流动力学状态和减少术后呼吸系统并发症。对于 RM，通气肺平台压或气道峰压急剧增加的风险可能会使气压伤风险增加，这一事件在侧卧位 OLV 时很难诊断和治疗。因此，近期的一个随机试验测试了双肺通气时低潮气量复合高/低 PEEP 加或不加 RM。4 个不同的组共纳入 120 例患者，如果 PEEP 能提高 PaO_2/FiO_2 比例，最有利于呼吸系统顺应性和术后恢复的组合是这 3 个：小潮气量 + 低 PEEP + RM。对于肺实质有改变的患者也应该使用这个组合。

最后，此类患者发生低氧事件是可预见性风险，建议有计划地制定策略。可能的措施中最简单有效的方法是与外科医生协商后进行短暂的双肺通气。双肺通气可以暂时消除 VA/Q 不平衡并可快速纠正低 PvO_2。在某些情况下，这一技术会影响手术医生而无法实行。通过 CPAP 保证维持肺开放，如果没有肺动脉高压使用都可喜（推注 + 持续泵注）是两个替代的方法。

ECMO

体外膜式氧合器（extracorporeal membranous oxygenation，ECMO）现在在大医院是一个令人关注的对非心脏或非肺部手术重症患者进行支持的方法。事实上，它可以通过静脉 – 静脉插管支持严重和难治性低氧血症，限制高碳酸血症酸中毒[18]。在这些情况下，它确实是一个保持终末期肺氧合却不增加无氧代谢的策略。但另一方面，ECMO 在囊性纤维化支气管黏液溢恶化和肺过度膨胀存在气胸的风险的病例，允许极度保护性的通气（3 ～ 5m/kg）。通常的选择是在颈静脉进行静脉 – 静脉 ECMO。若没有进行部分心脏支持的其他原因，可经皮置入双腔管（Avalon™）。推荐通过经食道超声检查（双腔静脉平面）来控制插管的最佳位置，优化血液吸引。根据我们肺移植的经验，仅在围手术期使用 ECMO 与并发症增加并不相关。终末期呼吸系统疾病使用 ECMO 的另一个适应证是对预期困难气道患者进行气道管理：下颌前伸困难、张口受限以及颈椎活动受限。在这种情况下预先使用 ECMO 可进行常规管理而没有缺氧风险。

9.4　术后管理

9.4.1　无创通气

已经证明在术后管理中使用无创通气（NIV）对预防肺部并发症没有明

确的益处，特别是对于肺肿瘤切除术的病例[19]。相反，当急性呼吸衰竭发生时，给予 NIV 或近期使用高流量氧气可降低再插管和住院时间延长的风险。近期欧洲一项大的随机试验显示在进行大的腹部手术的患者中使用 NIV 显著降低 7d 内急性呼吸衰竭发生时再次插管的风险：标准氧治疗组 33.1% *vs.* 45.5%（$P = 0.03$），死亡率无差异[20]。

因高流量经鼻吸氧技术比较新，这方面的文献还很少见。然而，第 1 个随机试验提示在重症监护室此技术可作为 NIV 的替代，它可输出高流量（高至 60L/min）和高吸入氧浓度，将 PEEP 维持在 5mmHg 左右。所以，Stefan 等在 830 例存在或有呼吸衰竭风险的心胸疾病患者中显示使用高流量经鼻吸氧的效果不弱于 BIPAP 通气：87/414 *vs.* 91/416，$P = 0.003$ [21]。

9.4.2　复　健

按照 Kehlet 法则，ERAS 推荐意见极力主张进行术后复健[22]。这个项目的目的是在恢复室就开始尽早恢复手术患者的自主功能，降低引流量，加强活动并早期营养。患者与亲属的配合非常重要。在肺部手术的案例中，Cerfolio 等描述了可明显减少住院时间（肺叶切除术需要 3d）的具体方法[23]。胸腔引流管减少至一个且移除指征很广。在这种策略下并发症和再次入院的发生率很低。其他团队表示外科文化可能是大量推广此项目的主要障碍[24]。据报道，术前前 2 周发生术后并发症风险取决于不同的因素，如由 VO_2 峰值评定的术前心肺功能。2011 年的一篇系统综述得出结论，术后锻炼对肺癌患者安全、可行，可改善患者的健康状态和生活质量及疲劳等自我感受的预后。最后，PROLUCA 随机临床试验目前正处于招募阶段，目的是探索术前和术后锻炼与并发症降低之间的关系。术后复健应开始于术后 2 周或 6 周，且与术前日常运动有关，其最终目标是确保每日至少 30min 中 – 高强度的运动（最大心率的 60%~80%）[25]。

复健没有绝对的禁忌，患者（老年、肥胖等）或手术类型均无影响，但是此项目应当根据目标进行调整。对于终末期呼吸系统疾病的患者，将他们纳入此项目中以提高或稳定呼吸功能的退化是合乎逻辑的。在腹部或肺部手术，为了进行有效的理疗，疼痛管理非常关键且硬膜外镇痛的指征很广。硬膜外镇痛的目的是减少阿片类需要量的同时降低呼吸不全或不良反应（幻觉、尿潴留等）的发生率。从另一方面讲，良好的镇痛可预防呼吸系统并发症，而且一些研究认为局部镇痛有抗炎效应。

9.4.3　镇　痛

镇痛策略是降低术后肺部并发症风险的一个关键部分。恰当的镇痛可在无痛下进行理疗，可提高刺激性肺量测定法的肺容积。对于开胸手术来说，金标准是硬膜外镇痛，但是微创手术(视频辅助胸腔镜)的发展使镇痛策略变为提倡椎旁阻滞或局部伤口浸润。最近的一个研究证明与局部浸润相比，椎旁阻滞能够更好地减轻动态疼痛并可减少吗啡用量[26]。普通的口服镇痛剂使患者能咳嗽、移动，尽早实现户外行走。

9.4.4 术后并发症预防

预防是这类患者适应临床路径的重要部分。在这些措施中，术前几周戒烟酒以及避免维生素或铁缺乏非常重要[27]。已经建立很多评分系统来预测术后并发症，特别是呼吸系统并发症的风险。最有意思的是 Canet 等建立的标准，其中手术类型(腹部、胸部或外周，以及择期或急诊)、手术时长及术前状态(贫血、SpO_2、呼吸系统感染)构成最终的评分系统[28]。在2464 例受试者中验证了该评分的准确性。近期，Canet 等开发出一个能更方便准确评估呼吸系统并发症风险的标准，主要的危险因素有术前低SpO_2、术前一个呼吸系统症状、慢性肝脏疾病、充血性心力衰竭病史、手术时长 >2h 和急诊[29]。没有在重症患者如终末期呼吸系统疾病患者队列中进行验证；然而，既往的并存疾病可能会影响术后恢复。近期一项关于肺切除的研究纳入复健项目中的患者($n = 99$)。术后活动能力较低的预测因素有高龄(>75 岁)，估计 FEV <70%，以及术前活动能力差(METS <3)或术后第 1 天有疼痛和眩晕[30]。

结　论

终末期呼吸系统疾病患者的麻醉应该有一个总体的方案，包括完善的术前评估，预测任何可能的术后呼吸衰竭、术中使用 NIV 或其他支持治疗的指征，区域麻醉的可能性(图 9.1)。正如麻醉药物的选择一样，全身麻醉中监测驱动压和气道压很重要。主要的风险是动态过度膨胀或气胸。预复健和吸气训练是控制术后并发症的另一个挑战。

关键点

- 术前优化包括行为(戒烟、教育)和体育运动。
- 麻醉目标包括优化液体前负荷、控制心率、保护肺通气，以及最佳的镇痛。

●术中或术后阶段单用区域麻醉或联合使用全身麻醉可降低术后肺部并发症的风险。

●推荐保护性肺通气(低潮气量并控制气道压)特别是在肺部手术时,限制动态的肺过度膨胀。

●恢复室应当实行无创通气以进行肺复张。

●告知患者术后肺部并发症及最后需要呼吸辅助(NIV,气管切开等)的风险。

术前评估	术前优化	麻醉实施	术后过程
✓终末期呼吸衰竭的起源 ✓临床检查 ✓评估呼吸衰竭程度 ✓存在右心室衰竭体征 ✓基于临床症状 进一步检查: 应激RMI,冠状动脉造影,超声心动图和肺部闪烁扫描	✓可纳入预复健项目 三大构成: –系列的有氧和无氧运动 –优化饮食 –心理支持 ✓戒烟 ✓察觉肺部恶化以早期治疗 ✓优化治疗	预充氧: –斜坡位 –COPD患者使用 ✓CPAP –高流量吸氧 ✓如果可能,提倡使用区域麻醉联合CPAP 麻醉药物选择:优先使用卤化物 通气: –保护性通气 –如果气道峰值逐渐增加:小潮气量,延长呼气时间 –谨慎使用肺复张 –单肺通气:小潮气量+低PEEP+肺复张+/–都可喜 拔管: –肌松拮抗剂 –充分吸氧,患者保暖 –如果是高危患者使用CPAP	NIV: 一旦出现急性呼吸衰竭但不是呼吸系统并发症风险,CPAPA或高流量经鼻吸氧可降低再插管风险 复健 镇痛剂: –降低术后肺部并发症风险 –金标准:硬膜外镇痛,但依据手术类型也可使用椎旁阻滞或局部伤口浸润 ✓一些术后并发症的危险因素
目的: 对疾病的严重性进行分层	目的: 恢复类似术前状态	目的: 预防每项手术并发症	目的: 一到达恢复室就恢复手术患者的自主性

图 9.1　围手术期终末期呼吸系统疾病患者的呼吸策略,按时间顺序排列

参考文献

[1] Lumb A, Biercamp C. Chronic obstructive pulmonary disease and anesthesia. Crit Care Pain, 2013, 12: 1 – 5.

[2] Brunello A, Sandri R, Extermann M. Multidimensional geriatric evaluation for older cancer patients as a clinical and research tool. Cancer Treat Rev, 2009, 35: 487 – 492.

[3] Brunelli A, Kim AW, Berger KI, et al. Physiological evaluation of the patient with lung cancer being considered for resectional surgery: diagnosis and management of lung cancer, 3rd ed: American College of Chest Physicians evidence-based clinical practice guide lines. Chest, 2013, 143(Supp): e166S – 190S.

[4] Cesario A, Ferri L, Galetta D, et al. Pre-operative pulmonary rehabilitation and surgery for lung cancer. Lung Cancer, 2007, 57: 118 – 119.

[5] Valkenet K, Trappenburg JC, Gosselink R, et al. Preoperative inspiratory muscle training to prevent postoperative pulmonary complications in patients undergoing esophageal resection (PREPARE study): study protocol for a randomized controlled trial. Trials, 2014, 15: 144.

[6] Gillis C, Carli F. Promoting perioperative metabolic and nutritional care. Anesthesiology, 2015, 123: 1455 – 1472.

[7] Gillis C, Li C, Lee L, et al. Prehabilitation versus rehabilitation: a randomized control trial in patients undergoing colorectal resection for cancer. Anesthesiology, 2014, 121: 937 – 947.

[8] Coats V, Maltais F, Simard S, et al. Feasibility and effectiveness of a home-based exercise training program before lung resection surgery. Can Respir J, 2013, 20: e10 – 16.

[9] West MA, Loughney L, Lythgoe D, et al. Effect of prehabilitation on objectively measured physical itness after neoadjuvant treatment in preoperative rectal cancer patients: a blinded interventional pilot study. Br J Anaesth, 2015, 114: 244 – 251.

[10] Baillard C, Fosse JP, Sebbane M, et al. Noninvasive ventilation improves preoxygenation before intubation of hypoxic patients. Am J Respir Crit Care Med, 2006, 174: 171 – 177.

[11] Frat JP, Thille AW, Mercat A, et al. High low oxygen through nasal cannula in acute hypoxemic respiratory failure. N Engl J Med, 2015, 372: 2185 – 2196.

[12] Miguel-Montanes R, Hajage D, Messika J, et al. Use of high-low nasal cannula oxygen therapy to prevent desaturation during tracheal intubation of intensive care patients with mild to moderate hypoxemia. Crit Care Med, 2015, 43: 574 – 583.

[13] De Conno E, Steurer MP, Wittlinger M, et al. Anesthetic-induced improvement of the inlammatory response to one-lung ventilation. Anesthesiology, 2009, 110: 1316 – 1326.

[14] Schilling T, Kozian A, Senturk M, et al. Effect of volatile and intravenous anesthesia on the alveolar and systemic inlammatory response in thoracic surgical patients.

Anesthesiology, 2011, 115: 65 – 74.

[15] Sun B, Wang J, Bo L, et al. Effects of volatile vs. Propofol-based intra-venous anesthetics on the alveolar inlammatory responses to one lung ventilation : a meta-analysis of randomized controlled trials. J Anesth, 2015, 29: 570 – 579.

[16] Severgnini P, Selmo G, Lanza C, et al. Protective mechanical ventilation during general anesthesia for open abdominal surgery improves postoperative pulmonary function. Anesthesiology, 2013, 118: 1307 – 1321.

[17] Guay J, Ochroch EA. Intraoperative use of low volume ventilation to decrease postoperative mortality, mechanical ventilation, lengths of stay and lung injury in patients without acute lung injury. Cochrane Database Syst Rev, 2015, 7: CD011151.

[18] Fan E, Gattinoni L, Combes A, et al. Venovenous extracorpo-real membrane oxygenation for acute respiratory failure: a clinical review from an international group of experts. Intensive Care Med, 2016, 42: 712 – 724.

[19] Torres MF, Poririo GJ, Carvalho AP, et al. Non-invasive positive pressure ventilation for prevention of complications after pulmonary resection in lung cancer patients. Cochrane Database Syst Rev, 2015, 25: CD010355.

[20] Jaber S, Lescot T, Futier E, et al. Effect of Noninvasive ventilation on tracheal reintubation among patients with hypoxemic respiratory failure following abdominal surgery : a randomized clinical trial. JAMA, 2016, 315: 1345 – 1353.

[21] Stefan F, Barrucand B, Petit P, et al. High-low nasal oxygen vs Noninvasive positive airway pressure in hypoxemic patients after cardiotho-racic surgery: a randomized clinical trial. JAMA, 2015, 313: 2331 – 2339.

[22] Feldheiser A, Aziz O, Baldini G, et al. Enhanced recovery after surgery (ERAS) for gastrointestinal surgery, part 2: consensus statement for anaesthesia practice. Acta Anaesthesiol Scand, 2016, 60: 289 – 334.

[23] Cerfolio RJ, Pickens A, Bass C, et al. Fast-tracking pulmonary resections. J Thorac Cardiovasc Surg, 2001, 122: 318 – 324.

[24] Dumans-Nizard V, Guezennec J, Parquin F, et al. Feasibility and results of a fast-track protocol in thoracic surgery. Minerva Anestesiol, 2016, 82: 15 – 21.

[25] Sommer MS, Trier K, Vibe-Petersen J, et al. Perioperative rehabilitation in operable lung cancer patients (PROLUCA): rationale and design. BMC Cancer, 2014, 14: 404.

[26] Zhang X, Shu L, Lin C, et al. Comparison between intraoperative two-space injection thoracic paravertebral block and wound iniltration as a component of multimodal analgesia for postoperative pain management after video assisted thoracoscopic lobectomy: a randomized controlled trial. J Cardiothorac Vasc Anesth, 2015, 29: 1550 – 1556.

[27] Balduyck B, Sardari Nia P, Cogen A, et al. The effect of smoking cessation on quality of life after lung cancer surgery. Eur J Cardiothorac Surg, 2011, 40: 1432 – 1437.

[28] Canet J, Gallart L, Gomar C, et al. Prediction of postoperative pulmonary complications in a population-based surgical cohort. Anesthesiology, 2010, 113: 1338 – 1350.

[29] Canet J, Sabate S, Mazo V, et al. Development and validation of a score to predict postoperative respiratory failure in a multicenter European cohort: a prospective, observational study. Eur J Anaesthesiol, 2015, 82: 332 – 342.

[30] Agostini PJ, Naidu B, Rajesh P, et al. Potentially modiiable factors contribute to limitation in physical activity following thoracotomy and lung resection: a prospective observational study. J Cardiothorac Surg, 2014, 27: 128.

（范倩倩　译，雷　翀　审）

第 3 部分

肾脏和代谢风险

第10章 终末期肾脏疾病患者

Antoine Dewitte，*Olivier Joannès-Boyau*

10.1 前 言

肾脏疾病为肾脏结构或功能异常，急性发作，可痊愈或慢性化。慢性肾脏疾病(chronic kidney disease，CKD)是多种异常的总称，临床表现多样，一部分与病因、严重程度和病情进展相关。过去国际指南将 CKD 的严重程度分为 5 级，其中第 5 级也称为终末期肾病(end-stage renal disease，ESRD)，是最严重的疾病。最近，这些指南依据其病因、肾小球滤过率和蛋白尿分类，对 CKD 进行了重新分类(图 10.1)[1]。通常是由肾功能降低引起并发症，可影响多个器官系统，严重时 CKD 只能通过透析或移植进行治疗。尽管只有 1% 的 CKD 患者需要这些治疗，但随着高血压、糖尿病、代谢综合征以及花费较高的慢性病发病率增加，CKD 仍在世界范围内引起了广泛关注[2]。这些患者急性肾损伤(acute kidney injury，AKI)的风险增加，可能加快 CKD 进程或不良药物反应。ESRD 患者需要麻醉和手术的原因有很多，包括血管通路操作、甲状旁腺切除术、肾移植、有创操作或与肾脏疾病不相关的择期或急诊手术。ESRD 患者围手术期发病率、死亡率较高，重症监护室和院内停留时间较长[3-6]。这与许多因素有关：血流动力学不稳定增加血管升压素或抗高血压药物需求，心功能不全发生率较高，机械

A. Dewitte · O. Joannès-Boyau (✉)

Hôpital Magellan, Centre Hospitalier Universitaire (CHU) de Bordeaux, Service

d'Anesthésie-Réanimation 2, F-33000 Bordeaux, France

e-mail: olivier. joannes-boyau@ chu-bordeaux. fr

© Springer International Publishing AG 2018

J. -L. Fellahi, M. Leone (eds.), *Anesthesia in High-Risk Patients*,

https://doi. org/10. 1007/978-3-319-60804-4_10

通气时间延长，围手术期液体和电解质紊乱，如高钾血症[7]和出血并发症增加[8]。

依据肾小球滤过率（GFR）和蛋白尿种类评估 CKD 预后：KDIGO 2012				持续蛋白尿分类 描述和范围		
				A1 正常到轻度增加	A2 中度增加	A3 重度增加
				<30mg/g <3mg/mmol	<30~300mg/g 3~30mg/mmol	>300mg/g >30mg/mmol
GFR 分类（mL/min/1.73m²）描述和范围	G1	正常或高	≥90	A	B	C
	G2	轻度降低	60~89	A	B	C
	G3a	轻到中度降低	45~59	B	C	
	G3b	中到重度降低	30~44	C		
	G4	严重降低	15~29		D	
	G5	肾衰竭	<15			

A：低风险（如果没有其他肾脏疾病标志，没有 CKD）；B：中度风险增加；C：高风险；D：非常高风险。

图 10.1 依据 GFR 和蛋白尿分类评估 CKD 预后[1]

10.2 术前管理

10.2.1 评估合并症

　　ESRD 可由多种疾病引起，糖尿病和高血压最常见，其次是慢性肾小球肾炎、囊性肾病、间质性肾炎，以及其他疾病如尿道梗阻或狼疮性肾炎。肾衰竭最终导致众所周知的尿毒症症状，但终末期肾疾病的患者可能会遭受影响所有脏器系统各种并存疾病的折磨，从而影响手术预后。患者病史复杂，全面地了解术前病史并评估患者服用的药物非常重要，不仅要进行风险分层更应当形成个体化的术前治疗方案，包括先进的血流动力学监测。

心血管系统

心血管疾病仍是影响术后发病率和死亡率的最主要的限制性因素[9]。心血管疾病是透析患者发病率和死亡率增加的主要原因，占死亡人数的50%以上，且透析患者心血管疾病的风险是正常人群的10~30倍。冠状动脉疾病影响25%的慢性肾脏疾病患者[10]。一些因素可能导致肾替代治疗患者心血管疾病的发生和病情进展，包括在一般人群中公认的传统的心血管风险因素以及慢性肾脏疾病特定的额外风险因素。损伤始于疾病早期，常表现为扩张性心肌病、充血性心力衰竭、左室肥厚和肺动脉高压。糖尿病和血脂异常促进动脉硬化形成，而高血压和心肌病通常是由于容量和压力超负荷和血管紧张素水平过高。ESRD 患者房颤也比一般人群普遍，增加了围手术期脑卒中和死亡风险。如果可以，术前应当使用透析纠正电解质紊乱，以减少新发或复发房颤或其他心律失常的风险。心电图（electro-cardiogram，ECG）应当作为标准术前检查的一部分。

高血压通过引起左室肥厚使患者容易缺血，在导致心脏损伤方面发挥着重要的作用。肾小球滤过率低于30mL/min 的患者中，高血压的发病率高达90%，它既是慢性肾病的原因也是结果。肥厚心脏的冠状动脉灌注不足会引起左心室局部的收缩和舒张功能受损，导致收缩功能不全。据报道透析患者中，透析前血压 ≥130/80mmHg 的患者心血管死亡的风险是透析前血压 <130/80mmHg 患者的 2.2 倍[11]。Foley 等报道，在对年龄、糖尿病、缺血性心脏病、血红蛋白和人血白蛋白进行校正后，平均动脉压每升高 10mmHg 都与向心性左室肥厚以及缺血性心肌病和心力衰竭的发展有关[12]。

透析患者最理想的术前心脏评估尚未明确，但通常根据风险水平界定。按照 ESC/ESA 非心脏手术指南[13]，有效的围手术期心脏管理包括基于术前功能储备评估的术前风险分层、手术类型、心脏危险因素以及心血管功能。ESC/ESA 指南不主张常规进行术前心脏检查，因为这耗时耗钱，浪费资源且并不能改善围手术期预后。他们强调个体化术前心脏评估以及麻醉医生与心脏病专家协作的重要性。

服用 β 受体阻滞剂的患者应当继续按常规剂量服用至术晨，以减少心动过速和心肌缺血的发生率。但不推荐在术前预防性地启用 β 受体阻滞剂，因为此干预会增加低血压、脑卒中和死亡的风险。

内分泌系统和营养状况

在欧洲糖尿病肾病是最常见的导致 ESRD 的原因。糖尿病存在于超过

30%的需要肾脏替代治疗的患者中，可加重高血压和心血管疾病，导致脑卒中和心肌梗死的风险增加[14]。因此，筛选和治疗糖尿病手术患者的冠状动脉疾病非常重要。透析的糖尿病患者的围手术期管理相关问题与没有ESRD的糖尿病患者基本相同。但是透析的 1 型糖尿病患者可能比没有ESRD的糖尿病患者更难管理。由于手术时糖代谢变化较大，因此这些患者管理起来会非常困难。

由于 GFR 下降，磷酸盐排泄降低导致从胃肠道吸收的钙吸收减少和维生素 D 缺乏。甲状旁腺功能亢进试图维持钙水平。这可能在 CKD 心血管疾病的发病机制中发挥作用。纤维化和心肌钙水平增加会产生心肌肥厚和左室舒张功能异常[15]。已经发现继发性甲状旁腺功能亢进和磷酸钙产生增加与心脏瓣膜和冠状动脉钙化相关。也有观点认为低磷酸血症是导致心脏瓣膜钙化的主要原因。钙基螯合剂广泛用于控制磷酸盐；然而，必须要高剂量，可导致高钙血症频繁发作，从而进一步促进转移性钙化。继发的甲状旁腺功能亢进也会导致骨软化，逐渐发展为临床上所谓的肾性骨营养不良。结局就是骨质脱钙使这些患者容易出现自发性病理性骨折。

ESRD 患者营养不良很常见且其发病机理也很复杂。透析会导致厌食和味觉异常，这会影响食物营养摄入。充分透析会改善营养摄入。其他与ESRD 相关性营养不良的因素包括食物或液体的限制导致能量摄入减少，食欲降低，药物引起的营养吸收、肠道功能和(或)食欲减弱，血液透析时的营养丢失，透析诱发的分解代谢和慢性炎症。蛋白－能量消耗、炎症和心血管疾病会增加透析人群的死亡率[16]。营养不良会减弱组织修复，应该予以纠正从而减少伤口感染或裂开的风险。对于择期手术，术前应当有足够的时间让营养师介入，充分透析，并增加营养摄入。

血液系统

正细胞正色素性贫血是熟知的 ESRD 的并发症，继发于红细胞生成素合成和释放减少，红细胞生存时间减少，红细胞溶解增加和血液透析时出血或红细胞反复丢失。克服携氧能力降低的代偿机制包括心排血量和2,3-DPG增加，使氧离曲线右移进而提高组织氧合。贫血也与心血管系统的发病率和死亡率相关。在 Harnett 等的研究中，透析患者血红蛋白水平每降低 1.0g/dL，独立相对死亡风险为 1.18[17]。理想情况下，接受促红细胞生成素刺激剂的 CKD 患者，推荐术前血红蛋白浓度目标范围应该为 11 ～ 12g/dL(红细胞比容33%～36%)[18]。指南并没有推荐启用这些药物的特定血红蛋白水平，但通常在患者血红蛋白水平低于 10g/dL(100g/L)，当血红蛋白下降速度快提示需要输血，以及在将减少输血相关风险（如异体免疫）作为目标等情况下开始这些药物治疗。对于拟行择期手术的患者，如果患者血红蛋白小于目标值，可在术前给予促红细胞生成素刺激剂。也应当进行铁检查，因为铁缺乏会导致贫血和促红细胞生成素拮抗。

电解质和酸碱状态

　　水、电解质或游离酸排泄障碍导致代谢性酸中毒、低钠血症、高氯血症和高钾血症。pH 每改变 0.1 个单位，K^+ 浓度升高 0.6mEq/L。高镁血症通常发生于高钾血症之后，可导致神经肌肉无力、呼吸衰竭、心动过缓、低血压和心脏阻滞。手术可接受的钾浓度取决于手术的紧急程度。没有指南明确指出麻醉诱导前钾的安全上限，但是所有血钾浓度升高的患者都应当进行 12-导联心电图监测。诱导时每个患者可接受的钾浓度依据高钾血症的时程和手术类型而不同。大部分慢性高钾血症（K^+ <6mEg/L）且没有 ECG 改变的患者可以很好地耐受手术和麻醉。慢性透析患者通常对高钾血症的耐受性增加，因为直到血钾浓度超过 6.0~6.5mEq/L 时才会看到 ECG 改变。

　　术前也应当了解患者的容量状态或预估净重，特别是透析的频率和最后一次透析的时间。术前最佳的容量状态在某种程度上基于估计术中预期液体输注和（或）丢失量。如果没有达到正常的血容量或估计的净重和（或）术中患者接受了大量输液，术后即刻就发生容量过多和可能出现肺水肿，因此有必要进行透析。另一方面，低血容量情况下，在麻醉导致全身血管舒张时存在低血压风险，这会引起许多严重并发症，包括但不限于动静脉通路栓塞。

凝　　血

　　透析患者手术部位出血倾向增加。凝血酶原时间（Prothrombin time，PT）和活化部分凝血活酶时间（activated partial thromboplastin time，aPTT）仍正常但是出血时间（bleeding time，BT）延长。然而，并不是所有的尿毒症患者都有出血倾向，事实上有些患者是高凝的。多种因素都可能是尿毒症血小板功能异常的原因，包括透析不充分引起的尿毒症毒素存留、贫血、过量的甲状旁腺激素和使用抗血小板药物。通常所有患者都需进行标准凝血检测，包括 PT、aPTT、国际标准化比值（international normalized ratio，INR）和血小板计数。然而并不推荐将出血时间作为术前筛查检测。对于服用阿司匹林作为心血管疾病一级或二级预防的多数患者来说，非心脏手术前 5~7d 应当停药，除非有明确的继续服用的指征。当围手术期大出血风险解除后，术后可重新开始服用阿司匹林。然而，围手术期阿司匹林的用药方法因手术类型而不同。至少应在术前7d停用氯吡格雷。经皮冠脉介入治疗后使用双重抗血小板治疗的患者用药方法应个体化讨论。

胃肠道系统

CKD患者会经常出现厌食、恶心和呕吐。胃排空时间延迟,胃容量或酸度增加通常需要服用H_2阻滞剂和质子泵抑制剂。

10.2.2　肾脏替代治疗管理

术前麻醉评估包括决定透析的类型(血液透析、腹膜透析)、透析管路的类型和位置、透析的频率、常规液体摄入(可能被限制)、常规每日尿量,以及"净重"和透析时给予的药物,这些药物可能不在日常药物清单上。如果可以,血液透析患者应当在术前一天进行透析。然而,不应该在术前增加血液透析次数,因为已经证明频繁的血液透析并不能改善预后。制定措施避免延长抗凝时间非常重要,应当仔细调整超滤量以确保患者在术前达到或接近净重。腹膜透析患者术前也应当在净重水平。术前紧急透析的主要指征是高钾血症或容量超负荷。

10.2.3　术前用药

如果在术前即刻给予患者咪达唑仑治疗焦虑,应当减少剂量并依据效果滴定。ESRD患者咪达唑仑和其主要代谢产物a1-羟基咪达唑仑的消除降低。此外,ESRD患者咪达唑仑的蛋白结合也减少,导致血浆中游离咪达唑仑水平增加。

10.3　术中麻醉管理

10.3.1　血管通路

血液透析的血管通路经常被描述成患者的"生命线"。除了在紧急情况下,不应当做除了透析外的其他用途。动静脉通路(arteriovenous,AV)可能因手术相关的低血压而有血栓的风险。通路功能检查应当作为术后评估的一部分,并在患者的床头标识以挽救该手臂,这非常重要。如果有可能的话,应尽可能避免在锁骨下静脉放置中心静脉导管,因为存在发生中央狭窄的风险,损害动静脉瘘管或植入物。中心静脉不应该放在动静脉通路的同侧。熟知患者的血管解剖,如闭塞的颈内静脉、锁骨下或股静脉,可帮助麻醉医生建立中心静脉通路。透析患者也应当避免经外周中心静脉置管(peripherally inserted central catheter, PICC),为将来的动静脉造瘘保留表浅的静脉。

10.3.2 局部或区域麻醉

在没有出血倾向或给予肝素后抗凝作用残留时,通常发生于血液透析后4h的患者,情况合适时推荐给予局部或区域麻醉。在存在多种并发症的患者中避免具有潜在危险的全身麻醉,多次静脉注射麻醉药物代谢和排出延迟的风险也降低。然而,ESRD 患者镇静和(或)阿片类的剂量应当减量且依据效果滴定,因为这些药物代谢和排泄延迟。另外,麻醉药的分布容积和血浆蛋白结合率改变,导致高于预期的血浆药物浓度。

10.3.3 全身麻醉

ESRD 患者全身麻醉中使用的不同麻醉药物的代谢各异。麻醉剂的最佳选择依据代谢、合并症和手术操作不同而变化。

丙泊酚

ESRD 不显著改变丙泊酚的药代动力学和药效动力学反应[19]。低血容量和老年或已知合并心力衰竭的透析患者诱导剂量应该减少(如 1~2mg/kg)并谨慎滴定[20]。

诱导用神经肌肉阻滞剂

因为呕吐和误吸的风险而需要快速顺序诱导和插管的患者,如果血钾浓度<5.5mEq/L 且没有心电图改变,可安全使用琥珀酰胆碱作为神经肌肉阻滞剂(neuromuscular blocking agent, NMBA)辅助插管[21]。ESRD 患者接受琥珀酰胆碱后高钾血症的反应并不会加重。在健康患者中可观察到接近 0.5~1mEq/L 的暂时的血钾升高。但是,ESRD 患者血浆胆碱酯酶水平降低,这会导致神经肌肉阻滞时间延长。如果诱导时血浆钾水平≥5.5mEq/L,可选择相对较大剂量的罗库溴铵(1mg/kg)。尽管罗库溴铵主要是直接经肝脏摄取经胆汁排泄而消除,仍有一些经肾脏排泄,ESRD 患者清除率下降 33%~39%。因此,神经肌肉阻滞效应延长,除非使用舒更葡糖来拮抗其效应[22]。

对于非去极化 NMBA,优选阿曲库铵(0.5mg/kg)或顺式阿曲库铵(0.15mg/kg)辅助插管,因为它们不依赖于肾功能消除[23]。这些药物经过霍夫曼消除,一种发生在血浆和组织的非器官依赖型消除通路,在 ESRD 患者中不发生变化[24]。鉴于肌松剂的个体化差异,有必要对 ESRD 患者进行神经肌肉阻滞程度监测。

10.3.4　吸入麻醉剂

异氟烷、七氟烷或地氟烷常用作全身麻醉维持，因为其主要通过呼气消除，不依赖于肾功能。因无机氟化物离子代谢物[25]和形成名为"复合物 A"的物质，对七氟烷理论上肾毒性尚存有顾虑。然而，七氟烷与临床上明显的肾损伤并没有关系，而且它已经被广泛且安全地用于慢性稳定的肾功能不全患者和透析患者[26-27]。

10.4　术后麻醉管理

10.4.1　疼痛管理

常用的疼痛管理药物均可用于 ESRD 患者，但是镇痛药物包括吗啡和哌替啶需谨慎使用，因为产生活性代谢产物（吗啡-6-葡糖苷酸在 ESRD 患者很难被清除且高度活跃）且肾功能不全情况下活性延长。芬太尼和氢吗啡酮是较好的选择[28]。对于肌酐清除率低于 30mL/min 的患者来说，世界卫生组织（World Health Organization，WHO）推荐三阶梯用药，第一阶梯对乙酰氨基酚，第二阶梯曲马朵和丁丙诺啡，第三阶梯芬太尼。事实上，ESRD 并不太影响这些药物及其活性代谢产物的清除和消除。

10.4.2　总体管理

患者可能会在手术中面临肾功能恶化，术后应改善患者当前的肾功能。必须评估患者的容量状态和残余利尿作用以调整补液和透析方案。大部分情况下，没有严重的出血时 ESRD 患者术后容量超负荷，应减少输液量。可在术后一天进行透析以纠正代谢紊乱和容量状态，如果有必要的话，可以在术后当天直接在重症监护室进行透析（代谢性急症、严重的容量负荷、不能转移患者血流动力学不稳定等）。常规用药剂量适合根据患者术后发生改变的实际的清除率进行调整，但应考虑透析，因为在透析期间大部分药物都被移除。应当尽快让肾病学家评估手术对患者肾功能的影响，术前常规透析患者应重新开始每两天进行一次透析。

结　论

ESRD 患者的围手术期管理应基于 3 个重要的步骤。第一，评估肾脏疾病水平及其对患者情况和合并症的影响。第二，使用适合的药物，并避免可能破坏残余肾功能或造成代谢障碍的新的损伤。最后，注意患者的液体容量变化和电解质紊乱。考虑到麻醉和手术的影响，肾病学家应当参与到术前和术后阶段以调整治疗并随访患者。

参考文献

［1］Stevens PE, Levin A. Kidney Disease: Improving Global Outcomes Chronic Kidney Disease Guideline Development Work Group Members. Evaluation and management of chronic kidney disease: synopsis of the kidney disease: improving global outcomes 2012 clinical practice guideline. Ann Intern Med, 2013, 158: 825 – 830.

［2］Saran R, Li Y, Robinson B, et al. US Renal Data System 2015 Annual Data Report: epidemiology of kidney disease in the United States. Am J Kidney Dis, 2016, 67(3 Suppl 1): Svii – S1 – 305.

［3］Cooper WA, O'Brien SM, Thourani VH, et al. Impact of renal dysfunction on outcomes of coronary artery bypass surgery: results from the Society of Thoracic Surgeons National Adult Cardiac Database. Circulation, 2006, 113(8): 1063 – 1070.

［4］Holzmann M, Jernberg T, Szummer K, et al. Long-term cardiovascular outcomes in patients with chronic kidney disease undergoing coronary artery bypass graft surgery for acute coronary syndromes. J Am Heart Assoc, 2014, 3(2): e000707.

［5］Minakata K, Bando K, Tanaka S, et al. Preoperative chronic kidney disease as a strong predictor of postoperative infection and mortality after coronary artery bypass grafting. Circ J, 2014, 78(9): 2225 – 2231.

［6］Lautamäki A, Kiviniemi T, Biancari F, et al. Outcome after coronary artery bypass grafting and percutaneous coronary intervention in patients with stage 3b-5 chronic kidney disease. Eur J Cardiothorac Surg, 2016, 49(3): 926 – 930.

［7］Pinson CW, Schuman ES, Gross GF, et al. Surgery in long-term dialysis patients. Experience with more than 300 cases. Am J Surg, 1986, 151(5): 567 – 571.

［8］Winkelmayer WC, Levin R, Avorn J. Chronic kidney disease as a risk factor for bleeding complications after coronary artery bypass surgery. Am J Kidney Dis, 2003, 41(1): 84 – 89.

［9］Kasiske BL, Maclean JR, Snyder JJ. Acute myocardial infarction and kidney transplantation. J Am Soc Nephrol, 2006, 17(3): 900 – 907.

［10］McClellan WM, Chertow GM. Beyond Framingham: cardiovascular risk proiling in ESRD. J Am Soc Nephrol, 2005, 16(6): 1539 – 1541.

［11］Charra B, CalemardM, Laurent G. Importance of treatment time and blood pressure control in achieving long-term survival on dialysis. Am J Nephrol, 1996, 16(1): 35 – 44.

［12］Foley RN, Parfrey PS, Harnett JD, et al. Impact of hypertension on cardiomyopathy, morbidity and mortality in end-stage renal disease. Kidney Int, 1996, 49(5): 1379 – 1385.

［13］Guarracino F, Baldassarri R, Priebe HJ. Revised ESC/ESA Guidelines on non-cardiac surgery: cardiovascular assessment and management. Implications for preoperative clinical evaluation. Minerva Anestesiol, 2015, 81(2): 226 – 233.

[14] Kramer A, Pippias M, Stel VS, et al. Renal replacement therapy in Europe: a summary of the 2013 ERA-EDTA Registry Annual Report with a focus on diabetes mellitus. Clin Kidney J, 2016, 9(3): 457 – 469.

[15] London GM, De Vernejoul MC, Fabiani F, et al. Secondary hyperparathyroidism and cardiac hypertrophy in hemodialysis patients. Kidney Int, 1987, 32(6): 900 – 907.

[16] de Mutsert R, Grootendorst DC, Axelsson J, et al. Excess mortality due to interaction between protein-energy wasting, inlammation and cardio-vascular disease in chronic dialysis patients. Nephrol Dial Transplant, 2008, 23(9): 2957 – 2964.

[17] Harnett JD, Kent GM, Foley RN, et al. Cardiac function and hematocrit level. Am J Kidney Dis, 1995, 25(4 Suppl 1): S3 – 7.

[18] Abstract. Kidney Int Suppl (2011), 2012, 2(4): 282.

[19] Ickx B, Cockshott ID, Barvais L, et al. Propofol infusion for induction and maintenance of anaesthesia in patients with end-stage renal disease. Br J Anaesth, 1998, 81(6): 854 – 860.

[20] Shafer SL. Shock values. Anesthesiology, 2004, 101(3): 567 – 568.

[21] Thapa S, Brull SJ. Succinylcholine-induced hyperkalemia in patients with renal failure: an old question revisited. Anesth Analg, 2000, 91(1): 237 – 241.

[22] Cooper RA, Maddineni VR, Mirakhur RK, et al. Time course of neuromuscular effects and pharmacokinetics of rocuronium bromide (Org 9426) during isolurane anaesthesia in patients with and without renal failure. Br J Anaesth, 1993, 71(2): 222 – 226.

[23] Sparr HJ, Beaufort TM, Fuchs-Buder T. Newer neuromuscular blocking agents: how do they compare with established agents? Drugs, 2001, 61(7): 919 – 942.

[24] Rocca Della G, Pompei L, Coccia C, et al. Atracurium, cisatracurium, vecuronium and rocuronium in patients with renal failure. Minerva Anestesiol, 2003, 69(7/8): 605 – 615.

[25] Goldberg ME, Cantillo J, Larijani GE, et al. Sevolurane versus isolurane for maintenance of anesthesia: are serum inorganic luoride ion concentrations of concern? Anesth Analg, 1996, 82(6): 1268 – 1272.

[26] Conzen PF, Kharasch ED, Czerner SFA, et al. Low-low sevolurane compared with low-flow isolurane anesthesia in patients with stable renal insuficiency. Anesthesiology, 2002, 97(3): 578 – 584.

[27] Gentz BA, Malan TP. Renal toxicity with sevolurane: a storm in a teacup? Drugs, 2001, 61(15): 2155 – 2162.

[28] Liu LL, Gropper MA. Postoperative analgesia and sedation in the adult intensive care unit: a guide to drug selection. Drugs, 2003, 63: 755 – 767.

（范倩倩　译，雷　翀　审）

第 11 章 终末期肝病患者

Emmanuel Weiss, *Catherine Paugam-Burtz*

肝硬化是终末期肝病发病率和死亡率上升的原因[1]。肝功能失代偿是此病自然病程中的关键环节，因为它严重影响患者的预后。手术和麻醉是众所周知的可导致肝硬化失代偿的原因，若与器官衰竭相关联时最坏的情况可能导致"慢性肝衰竭急性化"。在这种情况下，与非肝硬化患者的 1.1% 相比，报道中肝硬化患者非移植手术后院内死亡率高达 8.3%~25% 这一结果就毫不令人惊讶了[2-3]。在最近的一项 7d 的队列研究中，纳入了欧洲 28 个国家 498 所医院进行过手术的 46 539 例患者，肝硬化可使术后死亡率增加 3 倍以上[4]。尽管预后不佳，医疗管理的改善和预期寿命的延长增加了对此类患者手术的可行性。由于这些原因，本章将：①回顾由肝硬化引起的病理生理改变以改善围手术期管理；②总结此类患者手术风险评估的最新数据；③为这一独特的手术候选者提供围手术期优化治疗方法。

E. Weiss · C. Paugam-Burtz (✉)

Department of Anesthesiology and Critical Care Medicine, APHP,
Hôpital Beaujon, Hôpitaux Universitaires Paris Nord Val de Seine,
F – 75018 Paris, France

Univ Paris Diderot, Sorbonne Paris Cité, F – 75018 Paris, France

Inserm UMR_ S1149, Center for Research on Inflammation,
Univ Paris Diderot, Sorbonne Paris Cité, F – 75018 Paris, France
e-mail: catherine. paugam@ aphp. fr

© Springer International Publishing AG 2018

J. -L. Fellahi, M. Leone (eds.), *Anesthesia in High-Risk Patients*,
https://doi. org/10. 1007/978 – 3 – 319 – 60804 – 4_11

11.1 终末期肝病患者术前评估

11.1.1 肝硬化发病机制

在正常的肝脏，门静脉血流经肝血窦，此处有孔的内皮细胞允许与肝细胞进行广泛的代谢产物交换，这些肝细胞执行大部分已知的肝功能。然后，末端肝小静脉收集肝血窦内血液，流入3条肝静脉中的1条，并最终流入腔静脉。

肝硬化时，大面积纤维化的同时伴随着肝脏血管的扭曲最终导致门静脉分流，动脉血供直接进入肝门流出道，从而影响肝血窦和邻近肝实质如肝细胞间的交换。肝硬化的主要临床后果是肝功能受损以及入门脉流入道阻力增加，即门脉高压。

11.1.2 肝功能不全的评估和预后

肝硬化不应该再被视为一种终末期疾病，现在大家已经接受了动态进展理念。肝硬化的自然病程取决于潜在的肝病的病因和治疗。年失代偿率在2%~10%，酒精性肝硬化并持续饮酒时更高[5]。在所有类型的终末期肝病中，一旦发生失代偿，未行肝移植5年内死亡率高达85%。Child-Pugh-Turcotte(CPT)评分(表11.1)[6]简单可重复，可预测1年生存率，A、B、C级的1年生存率分别为100%、80%和45%[7]。最近，已经开发出终末期肝病模型(Model for End-Stage Liver Disease，MELD)评分，提供更准确的短期(3个月)死亡率预测。它最初是用于预测经颈静脉肝内门体分流术(transjugular intrahepatic portosystemic shunt，TIPS)患者死亡率，它是根据血肌酐、国际标准化比值(international normalized ratio，INR)和血胆红素进行评分，分值为6~40分[8]。MELD分值低于9、20~29及40分的3个月死亡率分别是1.9%、20%和71%[8]。

表 11.1　Child-Turcotte-Pugh 分级[6]

参数	1分	2分	3分
肝性脑病(分级)	无	1~2	3~4
腹水	无	轻度	中度
凝血酶原时间(延长秒)	<4	4~5	>6
国际标准化比值	<1.7	1.7~2.3	

参数	1 分	2 分	3 分
血白蛋白(g/dL)	>3.5	2.8~3.5	<2.8
总胆红素(g/dL)	<2	2~3	>3
CTP 分级	A	B	C
分值	5~6	7~8	10~15

11.1.3　肝硬化引起的肝外病理生理改变

心血管改变

肝硬化和门脉高压的患者表现为心血管高动力综合征,以心率和心排血量增加、外周血管阻力和动脉血压降低为特征[9]。这些改变随着肝病进展而加剧。简而言之,门脉高压增加内脏血管壁的剪切力和多种血管舒张因子(如一氧化氮)的产生,导致内脏血管舒张。其他因素如细菌移位或内脏血管对血管收缩剂低反应性也会导致内脏血管舒张。与门脉压力增加相关的门体分流开放后,血液的分流和过量血管扩张剂从内脏循环进入体循环,也导致体循环动脉血管扩张。总之,这些改变导致有效动脉血容量降低,从而刺激内源性血管收缩系统(即交感神经系统,肾素 – 血管紧张素 – 醛固酮系统),引起水钠潴留,引发这些患者的高动力循环[10]。

与此同时,这些患者可形成一种真正的硬化性心肌病,表现为对压力的收缩反应降低、舒张功能不全及不存在其他心脏疾病的电生理异常(如 QT 间期延长和变时反应异常)。因此,肝硬化进程中心功能不断恶化在有效动脉血减少的发病机制中发挥着重要的作用,并和肝衰竭的程度相关。

总而言之,因血管扩张加剧疾病进程,使心排血量不能进一步增加,导致动脉血压降低,激活血管收缩因子和持续性肾脏水钠潴留,积聚成腹水。难治性腹水、低钠和肝肾综合征(hepatorenal syndrome,HRS)是这一过程的极端表现。

肝硬化肾功能改变

急性肾脏损伤(acute kidney injury,AKI)发生于约 20% 的肝硬化住院患者,通常由多种因素导致且预后不佳[11]。若诊断是根据血肌酐做出的,其发病率可能会被低估。事实上,肝硬化患者的肌肉量通常很低且肌酐的释放减少[12]。因此，在肾小球滤过率很低的情况下患者的血肌酐仍可能正常。大多数病例（70%）AKI 的机制是肾前性的，由肾脏低灌注导致，不存在肾小球和肾小管病变。事实上，上述循环改变使肝硬化患者易发生胃肠道出血、使用利尿剂、脓毒血症或大量穿刺导致的绝对或相对低血容量。在没有诱发事件（如低血容量或肾毒性药物）的情况下，HRS 是全身血管舒张相关的持续性肾脏低灌注的结果。它是一种排除性诊断，专门针对失代偿性肝硬化，与其他肾前性 AKI 不同的是对容量治疗没有反应。诊断 HRS 需达到严格的标准[13]：①肝硬化腹水；②停用利尿剂并用白蛋白扩容（每千克体重 1g）至少 2 天后血肌酐 > 133μmol/L（或 1.5mg/dL）；③没有休克；④当前或最近没有使用肾毒性药物治疗；⑤没有肾实质病变，指征是蛋白尿 > 500mg/d、镜下血尿（> 50 红细胞/高倍视野）和（或）肾超声检查异常。尽管给予白蛋白和血管收缩剂可改善肾功能，HRS 唯一有疗效的治疗仍是肝移植。事实上 HRS 的出现代表了肝硬化疾病进展上一个明显的转折，因为若不行肝移植，则预后极差（死亡率高达 90%）。

肝硬化肺并发症

不管病因是什么，慢性肝病对呼吸功能的影响非常明确。首先，腹水和胸腔积液可导致明显的肺部受限和肺不张。肝性胸腔积液是没有心脏或肺部疾病的肝硬化患者的胸腔积液，可发生在高达 10% 的慢性肝病患者[14]。急性肺水肿是这些患者心脏舒张功能不全发生率高引起的（CTP 分级 A 和 C 级发生率分别为 48% 和 88%）。更特别的是，两种截然不同的肺血管异常，肝肺综合征（hepatopulmonary syndrome，HPS）和门肺高压（portopulmonary hypertension，POPH）可能是肝实质或血管异常的结果。HPS 发生于约 20% 的患者，指的是门脉高压、低氧血症和肺内血管扩张导致右向左分流三联征。虽然给予氧气可以改善低氧血症，但在全身麻醉期间，机械通气可能会加剧肺内分流[16]。POPH 是由肺动脉床动脉血流受阻引起的。在肝病患者和有呼吸困难症状的患者中必须使用超声心动图筛查 POPH[17]。无法区分门肺高压与其他形式的肺动脉高压，其原因还远未被理解[18]。使用批准用于治疗 POPH 的药物（如前列环素类似物、磷酸二酯酶抑制剂或内皮素受体拮抗剂）治疗 3 ~ 6 个月可能有助于改善 POPH 患者的血流动力学和运动能力[19]。

肝硬化凝血功能障碍

肝硬化凝血系统改变累及止血的各个阶段：原发性止血（血小板 - 血

管壁相互作用）、凝血（凝血酶生成和抑制）和纤维蛋白溶解（血凝块溶解）[20]。然而，与普遍的看法相反，肝硬化与促凝和抗凝的驱动因素的变化有关（表 11.2）[20]，实际上重新平衡了凝血系统。虽然认识到促凝因子（因子 II、V、VII、IX、X 和 XI）在肝硬化中减少很重要，但不应该忘记肝脏产生的抗凝因子（抗凝血酶和蛋白质 C）和纤溶蛋白也减少。相似地，低血小板计数可能会被高活性的 von Willebrand 多聚体[21]引起的血小板聚集能力增强或纤维凝块结构的促凝性变化所抵消。总之，这些数据表明，在肝硬化患者中被恢复的止血平衡的建立（尽量脆弱）可以迅速转变成急性出血风险。然而，到目前为止，常规的凝血测试（如凝血酶原时间）单独评估促凝剂驱动因素的缺陷，而非这些患者的血栓风险[22]。因此越来越多的证据表明，肝硬化患者中经常观察到的凝血因子和血小板计数的变化解读为弥漫性出血风险的可靠指标。此外，此类患者的血栓风险增加已被证实。肝硬化是血栓栓塞性疾病的风险因素[23]。在实践中，尽管缺乏明确的证据，但 PT <30%、血纤维蛋白原过少（ <1g/L）、血小板减少（ <50g/L）通常被认为是预防性纠正凝血障碍的阈值。

表 11.2　肝硬化患者的凝血改变[20]

	抗凝驱动因素	促凝驱动因素
原发性凝血	血小板减少	von Willebrand 因子水平升高
	血小板功能异常	ADAMTS13 水平低
	促血小板生成素产生减少	
	一氧化氮和前列环素产生增加	
继发性凝血	II、V、VII、IX、X 和 XI 因子水平低	VIII 因子水平升高
	维生素 K 缺乏	蛋白 C，蛋白 S，抗凝血酶以及肝素辅因子 II 水平低
	血纤维蛋白原异常	遗传的血栓形成倾向
纤维蛋白溶解	α_2-抗纤维蛋白溶酶，XII 因子和 TAFI 水平低	血纤维蛋白溶酶水平低
	t-PA 水平升高	

肝硬化的脓毒症：免疫功能障碍和营养状况

肝硬化患者发生细菌性感染、脓毒症、脓毒症引发的器官衰竭和脓毒症相关死亡风险增加[24]。细菌感染使肝硬化患者的死亡率增加 4 倍，其中 30% 的死亡发生在脓毒症发病 1 年内。此外，脓毒症休克肝硬化患者的住院死亡率高于其他患者，超过 70%[24-26]。这种易感性与免疫系统的改变有关，被称为肝硬化相关的免疫功能障碍（cirrhosis-associated immune dysfunction，CAID），与免疫系统瘫痪（也称为免疫缺陷）和全身炎症特征相关[27]。虽然免疫瘫痪（也称为免疫缺陷）是由于病原体反应受损引起的（例如，涉及 HLA-DR／共刺激分子在单核细胞/巨噬细胞的表达减少或吞噬作用介导的细菌清除减少），系统性炎症是免疫系统细胞持续性或不充分刺激的结果，可能会导致组织损伤且容易发展为器官衰竭[24]。

肝硬化患者易于发生感染也与营养状况相关。营养不良在肝硬化患者中特别常见（在等待肝移植的患者中多达70%），在酒精性肝病患者中尤为严重。营养不良可通过人体测量数据进行测量（例如不自主的体重丢失和BMI），但受肝脏疾病的影响，白蛋白血症和前白蛋白血症并不发生于肝硬化患者。在这种情况下，使用 CT 扫描测量肌肉损耗（即肌少症）尤为有用，因其与不良预后独立相关（见下文）。

肝硬化与麻醉

对静脉甚至吸入麻醉药物的肝毒性的顾虑一直存在。主要依赖于肾脏清除或再分布的麻醉药物（如丙泊酚酚、依托咪酯、芬太尼、舒芬太尼）通常是首选药物，然而，分布量和钠潴留、白蛋白血浆水平、代谢和消除过程的重大变化，药物的药代动力学在严重的肝硬化患者变异度很高。此外，肝脏灌注减少，硬化肝更容易受到低血压和缺氧的影响[28]。因此，推注的效果不可预测，应滴定给予麻醉剂[28]。值得注意的是，已经发现术中低血压对肝硬化患者手术预后有负面影响。

11.2 手术与肝硬化：什么并发症是可预见的？

肝硬化患者可接受两种不同类型的手术：与他们肝病相关的手术，如肝细胞癌切除术、修复腹水相关的腹疝，以及"非肝脏"手术。

在第一种情况下，肝切除通常在挑选出的肝硬化患者中进行，对并发症的手术本身通常实施于晚期肝硬化存在急性肝脏失代偿高风险患者。在肝切除手术，对肝脏的直接创伤和缺血/再灌注损伤增加术后肝功能衰竭的风险，尽管进行了适当的术前评估，仍有 5%~8% 肝硬化患者发生[29]。因此，肝硬化患者的围手术期管理相关人员需要熟知此疾病特定的并发症，如难治性腹水或肾功能不全。因此，患者理应收治在专科肝脏中心。

"非肝脏手术"包括结直肠、心血管、骨科或胸科手术。在首个纳入 793 例肝硬化患者的研究中，严重手术相关并发症发生率为 30%，死亡率为 11.6%。最常见的并发症是感染［术后肺炎（8%）、血源性感染（6.3%）、手术部位感染（2.6%）］，呼吸机相关并发症（7.8%），反应肝病失代偿的出血和新发或加重的腹水（6.7%）[2]。最近，Lin 等在一项研究中纳入了行非肝脏手术的 24 282 例肝硬化患者，依据年龄、性别、手术类型和麻醉匹配 97 127 例对照患者。肝硬化患者也易发生术后脓毒症（6% 败血症、3% 肺炎、1% 深部创伤）、术后出血和急性肾衰竭[30]。肝硬化患者对脓毒症的易感性已在前文讲述。在临床实践中，肝硬化患者的术后晚期并发症发生率也较早期并发症更为常见[2]。手术应激合并感染是肝硬化失代偿的基础，可表现为肾衰竭、消化道出血或肝合成和排泄功能恶化。术后肝功能衰竭的预后非常差，不移植时死亡率高达70%[31]。在这些情况下，需要多学科专家合作讨论具体的治疗方案，例如 TIPS 或肝移植[32]。

11.3 手术和肝硬化：风险是什么？

行不同手术的肝硬化患者术后并发症发生率和死亡率文献汇总见表 11.3。以评估肝硬化患者一般手术风险（包括各种手术）的研究为例，并发症发生率为 14%～50%，死亡率为 1.2%～19%。大多数研究都发现从肝病的第一阶段开始术后的风险就增加[30,33]。对生存曲线的研究显示，死亡率的增加发生于术后早期生存曲线合并之前，可能是肝硬化的自然预后。

无论采用哪种手术类型和评分系统（即 CTO 和 MELD 评分，见上文），术后并发症的发生率和死亡率呈准线性增长并与肝硬化的严重程度一致[2,30,34-35]。例如在择期心脏手术，CTP A 级术后并发症发生率为 10%～53%，CTP B 级为 18%～41%，CTP C 级为 67%～100%[36-39]。相似的，术后死亡率 CTP A 为 3%～11%，CTP B 为 18%～41%，CTP C 为 67%～100%[36-39]。在一个接受三尖瓣手术的 168 例肝硬化患者队列，发现 MELD 评分也有具备相同的预后预测能力：MELD 评分低于或高于 15，死亡率分别为 4% 和 29%。如表 11.3 所示，CTP 和 MELD 评分可预测接受腹部、骨科和耳鼻喉手术患者的并发症发生率和死亡率[19,33,40-41]，尽管其影响可能会因所研究的手术类型而有所不同（表 11.3）。

表 11.3 报道肝硬化患者术后并发症发生率和死亡率

作者/手术类型	日期	总体并发症发生率（%）	总体死亡率（%）	MELD 评分预测的死亡率	并发症发生率/死亡率（%）		
					Child Pugh A	Child Pugh B	Child Pugh C
一般手术风险评估							
Ziser A	1999	30	11.6	–	23/8.4	41.5/17	–
Farnsworth N	2004	–	17.5	–	–/15	–/9	–/60
Del Olmo JA	2003	50	16.3	–	40/7	68/32	64/54
Northup PG	2005	–	16.4	MELD <10:6 MELD =25:26	–	–	–
Teh SH	2007	–	19	MELD <8:5.7 MELD >20:50	–	–	–
Hoteit MA	2008	32	–	–	–	–	–
Costa BP	2009	24	13	iMELD <35:4 iMELD >45:50	27.05	20/14	26/31
Cho HC	2010	–	3.5	MELD <14:2.8 MELD >20:2	–/1	–/9.5	–/36.5
Lin CS	2013	13.8	1.2	–	–	–	–

续表

作者/手术类型	日期	例数	总体并发症发生率（%）	总体死亡率（%）	MELD 评分预测的死亡率	并发症发生率/死亡率（%）		
						Child Pugh A	Child Pugh B	Child Pugh C
腹部手术								
多种腹部手术								
Telem DA	2010	100	NA	7	MELD > 16: 29	-/2	-/12	-/12
Befeler AS	2005	53	25	0.17	-	-	-	-
Northup PG	2005	67	-	24	-	-	-	-
脐疝修补术								
Carbonell AM	2005	1197	16.5	2.5	-	-	-	-
Telem DA	2010	21	71	5	-	-	-	-
Eker HH	2011	30	7	0	-	-	-	-
Marsman HA	2007	34						
疝修补术			18	0	-	-	-	-
保守治疗			77	15	-	-	-	-
胆囊切除术								
Puggioni A（meta 分析）	2003	351	21	6	-	-	-	-
Perkins L	2004	33	7	7	-	-	-	-

续表

作者/手术类型	日期	例数	总体并发症发生率(%)	总体死亡率(%)	MELD评分预测的死亡率	并发症发生率/死亡率(%)		
						Child Pugh A	Child Pugh B	Child Pugh C
Bingener J(腹腔镜的)	2008	99	18	6.3	-	30/-	22/-	-
El Awadi S	2008	110						
开腹			35	0	-	-/0	-/0	-
腹腔镜			13	0				
El Nakeeb A	2010	120						
开腹			15	0	-	-/0	-/0	-
超声刀无夹腹腔镜			8.3	0				
Bessa	2011	40						
开腹			35	0	-	-/0	-/0	-
超声刀无夹腹腔镜			25	0				
Delis SG(腹腔镜)	2010	220	19	0	-	18.5/0	23/0	失访
Csikesz NG	2009	14 007	-	-	-	-/2	-	-
结直肠								
Meunier K	2008	41	77	26	-	65/23	81/29	100/21
Csikesz NG	2009	6120	-	-	-	-/6	-/17	-
Nguyen GC	2009	4042	43	14	-	-	-	-

172

续表

作者/手术类型	日期	总体并发症发生率（%）	总体死亡率（%）	MELD 评分预测的死亡率	并发症发生率/死亡率（%）		
					Child Pugh A	Child Pugh B	Child Pugh C
肝							
Delis SG	2009	36	7.2	MELD <10:0 MELD >9:19	–	–	–
Hsu KY	2009	31	2	MELD >8:4.0	–	–	–
Kamiyama T	2010	16	0.5	–	–	–	–
Citterio	2016	48.8	0.9	–	–	–	–
心胸和血管手术							
择期心脏手术							
Suman A	2004	27	16		9.7/3	66/41	100/100
An Y	2007	60	25		53/6	100/67	100/100
Filsouf F	2007		26		22.11	56/18	100/67
Csikesz NG	2009	–	13		–/11	–/24	–
Shaheen AAM	2009	43.3	17		–	–	–
Ailawadi G	2009	–	6.5	MELD <15 =4.1 MELD >15 =29.2	–	–	–
Morisaki A	2010	31	9.8		–	–	–

续表

作者/手术类型	日期	例数	总体并发症发生率（%）	总体死亡率（%）	MELD 评分预测的死亡率	并发症发生率/死亡率（%）		
						Child Pugh A	Child Pugh B	Child Pugh C
Marui A	2011	332	40.8	1.8	-	-	-	-
Lopez-Delgado JC	2013	58		12	-	-/0	-/23.8	-/66.6
择期主动脉瘤修补术								
Csikesz NG	2009	902	-	7.4	-	-/7	-/9	
肺癌手术								
Iwata	2007	33	18.2	6.5	-	-	-	-
骨科（髋和膝）手术								
Cohen SM	2005	29	18	14	-	14/4	29/14	100/100
Neuwman JM	2016	68865	22	29	-	-	-	
其他手术								
经尿道前列腺电切术（Transurethral resection of the prostate, TURP）								
Nielsen SS	2001	30	-	6.7	-	-	-	-
耳鼻喉手术								
Kao HK	2010	62	43	45	-	38/5	47/23	100/67

必须对以上结果进行评估。首先，无论纳入人群规模大小，所有研究都是回顾性的，目前还没有对 MELD 或 CPS 预测预后能力进行前瞻性验证的研究。其次，回顾性设计限制了其外在有效性。事实上，那些回顾性研究纳入接受手术的患者经历了筛选过程，可能在不同的中心存在差异，结果很难解释。再次，不适合手术的患者数量缺失了，且几乎所有纳入的患者都是 CPS A、B 级肝硬化。最后，虽然肝硬化严重程度对预后的影响因手术的类型而异，但大部分研究中将占比不同的各种类型的手术集合在一起分析。因此，尽管接受手术肝硬化患者的预后似乎是随着时间推移得到了改善，但由于研究之间缺乏同质性，所以应该谨慎对待这些结果。

除了潜在肝脏疾病的严重程度之外，术后并发症发生率和死亡率还存在其他风险因素。在 Ziser 等的研究中，"非肝脏"手术死亡风险因素包括术前状态(ASA 评分、术前脓毒症和肾功能不全)、合并症(慢性阻塞性肺疾病病史)、手术严重程度评分高和术中发生低血压[2]。一些研究还确定了一些反映肝功能的其他术前因素(如腹水和人血白蛋白)，以及一些术中的因素(如输血需求或手术持续时间)[3,42-43]。总之，不管实施何种手术，ASA 分数、年龄和急诊手术等都被确定为风险因素[34,43-45]。一些团队试图确定个人风险预测模型，其中 Cleveland"Mayo 诊所"在其网站上提供了一个四变量模型，可计算肝硬化患者大手术后的死亡率。这个模型包括年龄、MELD、ASA 分级，以及肝硬化的病因，在网站上很容易计算(http：//www. mayoclinic. org/meld/mayomodel9. html)。例如，根据这个算法，一个 60 岁的 ASA 3 级、患有丙型肝炎相关的肝硬化，MELD 15 分患者 30 天死亡率为 14.2%。尽管这个模型的外部有效性仍然受到质疑，尽管是单中心的，但因为它是一个大规模、肝硬化患者队列回顾性分析的结果[34]，这种方法允许对每个患者的风险进行个体化评估。对于肝移植候选患者，该风险评估可用于计划治疗方案。在低风险患者，术后死亡率低，大部分患者可接受手术风险。但手术最好能在有肝脏移植中心的医院进行。高风险评分患者的死亡风险太高，择期手术可能会被推迟到肝移植之后。最后，中度风险的患者应该在手术前完成对肝移植的大部分评估，以便在必要时进行紧急肝移植。在例数非常少的患者系列或病例报告中也有描述术前行 TIPS 以降低门脉高压，但对术后并发症发生率和死亡率的影响仍有待研究。

最后我们应该记住，在肝脏手术的特殊环境中，尽管 MELD 评分的影响很明显，但被其他一些重要的影响因素降低了，包括门脉高压和计划扩大肝切除术，这些因素影响对预后的预测[46]。

11.4 手术和肝硬化：如何优化患者管理？

基于团队的方式需要对治疗肝硬化患者有经验的肝脏病专家、外科医生、麻醉医生和危重病学专家参与，最好是专科中心的医生[34,43]。

这样不同的专业医生可提出不同的优化方法。

11.4.1 手术注意事项

理想情况下应行择期手术，因为此类患者急诊手术风险高于平均水平[3,33-34,43]。手术技术的选择对此类患者很重要，特别是在急诊手术时。由于腹压增高和胆囊切除术，胆结石和疝气在肝硬化人群中尤其常见，疝气修补术常被研究。在这种情况下，采用改良后的腹腔镜技术似乎可以降低术后并发症发生率。腹腔镜胆囊切除术降低出血并发症并缩短手术和住院时间，但手术过程中中转开腹手术发生率高，特别是在急诊手术时[47,49]。关于脐疝，现在已经明确择期手术修复（腹水治疗后）优于保守治疗[50]。腹腔镜下修补的优势在于避免切皮（防止腹水渗漏）和避免人工补片接触坏死感染组织[51-52]。这种微创技术的优点也在肝切除术中详细描述。对于经慎重选择的候选患者，腹腔镜肝切除术与开腹手术相比住院时间短、肠道活动恢复早，且镇痛剂需求量低[53]。

11.4.2 麻醉注意事项

术前发现和纠正营养不良

预防术后并发症的方法很少，尤其是感染性并发症。术前发现和纠正营养不良/肌少症是其中之一。因此，应在术前评估患者营养状况（见上文）。在患者营养不良的情况下应采用营养恢复策略，以优化热量和蛋白质的摄入[54]。

这些患者麻醉管理的挑战与既往肝硬化引起的肝外病理生理变化直接相关。

血流动力学

此类患者肝硬化相关的心血管变化易出现低血压和急性肾损伤。在这种情况下，优化围手术期血流动力学，维持有效的血管内容量，以确保组织灌注和细胞氧合在此类患者中更为重要。有证据表明，术中低血压对并发症发生率和死亡率存在独立影响，提示硬化肝脏对缺血更敏感[2]。另一方面，过量补液可能使腹水和外周水肿恶化，但对血管内容量作用很小。围手术期必须通过心排血量（或每搏量）监测优化血流动力学，正如在非肝硬化患者大的消化道手术所推荐[55-56]。可使用任何能直接或间接评估左室每搏量和对容量负荷反应性的设备。由于此类患者存在基础全身血管阻力低的特征，通常需要在使用麻醉药物的同时立刻给予血管收缩剂。除血流动力学管理外，还需要维持患者肾脏功能，避免使用任何存在肾脏毒性的药物。

血制品输注

为了纠正异常输注凝血因子而进行的实验室检查是不合理的，且存在潜在危害，因为肝硬化患者接受有创操作后，常规的凝血检查与出血并发症发生率没有相关性[22]。肝脏疾病缺乏可靠的凝血障碍评估工具仍然是一个问题。如前所述，在实践中，尽管缺乏明确的证据，但 PT < 30%~50%、血纤维蛋白原过少（<1g/L）和血小板减少（<50g/L）通常被认为是纠正凝血异常的阈值。然而，使用血栓弹力图和血栓弹力测量法（两种床旁设备都属于在体的时间依赖性测定凝块的黏弹特性的方法），可以改善对凝血障碍的监测并指导血液制品输注。彼时，肝硬化黏弹性测试参数缺乏标准化可能解释了预测出血性风险的能力不足的原因。事实上，即使 ROTEM 的使用并不能减少术中失血，但在肝硬化患者大出血时，它可能会减少新鲜冰冻血浆的输注（同时增加纤维蛋白原）[57-58]。

通　气

肺限制和肺不张很可能继发于腹水和胸腔积液，特别推荐此类患者使用保护性通气（潮气量为理想体重 6mL/kg），PEEP 6~8cmH$_2$O，以及手法肺复张（如在 IMPROVE 研究中所描述的）[59]。

恰当的脓毒症治疗

如上所述，术后感染性并发症在肝硬化人群中极为常见，应该尽早诊断并迅速实施有效的治疗方法以减少术后病死率。然而，抗生素的选择很困难。事实上，肝硬化患者极易受到耐药菌引起的感染，因为多重耐药的风险因素集中于该人群（主要是反复住院和接触抗生素，例如使用氟喹诺酮预防自发性细菌性腹膜炎）[60]。在自发性细菌性腹膜炎的患者，白蛋白应与抗生素联用（1 型肝肾综合征患者白蛋白应与特立加压素联用）[61]。然而到目前为止，除自发性细菌性腹膜炎外，白蛋白对感染的益处尚未被证实[62]。针对该问题目前正在进行一项随机对照试验。

结 论

优化肝病患者的麻醉管理仍然是一个挑战，它基于对术前评估潜在肝病的严重程度和手术预期益处的利弊权衡。改善患者管理的方法包括术前营养状况和术中血流动力学优化及术后感染治疗。最后，需要采取多学科方法，对大多数重症病例的管理必须在肝病外科医生、麻醉医生和重症治疗医生之间进行讨论。应特别对肝移植整个项目的可能性进行评估。

参考文献

［1］ Blachier M, et al. The burden of liver disease in Europe: a review of available epidemiological data. J Hepatol, 2013, 58(3): 593-608.

［2］ Ziser A, et al. Morbidity and mortality in cirrhotic patients undergoing anesthesia and surgery. Anesthesiology, 1999, 90(1): 42-53.

［3］ del Olmo JA, et al. Risk factors for nonhepatic surgery in patients with cirrhosis. World J Surg, 2003, 27(6): 647-652.

［4］ Pearse RM, et al. Mortality after surgery in Europe: a 7 day cohort study. Lancet, 2012, 380(9847): 1059-1065.

［5］ Schuppan D, Afdhal NH. Liver cirrhosis. Lancet, 2008, 371(9615): 838-851.

［6］ Pugh RN, et al. Transection of the oesophagus for bleeding oesophageal varices. Br J Surg, 1973, 60(8): 646-649.

［7］ Infante-Rivard C, Esnaola S, Villeneuve JP. Clinical and statistical validity of conventional prognostic factors in predicting short-term survival among cirrhotics. Hepatology, 1987, 7(4): 660-664.

［8］ Malinchoc M, et al. A model to predict poor survival in patients undergoing transjugular intra-hepatic portosystemic shunts. Hepatology, 2000, 31(4): 864-871.

［9］ Fede G, et al. Cardiovascular dysfunction in patients with liver cirrhosis. Ann Gastroenterol, 2015, 28(1): 31-40.

［10］ Wong F, et al. Working Party proposal for a revised classiication system of renal dysfunction in patients with cirrhosis. Gut, 2011, 60(5): 702-709.

［11］ Garcia-Tsao G, Parikh CR, Viola A. Acute kidney injury in cirrhosis. Hepatology, 2008, 48(6): 2064-2077.

［12］ Nadim MK, et al. Hepatorenal syndrome: the 8th International Consensus Conference of the Acute Dialysis Quality Initiative (ADQI) Group. Crit Care, 2012, 16(1): R23.

［13］ Salerno F, et al. Diagnosis, prevention and treatment of hepatorenal syndrome in cirrhosis. Gut, 2007, 56(9): 1310-1318.

［14］ Kinasewitz GT, Keddissi JI. Hepatic hydrothorax. Curr Opin Pulm Med, 2003, 9(4):

261 – 265.

［15］Papastergiou V, et al. Ultrasonographic prevalence and factors predicting left ventricular diastolic dysfunction in patients with liver cirrhosis: is there a correlation between the grade of diastolic dysfunction and the grade of liver disease? Scientiic World Journal, 2012, 2012: 615057.

［16］Kim JA, et al. Does general anesthesia with inhalation anesthetics worsen hypoxemia in patients with end-stage liver disease and an intrapulmonary shunt? Transplant Proc, 2011, 43(5): 1665 – 1668.

［17］Ailawadi G, et al. Model for end-stage liver disease predicts mortality for tricuspid valve surgery. Ann Thorac Surg, 2009, 87(5): 1460 – 1467, discussion 1467 – 1468.

［18］Delis SG, et al. Model for end-stage liver disease (MELD) score, as a prognostic factor for post-operative morbidity and mortality in cirrhotic patients, undergoing hepatectomy for hepa-tocellular carcinoma. HPB (Oxford), 2009, 11(4): 351 – 357.

［19］Krowka MJ, et al. International Liver Transplant Society Practice Guidelines: diagnosis and management of hepatopulmonary syndrome and portopulmonary hypertension. Transplantation, 2016, 100(7): 1440 – 1452.

［20］Tripodi A, Mannucci PM. The coagulopathy of chronic liver disease. N Engl J Med, 2011, 365(2): 147 – 156.

［21］Lisman T, et al. Elevated levels of von Willebrand Factor in cirrhosis support platelet adhesion despite reduced functional capacity. Hepatology, 2006, 44(1): 53 – 61.

［22］Blasi A. Coagulopathy in liver disease: lack of an assessment tool. World J Gastroenterol, 2015, 21(35): 10062 – 10071.

［23］Dabbagh O, et al. Coagulopathy does not protect against venous thromboembolism in hospitalized patients with chronic liver disease. Chest, 2010, 137(5): 1145 – 1149.

［24］Gustot T, et al. Severe sepsis in cirrhosis. Hepatology, 2009, 50(6): 2022 – 2033.

［25］Foreman MG, Mannino DM, Moss M. Cirrhosis as a risk factor for sepsis and death: analysis of the National Hospital Discharge Survey. Chest, 2003, 124(3): 1016 – 1020.

［26］Arvaniti V, et al. Infections in patients with cirrhosis increase mortality four-fold and should be used in determining prognosis. Gastroenterology, 2010, 139(4): 1246 – 1256, 1256e1 – 1256e5.

［27］Albillos A, Lario M, Alvarez-Mon M. Cirrhosis-associated immune dysfunction: distinctive features and clinical relevance. J Hepatol, 2014, 61(6): 1385 – 1396.

［28］O'Leary JG, Yachimski PS, Friedman LS. Surgery in the patient with liver disease. Clin Liver Dis, 2009, 13(2): 211 – 231.

［29］Paugam-Burtz C, et al. Case scenario: postoperative liver failure after liver resection in a cirrhotic patient. Anesthesiology, 2012, 116(3): 705 – 711.

［30］Lin CS, et al. Postoperative adverse outcomes after non-hepatic surgery in patients with liver cirrhosis. Br J Surg, 2013, 100(13): 1784 – 1790.

［31］Paugam-Burtz C, et al. Prospective validation of the "fifty-ffty" criteria as an early and accurate predictor of death after liver resection in intensive care unit patients. Ann Surg, 2009, 249(1): 124 – 128.

[32] Telem DA, Schiano T, Divino CM. Complicated hernia presentation in patients with advanced cirrhosis and refractory ascites: management and outcome. Surgery, 2010, 148(3): 538 – 543.

[33] Csikesz NG, et al. Nationwide volume and mortality after elective surgery in cirrhotic patients. J Am Coll Surg, 2009, 208(1): 96 – 103.

[34] Teh SH, et al. Risk factors for mortality after surgery in patients with cirrhosis. Gastroenterology, 2007, 132(4): 1261 – 1269.

[35] Northup PG, et al. Model for End-Stage Liver Disease (MELD) predicts nontransplant surgical mortality in patients with cirrhosis. Ann Surg, 2005, 242(2): 244 – 251.

[36] Suman A, et al. Predicting outcome after cardiac surgery in patients with cirrhosis: a comparison of Child-Pugh and MELD scores. Clin Gastroenterol Hepatol, 2004, 2(8): 719 – 723.

[37] Filsoui F, et al. Early and late outcome of cardiac surgery in patients with liver cirrhosis. Liver Transpl, 2007, 13(7): 990 – 995.

[38] An Y, Xiao YB, Zhong QJ. Open-heart surgery in patients with liver cirrhosis: indications, risk factors, and clinical outcomes. Eur Surg Res, 2007, 39(2): 67 – 74.

[39] Lopez-Delgado JC, et al. Short-term independent mortality risk factors in patients with cirrhosis undergoing cardiac surgery. Interact Cardiovasc Thorac Surg, 2013, 16(3): 332 – 338.

[40] Delis S, et al. Laparoscopic cholecystectomy in cirrhotic patients: the value of MELD score and Child-Pugh classiication in predicting outcome. Surg Endosc, 2010, 24(2): 407 – 412.

[41] Cohen SM, Te HS, Levitsky J. Operative risk of total hip and knee arthroplasty in cirrhotic patients. J Arthroplast, 2005, 20(4): 460 – 466.

[42] Meunier K, et al. Colorectal surgery in cirrhotic patients: assessment of operative morbidity and mortality. Dis Colon Rectum, 2008, 51(8): 1225 – 1231.

[43] Telem DA, et al. Factors that predict outcome of abdominal operations in patients with advanced cirrhosis. Clin Gastroenterol Hepatol, 2010, 8(5): 451 – 457, quiz e58.

[44] Costa BP, et al. Value of MELD and MELD-based indices in surgical risk evaluation of cirrhotic patients: retrospective analysis of 190 cases. World J Surg, 2009, 33(8): 1711 – 1719.

[45] Farnsworth N, et al. Child-Turcotte-Pugh versus MELD score as a predictor of outcome after elective and emergent surgery in cirrhotic patients. Am J Surg, 2004, 188(5): 580 – 583.

[46] Citterio D, et al. Hierarchic interaction of factors associated with liver decompensation after resection for hepatocellular carcinoma. JAMA Surg, 2016, 151(9): 846 – 853.

[47] El-Awadi S, et al. Laparoscopic versus open cholecystectomy in cirrhotic patients: a

prospective randomized study. Int J Surg, 2009, 7(1): 66 – 69.

[48] El Nakeeb A, et al. Clipless laparoscopic cholecystectomy using the Harmonic scalpel for cirrhotic patients: a prospective randomized study. Surg Endosc, 2010, 24(10): 2536 – 2541.

[49] Bessa SS, et al. Laparoscopic cholecystectomy in cirrhotics: a prospective randomized study comparing the conventional diathermy and the harmonic scalpel for gallbladder dissection. J Laparoendosc Adv Surg Tech A, 2011, 21(1): 1 – 5.

[50] Marsman HA, et al. Management in patients with liver cirrhosis and an umbilical hernia. Surgery, 2007, 142(3): 372 – 375.

[51] Dokmak S, Aussilhou B, Belghiti J. Umbilical hernias and cirrhose. J Visc Surg, 2012, 149(5 Suppl): e32 – 39.

[52] Belli G, et al. Laparoscopic incisional and umbilical hernia repair in cirrhotic patients. Surg Laparosc Endosc Percutan Tech, 2006, 16(5): 330 – 333.

[53] Coelho FF, et al. Laparoscopic liver resection: experience based guidelines. World J Gastrointest Surg, 2016, 8(1): 5 – 26.

[54] Merli M, et al. Malnutrition is a risk factor in cirrhotic patients undergoing surgery. Nutrition, 2002, 18(11/12): 978 – 986.

[55] Pearse RM, et al. Effect of a perioperative, cardiac output-guided hemodynamic therapy algorithm on outcomes following major gastrointestinal surgery: a randomized clinical trial and systematic review. JAMA, 2014, 311(21): 2181 – 2190.

[56] Gomez-Izquierdo JC, et al. Meta-analysis of the effect of goal-directed therapy on bowel function after abdominal surgery. Br J Surg, 2015, 102(6): 577 – 589.

[57] Leon-Justel A, et al. Point-of-care haemostasis monitoring during liver transplantation reduces transfusion requirements and improves patient outcome. Clin Chim Acta, 2015, 446: 277 – 283.

[58] Bedreli S, et al. Management of acute-on-chronic liver failure: rotational thromboelastometry may reduce substitution of coagulation factors in liver cirrhosis. Gut, 2016, 65(2): 357 – 358.

[59] Futier E, et al. A trial of intraoperative low-tidal-volume ventilation in abdominal surgery. N Engl J Med, 2013, 369(5): 428 – 437.

[60] Fernandez J, Bert F, Nicolas-Chanoine MH. The challenges of multi-drug-resistance in hepatology. J Hepatol, 2016, 65(5): 1043 – 1054.

[61] Jalan R, et al. Bacterial infections in cirrhosis: a position statement based on the EASL Special Conference 2013. J Hepatol, 2014, 60(6): 1310 – 1324.

[62] Guevara M, et al. Albumin for bacterial infections other than spontaneous bacterial peritonitis in cirrhosis. A randomized, controlled study. J Hepatol, 2012, 57(4): 759 – 765.

（范倩倩　译，雷　翀　审）

第 12 章　严重肥胖患者

Lorrie Tremblay，*Jean S. Bussières*，*Paul Poirier*

12.1　简　介

根据世界卫生组织(World Health Organization，WHO)的数据，自 1980 年以来，全世界肥胖症的患病率增加了一倍以上，已成为一个主要的健康问题。与体重不足相比，超重和肥胖目前与全球更多的死亡相关，体重对发展中国家的影响越来越多。此外，严重肥胖患者的比例增加[1]。目前，全球超过 20 亿人口超重或肥胖[2]。

肥胖是一种涉及多系统的疾病，肥胖患者在围手术期可能会出现更高的并发症风险。对在手术室和重症监护病房(intensive care unit，ICU)中照顾他们的麻醉医生是一个巨大挑战。

12.2　定　义

肥胖有多种定义方式，但最常用的定义是体重指数(body mass index，BMI)：体重/身高^2(kg/m^2)。WHO 将肥胖定义为 BMI > $30kg/m^2$。根据 BMI

L. Tremblay · J. S. Bussières (✉)

Department of Anesthesiology, Institut Universitaire de Cardiologie et de Pneumologie de Québec, Quebec City, QC, Canada

e-mail: jbuss@ criucpq. ulaval. ca

P. Poirier

Department of Cardiology, Institut Universitaire de Cardiologie et de Pneumologie de Québec, Quebec City, QC, Canada

© Springer International Publishing AG 2018

J. -L. Fellahi, M. Leone (eds.), *Anesthesia in High-Risk Patients*,

https://doi. org/10. 1007/978 – 3 – 319 – 60804 – 4_12

数值,肥胖进一步分为 3 类(表 12.1)。根据美国麻醉医师协会的统计,BMI >40kg/m² 的患者被定义为病态肥胖,BMI >50kg/m² 的患者为超级病态肥胖[3-4]。美国心脏协会发布了另一种分类方式,包括 BMI >60kg/m² 的成人患者以及儿童肥胖症患者[3](图 12.1)。

表 12.1 根据体重指数(BMI)的肥胖分类

分类	BMI(kg/m²)
低体重	<20.0
正常范围	20.0~24.9
肥胖 1 级	25.0~29.9
肥胖 2 级	30.0~34.9
肥胖 3 级	35.0~39.9
肥胖 4 级	40.0~49.9
肥胖 5 级	50.0~59.9
肥胖 6 级	≥60.0

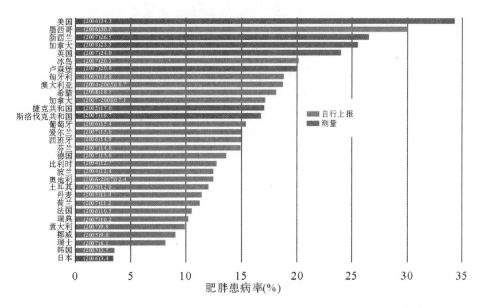

图 12.1 经济合作与发展组织(OECD)国家 2004—2008 年肥胖发生率。最近的肥胖评估表明,测量的肥胖比例的跨度从法国的 10.5%、加拿大的 25.5% 升至美国的 34.3%。摘自:Obesity in Canada. A joint report from the Public Health Agency of Canada and the Canadian Institute for Health Information,2011

12.3　肥胖相关的合并症

12.3.1　代谢综合征

将肥胖根据脂肪分布进一步分类，即男性肥胖和女性肥胖（图 12.2）。这种区别具有重要的临床意义[5]。

男性（或中枢性）肥胖主要涉及身体的上半部分，通常为腹腔内脏脂肪堆积。这种类型的肥胖主要见于男性，并且可以导致代谢综合征，已知是一组易发生 2 型糖尿病和心血管疾病的风险因素。实际上，从生理学角度来看，脂肪细胞不应仅仅被视为在能量平衡和储存中具有作用。腹部脂肪参与促血栓形成和促炎性级联反应，影响脂肪酸的代谢并促进胰岛素抵抗的发生[6]。代谢综合征有几种定义，但主要基于以下 5 项标准中至少出现3 种：①葡萄糖耐受不良；②腹部肥胖；③血压升高；④高密度脂蛋白（high-density lipoprotein，HDL）水平低；⑤甘油三酯（triglyceride，TG）水平升高[7]。代谢综合征可能对非心脏和心脏手术后的预后产生负面影响。它增加了围手术期及术后并发症的风险[8]。相反，女性更常出现女性（或外周）肥胖，主要是大腿和臀部水平的脂肪堆积。相对而言，腹腔内没有显著的脂肪堆积，可以避免代谢综合征相关的并发症。因此，间接测量的中央脂肪分布（如腰围），可能是肥胖相关合并症（如冠状动脉疾病）更好的标志[9]。此外，腹部肥胖在术后可能很重要。毫不奇怪，在一个接受单纯冠状动脉旁路移植（CABG）术患者的大队列中，发现 BMI 定义的肥胖与术后不良事件高度相关。更有趣的是，根据腰围评估的肥胖与术后不良事件的风险增加有关，该相关性独立于 BMI。这些数据表明腰围和 BMI 都是肥胖不同特征的标志，且都与术后并发症有关[10]。

12.3.2　心肌病

严重肥胖患者常发生心肌病，它可导致舒张性和（或）收缩性心力衰竭[11]。体脂的显著堆积导致总体新陈代谢、血容量和心排血量的增加。慢性容量超负荷导致心室扩张，从而增加了心室壁的压力，心肌通过肥大以适应这种现象。最终导致左心室功能障碍和舒张性心力衰竭。长期严重肥胖时，心肌肥大不能代偿对心室施加的这种额外压力，最终可能发生收缩性心力衰竭。这通常发生于严重肥胖数年后（BMI > 50kg/m² ）[12]。应该注意的是，与肥胖相关的心室重建在体重显著减轻后可能被逆转[13-15]。由于在该人群中经常发现肺部合并症，因此右心室功能障碍是一种常见的表现。反复缺氧发作导致肺动脉高压和随后的右心室扩张，并最终导致心力衰竭[14]。

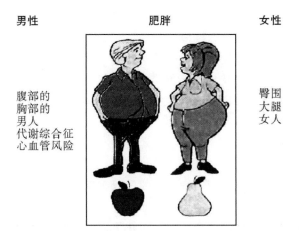

图 12.2　与性别相关的肥胖类型。男性(男性肥胖)的脂肪分布更多见于腹部和胸部，而女性多见于臀部和大腿部位(女性肥胖)。摘自：Ed Fellahi. Prise en charge de l'obèse dans Anesthésie et réanimation，2014

12.3.3　呼吸系统合并症

肥胖以不同的方式影响呼吸功能。中心性肥胖时，大量脂肪组织堆积于上胸部和腹部，呼吸负荷和膈肌偏移也将更大。胸部顺应性降低，肺容量的减少证实存在限制性综合征。此外，增加的循环血容量通过降低肺顺应性而加剧该限制性生理现象。功能残气量(functional residual capacity，FRC)主要影响肺容量。FRC 降低，特别是仰卧位时，常导致肺容量低于闭合容量，即使正常呼吸时，也会导致通气/血流比失调和低氧血症[16]。全身麻醉使该现象加剧。总体而言，肥胖患者呼吸做功增加，为了代偿，他们倾向于采用降低潮气量、提高呼吸频率的呼吸模式。肥胖引起的支气管高反应性在该人群中很常见，并且可能对标准哮喘治疗无效[17]。颈部区域软组织丰富易导致上呼吸道阻塞。因此，阻塞性睡眠呼吸暂停综合征(obstructive sleep apnea，OSA)影响高达 40% 的肥胖患者[18]。未确诊的严重 OSA 患者术后呼吸抑制的风险尤其高，特别是使用了阿片类药物的患者。患有 OSA 的患者，如果没有充分给予持续气道正压通气(continuous positive airway pressure，CPAP)，即使在术后几天，仍会出现明显的低氧状态[19]。此外，使用 CPAP 治疗中度至重度 OSA 可长期降低心血管并发症的风险，应该在可行时实施[20]。

肥胖低通气综合征(Pickwickian 综合征)的特征是与中枢通气不足相关

的白天高碳酸血症，该病的病理生理学仍然不明确。据估计，这种综合征影响了约 11% 患 OSA 的严重肥胖患者[21]。这些患者特别容易发生术后呼吸系统并发症，并且常出现严重的右心室功能障碍。重要的是，已显示腰围与术后心房颤动、机械通气时间延长、二次气管插管、肾衰竭、新发术后肾脏替代治疗、血源性感染、胸骨伤口感染及在重症监护病房或住院时间延长相关，这一相关性独立于 BMI。BMI 是整体肥胖的指标，腰围是中心性肥胖的指标。这些研究结果表明，除了整体肥胖本身，脂肪分布也影响单纯 CABG 术的临床预后[10]。

12.3.4 其他合并症

肥胖患者患 2 型糖尿病、慢性肾病、骨关节炎、食管裂孔疝和某些类型的癌症的发病率也较高。他们还可能患非酒精性脂肪性肝病，并进展为肝硬化。与肥胖相关的慢性炎症状态和纤维蛋白溶解受损使高 BMI 患者具有血栓栓塞并发症的风险，特别是在围手术期。

12.4 术前评估

肥胖患者的术前评估应侧重于他们的气道及心肺状况。

12.4.1 心脏评估

接受手术的肥胖患者相对健康，因此，是否需要进一步的心脏评估取决于患者心血管疾病的特定风险因素以及与手术本身相关的风险[14]。患者可进行大于四代谢当量(metabolic equivalents，MET) 的活动，可确定其心肺功能状态足以进行大多数低风险和中等风险的手术而无须进一步检测[22]。不幸的是，因为体重相关的问题，肥胖患者的功能残气量受限。此外，该人群经常出现劳累性呼吸困难、非心绞痛性胸痛和下肢水肿。

应积极寻找代谢综合征的特征表现，因为它常与冠状动脉疾病相关[7]。如果根据病史或危险因素怀疑存在冠状动脉疾病，应获取术前心电图。新发的左束支传导阻滞可以是隐匿性冠心病的标志。心电图显示电轴右偏或右束支传导阻滞，应怀疑可能存在右心室功能障碍和肺动脉高压，适合进行更深入的检查[14]。

已经公布了一种用于评估接受非心脏手术的严重肥胖个体的流程，该流程可能有助于制定适合该群体的检查方案[14]。已知的并存心脏病应在手术前维持稳定，并在必要时进行改善。

12.4.2　呼吸评估

OSA 通常依靠整夜多导睡眠图进行睡眠研究而获得呼吸暂停 – 低通气指数(apnea-hypopnea index，AHI)来进行诊断。对于中度(每小时 15 ~ 30 事件)和严重 OSA(每小时 >30 事件)患者，推荐使用 CPAP 治疗[23]。多导睡眠图是一项昂贵的检查，耗时并且在术前并不总是容易获得。"STOP-BANG"问卷(表 12.2)被应用于外科人群中进行 OSA 术前筛查[24]。它使用截断值≥3 分来发现严重 OSA 时具有高灵敏度(100% 灵敏度)，但仅具有中等特异度。在肥胖人群中，采用截断值 4 分，灵敏度和特异度之间达到更好的平衡，假阳性率更低。如果患者问卷得分为 0 ~ 2 分，则可以放心地排除中度或重度 OSA[25]。

OSA 增加了围手术期并发症的风险[23]。在手术前确认 OSA 高风险患者在围手术期进行针对性的预防和干预，有助于降低围手术期并发症。理想情况下，应在术前确诊 OSA 以便调整 CPAP 装置，从而可能会降低围手术期并发症的发生率。根据麻醉和睡眠医学协会的指南，当合并症的管理措施被优化后，确诊、部分治疗、未治疗或疑似 OSA 的患者可以进行手术，前提是已经实施了缓解术后并发症的措施[23]。应怀疑严重 OSA 和严重肥胖的患者存在肥胖低通气综合征。血清碳酸氢盐水平升高(>27mmol/L)时，应怀疑这种情况的存在。术前动脉血气显示 $PCO_2 > 45mmHg$ 和 $PO_2 < 70mmHg$(吸入室内空气)，且没有其他病理可以解释这些发现时，即可确诊[25]。

表 12.2　检测阻塞性睡眠呼吸暂停(OSA)的"STOPBANG"问卷

打鼾(S)	大声打鼾
疲劳(T)	白天疲劳
观察到(O)	睡眠期间观察到呼吸停止
压力(P)	高血压
BMI(B)	≥35kg/m²
年龄(A)	≥50 岁
颈围(N)	≥40cm
性别(G)	男性

每次回答"是"为 1 分。0 ~ 3 分：OSA 低风险；4 ~ 5 分：OSA 中度风险；6 ~ 8 分：OSA 高风险。

12.4.3　气道评估

面罩通气和插管困难的预测因素

直到最近，文献还分别报告了面罩通气困难（difficult mask ventilation，DMV）和插管困难（difficult intubation，DI）的危险因素。Kheterpall 等发表了一项超过 175 000 例麻醉的回顾性研究[26]。在该队列中，他报道了同时出现 DMV 和 DI 的发生率为 0.04%（1:250）。他建立了一份风险指数分类（表 12.4）中重新组合的预测因子清单（表 12.3）。根据这一新的分类，更多的因素增加了通气/插管困难的风险，而 BMI 只是其中一个因素。但在肥胖患者中，经常发现数种伴随因素会增加气道管理的风险：颈围增加、阻塞性睡眠呼吸暂停、颈椎伸展受限、男性及 BMI >30kg/m²。因此，肥胖患者的 DMV 和 DI 风险分级迅速增加。环境也可能影响肥胖患者的 DI 程度。最近的一份出版物显示，与手术室相似肥胖患者相比，ICU 肥胖患者的 DI 从 8% 增加至 16%[27]。术前评估时，应与患者讨论清醒插管的可能性。关于气道管理的最终决定，应该由手术当天的麻醉医生在患者上手术台摆好最佳体位后决定。

表 12.3　面罩通气困难复合插管困难的风险预测评分

预测	加权点	未加权点
Mallampati Ⅲ 或 Ⅳ	6	1
颈部放射变化或颈部肿块	5	1
男性	5	1
颏甲距离受限	5	1
有牙	5	1
BMI≥30kg/m²	4	1
年龄≥46	3	1
留胡子	3	1
脖子粗	2	1
睡眠呼吸暂停	2	1
颈椎不稳定或颈部活动受限	2	1
下颌前伸受限或严重受限	2	1
总计可能	44	12
验证队列 c 检验	0.81(0.78, 0.84)	0.81(0.78, 0.84)

摘自：Ketherpal, et al. Anesthesiology, 2013.

表 12.4　风险指数分类系统验证队列[α]

术前风险分级	总患者（人数）	DMV 合并 DL 患者（人数）	比值比（95％ CI）
Ⅰ级（0~3 项风险因素）	57 439 例	0.18％（107 例）	相关
Ⅱ级（4 项风险因素）	10 534 例	0.47％（50 例）	2.56(1.83, 3.56)
Ⅲ级（5 项风险因素）	5815 例	0.77％（45 例）	4.18(2.95, −5.93)
Ⅳ级（6 项风险因素）	2775 例	1.69％（47 例）	9.23(6.54, 13.04)
Ⅴ级（7~12 项风险因素）	1509 例	3.31％（50 例）	18.4(13.1, 25.8)

DMV：面罩通气困难；DL：插管困难。α：Ketherpal, et al. Anesthesiology, 2013.

误吸风险评估

最近证实，肥胖患者的胃液量并不增多，且胃液的酸性并不比非肥胖患者更高[28]。此外，该人群保留了正常的胃食管生理学[29]。临床数据允许我们在肥胖患者忽略系统性的快速序列诱导和环状软骨压迫。但是抗酸制剂如组胺 H_2 受体拮抗剂或质子泵抑制剂，术前使用简单，应该给所有肥胖患者术前使用，以获得安全的胃内容物，即胃容量 ＜25mL 和 pH ＜2.5，来预防可能发生的误吸对肺部的损伤[30]。肥胖患者中最常描述的误吸情况发生在通气或插管操作期间出现困难时。

然而，接受减肥手术的肥胖患者，因改变了食管胃交界处的功能，存在反流的风险，和非肥胖患者出现胃食管反流症状一样[31]。除胃部准备外，这些患者应采用快速序列诱导和环状软骨加压。术前用药应温和。舌下或口服苯二氮䓬类药物可产生非常好的效果。

12.5　麻醉管理

12.5.1　气道管理

无论是用于诱导全身麻醉还是清醒插管，肥胖患者的适当体位和最佳预充氧对于气道管理安全都是必不可少的。

12.5.2　预充氧和插管体位

仰卧位无疑是肥胖患者氧储备的最大"敌人"。腹部的重量使功能残气量（FRC）压缩，并且当患者膈肌麻痹时压缩更甚。评估肥胖患者在手术台上的不同体位对 FRC 的影响[32]。初步结果表明，对确保呼吸暂停期安全，反向 Trendelenburg 位和沙滩椅位优于卧位[32]。此外，通过自主呼吸来进行预充氧时，患者通常不能克服腹部内容物对肺部的压迫。因此，需要更大的肺容量以建立氧气储备。使用 CPAP 或 BiPAP 可以对抗这种限制性综合征，提供有效的预充氧[33]。

我们最近表明，反向 Trendelenburg 位进行无创正压预充氧与沙滩椅位自主呼吸相比，能使安全的无低氧性呼吸暂停时间延长 16%（42s）（Sat $O_2 > 90\%$）[(258 ± 42) $vs.$ (217 ± 17)，$P = 0.0053$]，当 Sat $O_2 = 90\%$ 时行气管插管通气后，恢复至 Sat $O_2 = 97\%$ 的时间更快[(68 ± 11) $vs.$ (88 ± 17)，$P = 0.029$][34]。这些结果证实了我们的试验数据，显示在清醒的肥胖患者中，与沙滩椅位或仰卧位自主呼吸相比，反向 Trendelenburg 位进行无创正压预充氧可以获得更好的 FRC[35]（图 12.3）。

据报道，嗅花位可以更好地暴露肥胖患者的喉部结构（图 12.4）[36]。最初，这种体位需要将毯子或垫子叠加铺垫，在插管后取出。如今，现代手术台可以调整到适当的麻醉诱导所需的位置，并轻松归位[37]。手术台必须足够耐用，以便轻松安全地改变位置。嗅花位可以与反向 Trendelenburg 位相结合，使喉镜下喉部视野得以改善并增加肥胖患者的 FRC。这种体位对肥胖患者麻醉诱导至关重要，并且还可用于改善清醒插管的条件。辅以充分的预充氧后，为麻醉医生提供了安全控制肥胖患者气道的最佳条件。

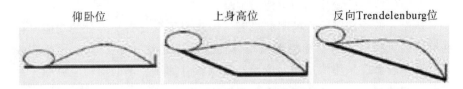

仰卧位　　　　　　　　上身高位　　　　　　　反向Trendelenburg位

图 12.3　病态肥胖患者的不同麻醉体位。摘自：Boyce JR. Obes Surg, 2003

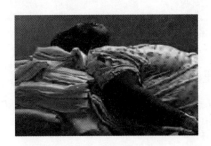

图 12.4　Brodsky 直接喉镜的体位。头部、肩部和上身显著高于胸部，胸骨上切迹与外耳道对齐形成水平线（摘自：Boyce JR. Obs Surg, 2003）

12.5.3　插　管

应该完善地制定肥胖患者的插管方案。如果评估存在 DMV 和 DI 高风险，最好选择局部麻醉和镇静下的清醒插管技术。因此，使用柔性光学支气管镜(flexible optical bronchoscope，FOB)是最常用的技术。应特别注意强调镇静质量和上呼吸道局部麻醉的质量。如果评估插管风险可接受，可以通过以下预防措施来实施全身麻醉：①必要时进行胃部准备；②患者在手术台上充分的体位；③在没有胃反流风险的情况下，采用正压通气预充氧。当怀疑存在困难气道时，确保困难气道的插管工具可用始终是必不可少的。

诱导药物的选择很重要。足够剂量的催眠药，肌肉松弛选用琥珀胆碱，因为它快速起效，特别是恢复快、可预测(表 12.5)[38]，低剂量镇痛药，一旦患者的肌肉力量恢复就能恢复自主通气，这些措施都有助于成功。由于最近有了一种罗库溴铵和维库溴铵拮抗剂舒更葡糖，麻醉医生可能会考虑这些肌肉松弛剂，因为高剂量舒更葡糖能快速有效地逆转插管所需的深度肌松[39-40]。

在诱导并获得足够的肌肉松弛后，在没有胃反流风险的情况下，尝试面罩通气并确保其作用是有意义的。如果发生真正困难的插管，该信息尤其有用。此外，也为之后的麻醉提供相关临床信息。只要麻醉医生熟悉所选择的插管技术，所有的初始插管技术都是可用的。补充或替代插管技术必须立即可用，如 Eschmann 引导、视频喉镜和喉罩(laryngeal mask，LMA)。喉罩可用于建立临时可通气气道，并获得额外的宝贵时间来使用另一种插管策略[41]。麻醉医生诱导前在充分体位和预充氧的情况下以一种及时安全的方式仍不能有效地保护气道是很罕见的。

表 12.5　体重 122kg 的患者，根据理想体重、瘦体重和实际体重，
使用 1mg/kg 的琥珀胆碱的药代动力学

BMI	剂量	开始	恢复	状况		
(kg/m²)	(mg)	达峰时间(s)	达 T1＝90％ 时间(s)	优	良	差
理想(22)	61	91	429	4	7	13
瘦(28)	80	84	495	6	4	2
实际	122	87	589	5	4	0

12.5.4　围手术期通气

肥胖患者腹部的重量将横膈推向头部位置。因此，气管隆嵴处更接近

头部，容易发生支气管内插管。肥胖患者通常难以进行听诊。如果观察到与高压通气相关的低氧状态，则必须进行气管插管（endotracheal tube, ETT）近端的重新定位，可能时可在光纤支气管镜（fiber-optic bronchoscopy, FOB）辅助下进行。

在过去的几年，已经证明了使用保护性通气策略在肺部和食管手术及腹部手术中的功效[42]。初步研究表明，在心脏手术中这种通气方法可降低肺部炎症标志物。在一项超过 3000 例患者的回顾性队列中[43]，我们证实了在围手术期使用小潮气量（< 10mL/kg）相比当前使用的大潮气量（> 12mL/kg），心脏手术患者术后器官功能障碍显著减少，在重症监护室的停留时间也缩短。该研究确定了两个需要使用大潮气量（> 12mL/kg）的风险因素：①女性；②BMI > 30kg/m²。换句话说，潮气量必须按 BMI 为 22kg/m² 的理论理想体重来计算。应用小潮气量，系统地使用呼气末正压（PEEP）是非常重要的[44-48]，而不是提高可能增加肺不张的吸入氧气分数（FiO_2）[49]。对高动脉氧分压（PaO_2）耐受是没有任何好处的，心排血量降低 20%[44-45] 和冠状动脉血流降低 8%～29%[46] 有害。手术期间，应根据需要进行手法肺复张和重新调整 PEEP 水平。最后，使用较低的潮气量可能需要较高的呼吸频率以维持正常的血液 CO_2 浓度，并避免高碳酸血症的有害影响。

12.5.5　药物和药代动力学

肥胖人群的药代动力学变化是复杂的，它们取决于心排血量增加、细胞外液容积、脂肪量和瘦体重的相对影响。肥胖人群存在脂溶性药物积聚的风险，并且某些药物的血浆浓度峰值可能降低。因此，给麻醉精确剂量用药带来了挑战。通常，大多数麻醉药物剂量应基于肥胖患者的理想体重或瘦体重。当然有明显的例外，琥珀胆碱、神经肌肉阻滞逆转剂和丙泊酚维持输注都应根据总体重进行调整[16]。最近的一项 meta 分析表明，在接受腹部大手术的严重肥胖成人患者中，地氟醚麻醉后的恢复速度明显快于七氟醚、异氟醚或丙泊酚。应该注意的是，根据这项研究，恢复室的出室时间差异在临床上并不显著，但地氟醚组患者在恢复室中氧饱和度较高[50]。

12.5.6　麻醉期间的血糖控制

很少有研究专门针对围手术期血糖管理及其对预后的影响[51]。证据主要来自心脏手术。两项具有里程碑意义的研究[52-53]强调了重症患者胰岛素强化治疗和低血糖的相关风险。对于肥胖和非肥胖的 2 型糖尿病患者，围手术期的最佳血糖目标仍然未知。门诊麻醉学会（Society for Ambulatory

Anesthesia，SAMBA）和其他作者建议对血糖不超过 180mg/dL 的重症患者，开始使用胰岛素输注治疗。开始治疗后，建议控制血糖于 140 ~ 180mg/dL。然而，在某些人群中，选择较低的血糖目标可能是有益的。皮下胰岛素的使用更适合非重症患者。

12.5.7　苏　醒

肥胖患者的术后呼吸支持时间通常较长，以确保恢复体温、逆转肌松，患者苏醒至可以完全配合。最好延迟拔管，直至达到这些标准。如果没有最佳的拔管预案，紧急再插管可能会引起混乱，甚至是致死性的。

12.6　镇痛和预防术后并发症

12.6.1　镇　痛

严重肥胖患者 OSA 发病率很高，易出现因阿片类药物引起的气道阻塞。对这一人群中提供充分和安全的镇痛可能具有挑战性。为了缓解疼痛，多模式镇痛优选非阿片类药物，可能情况下加上局部麻醉。对乙酰氨基酚具有阿片类药物节省作用，联合用药时与非甾体抗炎药（nonsteroidal anti-inflammatory drugs，NSAID）具有协同作用。在手术后的最初 24h 内连续使用酮咯酸，可以降低患者对镇痛药的需求[54]。当面临剧烈疼痛时，全身性佐剂可以降低患者对镇痛剂的需求。α_2 受体激动剂具有镇痛作用，右美托咪定比可乐定更有效[55-56]。低剂量氯胺酮也是一种可以考虑的佐剂[57]。这些药物都有保持气道张力和呼吸动力的优点。区域麻醉技术已成为多模式镇痛的一个组成部分。即使因为体表标记模糊，这些技术在严重肥胖患者中使用时具有挑战性，但在可行的情况下仍然是一种很好的选择。值得注意的是，硬膜外阻滞具有最好的功效，并且可能被用作唯一的镇痛方式[54]。

12.6.2　日间手术

如今，70% 的外科手术是在门诊完成的[58]。过去关于肥胖患者是否可以安全接受门诊手术一直存在争议。有证据表明，BMI 不应该是确定患者是否适合门诊手术的唯一标准，因为研究显示，日间手术的肥胖和非肥胖患者不良预后的发生率相似（作为参考）。优化和稳定合并症的状态可能是需要考虑的更重要的风险因素。虽然 BMI 升高并不一定与并发症增加有关，但应该记住，有限的证据表明门诊手术对严重肥胖患者是安全的。此外，对于 BMI > $50kg/m^2$ 的患者，选择门诊手术时应非常谨慎[59]。经过合适的患者选择并采取适当措施，以尽量减少术后并发症的风险（避免全身麻醉、尽量减少强效镇痛剂的剂量、优化共同镇痛、明智地使用局部麻醉等），OSA 或疑似 OSA 不是门诊手术的禁忌证。门诊麻醉学会提出了一种协助决策的流程（图 12.5）[60]。

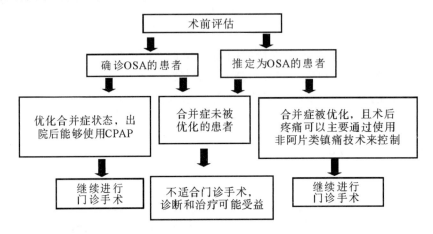

术前注意事项：
· 合并症包括高血压，心律失常，心力衰竭，脑血管疾病和代谢综合征。
· 如果在术前评估期间怀疑 OSA，尽管要谨慎，可以进行推定性 OSA 诊断。
· 外科医生，患者和家属进行宣教（详见文本）。
术中注意事项：
· 尽可能使用非阿片类镇痛技术。
术后注意事项：
· OSA 患者在术后发生长期和频繁的严重呼吸事件时要特别小心（例如，镇静镇痛不匹配，低氧和呼吸暂停发作）。

图 12.5　术前选择阻塞性睡眠呼吸暂停（OSA）患者进行门诊手术时的决策流程。摘自：Anesth Analg, 2012, 115(5)：1060 - 1068

12.6.3　横纹肌溶解症

横纹肌溶解症是一种骨骼肌疾病，会在体循环中释放有毒细胞成分，具有潜在的肾损伤风险。这种并发症在严重肥胖患者手术期间更常见[61]。过重的体重会增加肌肉的压力，导致肌肉缺血性坏死和肌肉毒素释放到体循环中。接受长时间手术（>250min）的男性患者风险增加。虽然肩部和上臂在某些情况下也会受到影响，但臀部区域的肌肉更常被累及[62]。肌肉疼痛可能是主要症状，但也可能是无症状的。诊断依靠血清肌酸激酶（creatine kinase，CK）的检测。CK >20 000 的患者有发生急性肾衰竭的风险[62]。早期诊断和积极的容量治疗及利尿剂的使用对预防肾脏损伤至关重要。

结　论

肥胖患者的术前评估应包括潜在的多种器官功能障碍，主要是呼吸系统和心脏功能障碍。对上呼吸道进行细致的评估，对规划麻醉诱导期间潜在危险气道的管理至关重要。围手术期通气参数应遵循保护性通气原则，使用理想体重来确定潮气量，并自由使用 PEEP。术后应谨慎使用镇痛剂。

参考文献

［1］ Sturm R. Increases in clinically severe obesity in the United States, 1986—2000. Arch Intern Med, 2003, 163(18): 2146 – 2148.

［2］ Ng M, Fleming T, Robinson M, et al. Global, regional, and national prevalence of overweight and obesity in children and adults during 1980—2013: a systematic analysis for the Global Burden of Disease Study 2013. Lancet, 2014, 384(9945): 766 – 781.

［3］ Poirier P, Cornier MA, Mazzone T, et al. Bariatric surgery and cardiovascular risk factors: a scientific statement from the American Heart Association. Circulation, 2011, 123(15): 1683 – 1701.

［4］ Poirier P, Giles TD, Bray GA, et al. Obesity and cardiovascular disease: pathophysiology, evaluation, and effect of weight loss: an update of the 1997 American Heart Association Scientiic Statement on Obesity and Heart Disease from the Obesity Committee of the Council on Nutrition, Physical Activity, and Metabolism. Circulation, 2006, 113(6): 898 – 918.

［5］ Despres JP. Body fat distribution and risk of cardiovascular disease: an update. Circulation, 2012, 126(10): 1301 – 1313.

［6］ Despres JP, Lemieux I. Abdominal obesity and metabolic syndrome. Nature, 2006, 444 (7121): 881 – 887.

［7］ Eckel RH, Grundy SM, Zimmet PZ. The metabolic syndrome. Lancet, 2005, 365 (9468): 1415 – 1428.

［8］ Tzimas P, Petrou A, Laou E, et al. Impact of metabolic syndrome in surgical patients: should we bother? Br J Anaesth, 2015, 115(2): 194 – 202.

［9］ Gurunathan U, Myles PS. Limitations of body mass index as an obesity measure of perioperative risk. Br J Anaesth, 2016, 116(3): 319 – 321.

［10］ Chasse M, Mathieu P, Voisine P, et al. The underestimated belly factor: waist circumference is linked to signiicant morbidity following isolated coronary artery bypass grafting. Can J Cardiol, 2016, 32(3): 327 – 335.

［11］ Alpert MA. Obesity cardiomyopathy: pathophysiology and evolution of the clinical syndrome. Am J Med Sci, 2001, 321(4): 225 – 236.

［12］ Alpert MA, Terry BE, Mulekar M, et al. Cardiac morphology and left ventricular function in normotensive morbidly obese patients with and without congestive heart failure, and effect of weight loss. Am J Cardiol, 1997, 80(6): 736 - 740.

[13] Huffman C, Wagman G, Fudim M, et al. Reversible cardiomyopathies—a review. Transplant Proc, 2010, 42(9): 3673 - 3678.

[14] Poirier P, Alpert MA, Fleisher LA, et al. Cardiovascular evaluation and management of severely obese patients undergoing surgery: a science advisory from the American Heart Association. Circulation, 2009, 120(1): 86 - 95.

[15] Martin J, Bergeron S, Pibarot P, et al. Impact of bariatric surgery on N-terminal fragment of the prohormone brain natriuretic peptide and left ventricular diastolic function. Can J Cardiol, 2013, 29(8): 969 - 975.

[16] Cullen A, Ferguson A. Perioperative management of the severely obese patient: a selective pathophysiological review. Can J Anaesth, 2012, 59(10): 974 - 996.

[17] Boulet LP, Turcotte H, Martin J, et al. Effect of bariatric surgery on airway response and lung function in obese subjects with asthma. Respir Med, 2012, 106(5): 651 - 660.

[18] Poulain M, Doucet M, Major GC, et al. The effect of obesity on chronic respiratory diseases: pathophysiology and therapeutic strategies. CMAJ, 2006, 174(9): 1293 - 1299.

[19] Gross JB, Bachenberg KL, Benumof JL, et al. Practice guidelines for the perioperative management of patients with obstructive sleep apnea: a report by the American Society of Anesthesiologists Task Force on Perioperative Management of patients with obstructive sleep apnea. Anesthesiology, 2006, 104(5): 1081 - 1093, quiz 1117 - 1118.

[20] Simon S, Collop N. Latest advances in sleep medicine: obstructive sleep apnea. Chest, 2012, 142(6): 1645 - 1651.

[21] Chau EH, Lam D, Wong J, et al. Obesity hypoventilation syndrome: a review of epidemiology, pathophysiology, and perioperative considerations. Anesthesiology, 2012, 117(1): 188 - 205.

[22] Fleisher LA, Beckman JA, Brown KA, et al. ACC/AHA 2007 guidelines on perioperative cardiovascular evaluation and care for noncardiac surgery: a report of the American College of Cardiology/American Heart Association Task Force on Practice Guidelines (Writing Committee to Revise the 2002 Guidelines on Perioperative Cardiovascular Evaluation for Noncardiac Surgery) developed in collaboration with the American Society of Echocardiography, American Society of Nuclear Cardiology, Heart Rhythm Society, Society of Cardiovascular Anesthesiologists, Society for Cardiovascular Angiography and Interventions, Society for Vascular Medicine and Biology, and Society for Vascular Surgery. J Am Coll Cardiol, 2007, 50(17): e159 - 241.

[23] AASM. Sleep-related breathing disorders in adults: recommendations for syndrome deinition and measurement techniques in clinical research. The Report of an American Academy of Sleep Medicine Task Force. Sleep, 1999, 22(5): 667 - 689.

[24] Chung F, Memtsoudis S, Krishna Ramachandran S, et al. Society of anesthesia and sleep medicine guideline on preoperative screening and assessment of patients with

obstructive sleep apnea. Anesth Analg, 2016, 123(2): 452 - 473.

[25] Chung F, Abdullah HR, Liao P. STOP-bang questionnaire: a practical approach to screen for obstructive sleep apnea. Chest, 2016, 149(3): 631 - 638.

[26] Kheterpal S, Healy D, Aziz MF, et al. Incidence, predictors, and outcome of dificult mask ventilation combined with dificult laryngoscopy: a report from the multicenter perioperative outcomes group. Anesthesiology, 2013, 119(6): 1360 - 1369.

[27] De Jong A, Jung B, Jaber S. Intubation in the ICU: we could improve our practice. Crit Care, 2014, 18(2): 209.

[28] Juvin P, Fevre G, Merouche M, et al. Gastric residue is not more copious in obese patients. Anesth Analg, 2001, 93(6): 1621 - 1622.

[29] Charles MA, Basdevant A, Eschwège E, editors. Enquête épidémiologique nationale sur le surpoids et l'obésité. Boulogne-Billancourt, 2012.

[30] Vila P, Valles J, Canet J, et al. Acid aspiration prophylaxis in morbidly obese patients: famotidine vs. ranitidine. Anaesthesia, 1991, 46(11): 967 - 969.

[31] Kocian R, Spahn DR. Bronchial aspiration in patients after weight loss due to gastric banding. Anesth Analg, 2005, 100(6): 1856 - 1857.

[32] Boyce JR, Ness T, Castroman P, et al. A preliminary study of the optimal anesthesia positioning for the morbidly obese patient. Obes Surg, 2003, 13(1): 4 - 9.

[33] Delay JM, Sebbane M, Jung B, et al. The effectiveness of noninvasive positive pressure ventilation to enhance preoxygenation in morbidly obese patients: a randomized controlled study. Anesth Analg, 2008, 107(5): 1707 - 1713.

[34] Carrier-Boucher A, Bussières J, Couture E, et al. Improved preoxygenation in morbidly obese: position & ventilation. CAS Annual Meeting; Vancouver, 2016.

[35] Couture E, Bussieres JS, Provencher S, et al. Pre-oxygenation of obese: effect of position and ventilation. CAS Annual Meeting, 2015.

[36] Brodsky JB, Lemmens HJ, Brock-Utne JG, et al. Anesthetic considerations for bariatric surgery: proper positioning is important for laryngoscopy. Anesth Analg, 2003, 96(6): 1841 - 1842.

[37] Rao SL, Kunselman AR, Schuler HG, et al. Laryngoscopy and tracheal intubation in the head-elevated position in obese patients: a randomized, controlled, equivalence trial. Anesth Analg, 2008, 107(6): 1912 - 1918.

[38] Lemmens HJ, Brodsky JB. The dose of succinylcholine in morbid obesity. Anesth Analg, 2006, 102(2): 438 - 442.

[39] Carron M, Veronese S, Foletto M, et al. Sugammadex allows fast-track bariatric surgery. Obes Surg, 2013, 23(10): 1558 - 1563.

[40] Keating GM. Sugammadex: a review of neuromuscular blockade reversal. Drugs, 2016, 76(10): 1041 - 1052.

[41] Keller C, Brimacombe J, Kleinsasser A, et al. The Laryngeal Mask Airway ProSeal (TM) as a temporary ventilatory device in grossly and morbidly obese patients before

laryngoscope-guided tracheal intubation. Anesth Analg, 2002, 94(3): 737 – 740.

[42] Futier E, Constantin JM, Paugam-Burtz C, et al. A trial of intraoperative low-tidal-volume ventilation in abdominal surgery. N Engl J Med, 2013, 369(5): 428 – 437.

[43] Lellouche F, Dionne S, Simard S, et al. High tidal volumes in mechanically ventilated patients increase organ dysfunction after cardiac surgery. Anesthesiology, 2012, 116 (5): 1072 – 1082.

[44] Floyd TF, Clark JM, Gelfand R, et al. Independent cerebral vasoconstrictive effects of hyperoxia and accompanying arterial hypocapnia at 1 ATA. J Appl Physiol (1985), 2003, 95(6): 2453 – 2461.

[45] Floyd TF, Ratcliffe SJ, Detre JA, et al. Integrity of the cerebral blood-low response to hyperoxia after cardiopulmonary bypass. J Cardiothorac Vasc Anesth, 2007, 21(2): 212 – 217.

[46] Farquhar H, Weatherall M, Wijesinghe M, et al. Systematic review of studies of the effect of hyperoxia on coronary blood low. Am Heart J, 2009, 158(3): 371 – 377.

[47] Coussa M, Proietti S, Schnyder P, et al. Prevention of atelectasis formation during the induction of general anesthesia in morbidly obese patients. Anesth Analg, 2004, 98 (5): 1491 – 1495.

[48] Eichenberger A, Proietti S, Wicky S, et al. Morbid obesity and postoperative pulmonary atelectasis: an underestimated problem. Anesth Analg, 2002, 95(6): 1788 – 1792.

[49] Edmark L, Auner U, Enlund M, et al. Oxygen concentration and characteristics of progressive atelectasis formation during anaesthesia. Acta Anaesthesiol Scand, 2011, 55 (1): 75 – 81.

[50] Liu FL, Cherng YG, Chen SY, et al. Postoperative recovery after anesthesia in morbidly obese patients: a systematic review and meta-analysis of randomized controlled trials. Can J Anaesth, 2015, 62(8): 907 – 917.

[51] Hemmings HC Jr, Wlody D, Mahajan R, et al. 2013 BJA/PGA Special Issue: a selection of nine educational reviews. Br J Anaesth, 2013, 111(Suppl 1): i1 – 2.

[52] Van den Berghe G, Wilmer A, Hermans G, et al. Intensive insulin therapy in the medical ICU. N Engl J Med, 2006, 354(5): 449 – 461.

[53] Finfer S, Heritier S, Committee NSM, et al. The NICE-SUGAR (Normoglycaemia in Intensive Care Evaluation and Survival Using Glucose Algorithm Regulation) Study: statistical analysis plan. Crit Care Resusc, 2009, 11(1): 46 – 57.

[54] Alvarez A, Singh PM, Sinha AC. Postoperative analgesia in morbid obesity. Obes Surg, 2014, 24(4): 652 – 659.

[55] Blaudszun G, Lysakowski C, Elia N, et al. Effect of perioperative systemic alpha2 agonists on postoperative morphine consumption and pain intensity: systematic review and meta-analysis of randomized controlled trials. Anesthesiology, 2012, 116 (6): 1312 – 1322.

[56] Reddy VS, Shaik NA, Donthu B, et al. Intravenous dexmedetomidine versus clonidine

for prolongation of bupivacaine spinal anesthesia and analgesia: A randomized double-blind study. J Anaesthesiol Clin Pharmacol, 2013, 29(3): 342 – 347.

[57] Zakine J, Samarcq D, Lorne E, et al. Postoperative ketamine administration decreases morphine consumption in major abdominal surgery: a prospective, randomized, double-blind, controlled study. Anesth Analg, 2008, 106(6): 1856 – 1861.

[58] Dabu-Bondoc S, Shelley K. Management of comorbidities in ambulatory anesthesia: a review. Ambul Anesth, 2015, 2: 39 – 51.

[59] Joshi GP, Ahmad S, Riad W, et al. Selection of obese patients undergoing ambulatory surgery: a systematic review of the literature. Anesth Analg, 2013, 117(5): 1082 – 1091.

[60] Joshi GP, Ankichetty SP, Gan TJ, et al. Society for Ambulatory Anesthesia consensus statement on preoperative selection of adult patients with obstructive sleep apnea scheduled for ambulatory surgery. Anesth Analg, 2012, 115(5): 1060 – 1068.

[61] Chakravartty S, Sarma DR, Patel AG. Rhabdomyolysis in bariatric surgery: a systematic review. Obes Surg, 2013, 23(8): 1333 – 1340.

[62] Ankichetty S, Angle P, Margarido C, et al. Case report: Rhabdomyolysis in morbidly obese patients: anesthetic considerations. Can J Anaesth, 2013, 60(3): 290 – 293.

（成丹丹　译，雷　翀　审）

第 13 章 罕见代谢疾病患者

Markus M. Luedi，Frank Stueber

13.1 简 介

代谢障碍是由代谢器官的获得性障碍或遗传性酶异常导致的代谢过程障碍[1]。美国国立卫生院(National Institutes of Health，NIH)的基因和罕见病信息中心(Genetic and Rare Diseases Information Center，GARD)目前列出了 18 个亚组共 515 个条目为代谢障碍(表 13.1)。本章我们将讨论基于循证医学的罕见代谢疾病患者围手术期管理的方法，如那些发病率低于 20 万分之一的代谢疾病[2]。此处没有包含极罕见疾病，或那些仅限于特定家族发病的被视为极罕见的疾病。我们也不讨论那些没有用英文报道过的疾病。本章不会全面细致地讨论，而是提供一个有关罕见代谢疾病麻醉的概览。

表 13.1 NLM 医学主题词表(MeSH)[a]定义的代谢疾病亚种

酸碱失衡	电解质代谢失衡	磷代谢失衡
脑疾病，代谢	脂代谢异常	卟啉症
钙代谢失衡	吸收障碍	蛋白质稳态缺失
DNA 修复缺陷	代谢综合征 X	皮肤病，代谢

M. M. Luedi · F. Stueber (✉)

Department of Anaesthesiology, Bern University Hospital Inselspital, University of Bern, Bern, Switzerland

e-mail: markus. luedi2@ insel. ch; frank. stueber@ insel. ch

© Springer International Publishing AG 2018

J. -L. Fellahi, M. Leone (eds.), *Anesthesia in High-Risk Patients*,

https://doi. org/10. 1007/978 – 3 – 319 – 60804 – 4_13

续表

酸碱失衡	电解质代谢失衡	磷代谢失衡
糖代谢障碍	代谢，先天性疾病	消耗综合征
高乳酸血症	线粒体疾病	水电解质失衡

a：MeSH 定义的部分代谢性疾病亚种包括或与非罕见疾病重合，如酸碱失衡。

13.2　先天代谢性脑疾病

13.2.1　家族性中叶性硬化

家族性中叶性硬化（Pelizaeus-Merzbacher disease，PMD）是一种 X 染色体隐性遗传病，见于男性，发病率 1/500 000 ~ 1/200 000。疾病特征是中枢神经系统髓鞘形成减少，导致肌力异常等神经症状（新生儿肌张力减低、儿童肌痉挛）、共济失调、眼球震颤、精神运动迟滞性癫痫和喘鸣[3]。PMD 儿童常因为呼吸系统并发症如吸入性肺炎而早夭[3-4]。患者常表现为关节挛缩，可能需要手术治疗。麻醉证据只有病例报告。围手术期必须考虑吸入性肺炎、癫痫和胃食管反流病。术后则必须考虑到气道并发症、挛缩症状加重和癫痫[5]。

13.2.2　Ⅲ型同型半胱氨酸尿症/高同型半胱氨酸血症

Ⅲ型同型半胱氨酸尿症是一种影响甲硫氨酸代谢的常染色体隐性遗传病，由四氢叶酸还原酶缺失导致，发病率 1/335 000 ~ 1/200 000，相反，Ⅰ型是由吡哆醇和胱硫醚合酶缺失导致，而Ⅱ型是由四氢叶酸甲基转移酶缺陷引起。

Ⅲ型患者常为运动功能发育迟滞、心理疾病或癫痫所致，甲硫氨酸伴随高同型半胱氨酸血症可引起围手术期血栓并发症。同时，围手术期神经功能损害的发生可能与笑气的使用有关[6]。Yamada 等的病例报告推荐预防性使用阿司匹林、肝素或气动加压系统预防血栓[6]。必须避免使用笑气[7-9]。Eschweiler 等则描述了可能出现的术后精神问题，因为同型半胱氨酸的氧化产物是强谷氨酸激动剂，可影响中枢谷氨酸能递质传递[10]。

高同型半胱氨酸血症常见于冠状动脉疾病，伴随心脏功能受限及血栓事件增加[11]。Aggarwal 等强调应降低同型半胱氨酸水平，实施传统的预防措施以降低血栓并发症风险，这二者都很重要[11]。此类患者有血栓并发症的风险，可能需要抗凝治疗，这可能是神经阻滞麻醉的禁忌[12]。

13.2.3 莱施－奈恩综合征

莱施－奈恩综合征是一种 X 染色体隐性遗传的次黄嘌呤鸟嘌呤磷酸核糖转移酶缺乏病，可导致嘌呤和尿酸增高。男性发病率约为 1/380 000。患者有智力障碍，并出现典型的自残和肌肉骨骼异常，包括吞咽困难、痉挛和药物代谢异常[13]。此外，高尿酸血症可引起肾功能异常，进一步进展为致死性的肾衰竭。麻醉医生应考虑三方面的问题：①自残引起的口周瘢痕可能引起插管解剖异常，并必须考虑胃反流；②癫痫较常见，要考虑如何在全身麻醉下判断患者发生癫痫；③由于尿液酸化，患者可能表现出肾功能异常[14]。总的来说，药物代谢受到影响，依托咪酯、氯胺酮和硫喷妥钠是安全的，但苯二氮䓬类与阿片类药物的使用需谨慎[14]。

13.2.4 Ⅱ型黏多糖症/Ⅰ-细胞病

Ⅱ型黏多糖症是一种由 N-乙酰谷氨酰胺－1－磷酸转移酶缺乏引起的神经系统溶酶体储存疾病，它是常染色体隐性遗传疾病，发病率在 1/400 000 ~ 1/100 000。该酶的缺乏导致溶酶体酶的细胞外分泌，而不是生理状态下的仅在溶酶体内分泌。其中一个后果就是溶酶体内的黏多糖和其他大分子达到毒性水平[15]。临床常见症状包括精神与心理残疾，以及口面部异常。麻醉医生主要考虑面部畸形导致的困难气道，如大的舌体、颈部活动受限及肿大的腺体和扁桃体。此外，还有报道发现冠状动脉闭锁和随即出现的急性心力衰竭[16]。没有已知的药理学风险[17]。

13.2.5 眼脑肾综合征

眼脑肾综合征是一种 X 染色体相关的多系统氨基酸转运体功能失常综合征，发病率 1/500 000，可引起肝功能衰竭、多尿性肾衰竭，伴有机酸尿症、眼积水、智力障碍、生长受限、易疲劳、眼部异常以及骨骼异常；对于后者，患者常需要手术矫治[18-19]。智力障碍被认为是由白质损伤引起的，该损伤还能引起严重的癫痫[20]。肾性酸中毒和低钾血症及相关的心脏副作用是麻醉最主要的关注点[21]。如 Saricaoglu 等所指出的，酸中毒促进阿片类穿过血脑屏障，引起更深的镇静和反射抑制，增加了围手术期肺误吸的风险[21]。围手术期电解质失衡和个体化液体管理是关键。下颌后缩常见，因此必须进行谨慎的气道管理，由于肌无力和电解质失衡，也须谨慎使用肌松药物[22]。

13.2.6 氨基甲酰磷酸合成酶Ⅰ缺乏综合征

氨基甲酰磷酸合成酶Ⅰ缺乏可导致高血氨，是常染色体隐性遗传，发病率 1/800 000，在全身麻醉手术的应激条件下或高代谢状态时，这些患者的血氨水平可显著升高，引起脑水肿伴脑疝。推荐局部麻醉加镇静以保证对脑功能足够的监控[23]。

13.2.7 高精氨酸血症/精氨酸酶缺乏

高精氨酸血症/精氨酸酶缺乏是一种常染色体隐性遗传病，表现为尿素代谢障碍，发病率 1/300 000。患者精神运动功能迟滞，癫痫，并有渐进性痉挛性四肢瘫痪[24]。Kaul 等描述了 4 个和麻醉有关的危险因素：具有高精氨酸血症性脑水肿，由于精氨酸刺激血管舒张引起全身麻醉药诱导后严重的低血压，围手术期给予液体可以防治低血压但会增加脑水肿的风险；此外，患者具有癫痫风险，挥发性麻醉药可能诱发癫痫危象；潜在的瘫痪使得医生难以判定患者对去极化或非去极化肌松药作用的反应。为避免使用肌松剂，建议该类患者采用喉罩[25]。

总的来说，具有罕见先天代谢性脑疾病的患者可能出现精神运动迟滞、癫痫和相关的呼吸并发症，如误吸。口面部异常可以导致插管障碍和药物代谢受损，因此给予苯二氮䓬类药物、肌松药和阿片类药物时应特别注意。

13.3 DNA 修复障碍导致的代谢紊乱

13.3.1 科凯恩综合征

科凯恩综合征(也叫作 Weber-Cockayne 综合征或 Neill-Dingwall 综合征，纹状体小脑钙化伴白质营养不良综合征，侏儒 – 视网膜萎缩 – 耳聋综合征)是一种由核苷酸剪切修复障碍引起的常染色体隐性早衰，发病率 1/500 000。临床患者常有面部畸形、小头畸形和脑萎缩，伴智力障碍和发育迟缓。对此类患者的围手术期管理有少数研究，表明其在全身麻醉诱导时可能难以建立安全的通气，镇静药物可能导致血流动力学不稳定，Tsukamoto 等建议对早衰的患者，不能仅凭血流动力学指标反映麻醉深度，而要像对待老年患者那样监测脑电图(EEG)，如使用脑电双频指数(BIS)[26]。

13.3.2 着色性干皮病

着色性干皮病是一种常染色体隐性遗传的 DNA 修复机制缺陷，发病率 1/250 000。尽管发现了许多亚型，但所有类型都有皮肤光化学压力损伤后修复障碍。一些亚型还具有额外的神经系统缺陷，患者通常难以存活至 10

岁。目前还没有这类患者的围手术期处理指南，但有些报告认为吸入性麻醉剂可能使神经系统症状恶化，因而应该避免使用[27-29]。一项尼泊尔的系列病例报告对全身麻醉诱导时可能出现的困难气道提出警示，由于肌松药对该类患者可能具有一些难以预测的效应，建议避免使用。此外，对具有神经系统疾病的患者，苯二氮䓬类以及阿片类药物可产生显著的叠加效应[30]。

总的来说，具有罕见 DNA 修复缺陷疾病的患者可能出现智力残疾、发育迟缓以及面容异常。可能难以建立安全的气道，药物代谢也可能受影响，因此使用苯二氮䓬类、肌松药及阿片类药物时均应谨慎。

13.4　脂代谢异常

13.4.1　Barth 综合征/3-甲基戊二烯酸尿症 II 型

Barth 综合征是一种 X 染色体遗传疾病，可导致 3-甲基戊二烯酸排出增加，发病率 1/300 000。临床特征差异很大，表现为包括心肌病伴随心衰、生长迟滞、肌力下降和周期性中性粒细胞减少症在内的多系统疾病[31]。在围手术期必须进行仔细的心脏循环检测，由于无法预估肌松药的动力学和代谢，使用该类药物可能会引起一些问题。

13.4.2　先天性全身性脂肪营养不良/脂肪营养不良综合征

先天性全身性脂肪营养不良是一种常染色体隐性遗传疾病，特征为缺乏脂肪组织和胰岛素抵抗，每两例患者中有一例具有智力障碍，发病率 1/500 000。临床上，患者常具有运动员的外形，但具有合成代谢综合征，包括肥厚型心肌病、骨龄过高、性早熟、巨舌和扁桃体淋巴增生[32]。围手术期应注意管理肥厚型心肌病，并识别建立安全气道可能遇到的困难[32]。Bennett 等鼓励使用短效药物并考虑七氟醚麻醉时，由于中枢神经系统缺乏脂肪组织而可能导致延迟苏醒，以及脂溶性药物的分布不均[32]。

总的来说，具有脂代谢异常的患者可能表现为心肌病，伴有心衰、智力障碍和发育迟滞。使用吸入性麻醉剂、肌松药和阿片类药物时必须谨慎，且应考虑短效药物。

13.5 其他代谢相关的先天性疾病

13.5.1 异戊酸血症

异戊酸血症是一种常染色体隐性遗传的氨基酸代谢障碍，由于异戊酰辅酸脱氢酶缺失导致的亮氨酸代谢异常，发生率 1/250 000。在围手术期应激情况下，异戊酰辅酶 A 代谢产物的堆积可引起严重的葡萄糖异常、血氨增高、低钙血症和非阴离子间隙代谢性酸中毒[33]。麻醉医生必须以预防代谢危象为目标，支持合成代谢（例如补充糖），并同时降低亮氨酸摄入。此外需要利用肉碱和甘氨酸饮食来降低由于亮氨酸代谢引起的异戊酰辅酶 A 生成和堆积[33-34]。

13.5.2 尿黑酸症

尿黑酸症是一种尿黑酸 1，2 - 双加氧酶缺失（一种通过肝脏中的酪氨酸降解，将同生质酸转化为马来酸的酶）的常染色体隐性遗传病，发病率 1/250 000。在患者的一生中，随着关节、肾脏、心包和心脏瓣膜等不同胶原组织中同生质酸沉积形成于类似于色素的聚合物增多，逐渐产生合并症[35-36]。Kastsiuchenka 等指出，尿液发黑、关节退变及巩膜灰斑均应怀疑尿黑酸症，并对可能受累的器官进行广泛的术前检查[36]。由于色素样的黑尿酸产物在皮肤和硬膜沉积，指脉氧和脑氧监测均不可靠[36]。

13.5.3 糖原贮积症Ⅳ型/Andersen 病

糖原贮积症Ⅳ型是一种常染色体隐性遗传疾病，影响肝糖原存储。发病率在存活出生儿中约 1/600 000。患儿在 5 周岁前可因张力减退、肝脾肿大、肝功能衰竭、肝硬化而早夭。围手术期必须进行严密的监控，并调控血糖和乳酸水平；有研究推荐应常规输注右旋糖酐[37]。

13.5.4 α-甘露糖苷病

α-甘露糖苷病是一种常染色体遗传的糖基化障碍，引起 α-甘露糖苷酶功能缺失，发病率 1/500 000。溶酶体酶缺乏引起糖化蛋白代谢抑制，伴受累组织的寡糖水平升高。临床上患者常出现智力或心理障碍，肌肉骨骼异常和肺功能异常[38]。因为患者需要较强的肌张力来维持气道开放，围手术期应考虑可能出现困难气道和气道梗阻的危险[38]。

13.5.5　高钾性周期性麻痹

高钾性周期性麻痹是一种先天性常染色体显性遗传的细胞膜电解质异常，可引起周期性麻痹或副肌紧张后出现的肌无力或严重的肌强直发作，包括血清钾离子水平增高引起的咬肌痉挛[39-41]。出生发病率为 1∶200 000。虽然神经肌肉阻滞药不是禁忌[42]，但吸入全身麻醉复合琥珀酰胆碱可能引起症状延长，而丙泊酚－瑞芬太尼靶控方法可在没有使用肌松药的情况下满足插管要求，为术后恢复提供更可靠的肌力[43]。目前神经阻滞和局部麻醉对于这些患者来说是安全的[40,44]。

13.5.6　早衰症

早衰症是一种常染色体隐性遗传疾病，导致患者出现以老年病症为特点的提前老化，包括纤维化和冠状动脉粥样硬化性心脏疾病和心衰，脑血管病以及严重的骨关节炎[45]。发生率 1/4 000 000。生理高龄化即使在新生儿也很明显，而儿童患者的情绪和智力发育顺序正常[45-46]。患者的生理高龄虽然已经达到了需要老年麻醉特殊措施的标准，但其真实的年龄却需要更加人性化的关怀。心血管合并症、并发症以及严重骨质疏松引起的插管时下颌骨骨折，是围手术期最主要的挑战[47]。

结　论

总的来说，具有罕见先天性代谢异常的患者可能出现代谢危象，如代谢性酸中毒和糖代谢紊乱。对这些代谢失调进行严密的围手术期监护和管理是十分必要的。使用神经肌肉阻滞剂和吸入性麻醉剂时需谨慎。

罕见代谢性疾病可见于儿童，可能包含由 DNA 缺陷、脂代谢或离子代谢改变以及其他很多原因引起的广泛的生理异常。由于这些疾病为罕见病，处理经验是非常有限的，围手术期医生可能会遇到很大挑战。需要麻醉的罕见代谢疾病患者常存在精神性运动发育迟缓、癫痫、肌张力异常和心肌病、电解质异常以及口面部异常。这类患者应该在有经验的医生和机构处接受治疗，并需要全面的术前评估和生理状态的纠正。他们需要独特的术中监护、治疗和术后观察，包括可能的备用方案，如儿科重症监护治疗。

参考文献

[1] Nichols JJ. Stedman's Medical Dictionary. 27th ed. Optom Vis Sci, 2000,77:284.

[2] Office of the Secretary, DoD. TRICARE; rare diseases deinition. Final rule. Fed Regist, 2010,75:47458.

[3] Hobson GM, Kamholz J. PLP1-related disorders// Pagon RA, Adam MP, Ardinger HH, et al. GeneReviews(R). Seattle (WA): University of Washington, Seattle University of Washington, Seattle. All rights reserved, 1993.

[4] Yamamoto T, Shimojima K. Pelizaeus-Merzbacher disease as a chromosomal disorder. Congenit Anom, 2013,53:3 – 8.

[5] Kamekura N, Nitta Y, Takuma S, et al. General anesthesia for a patient with Pelizaeus-Merzbacher disease. Anesth Prog, 2016,63:91 – 94.

[6] Yamada T, Hamada H, Mochizuki S, et al. General anesthesia for patient with type Ⅲ homocystinuria (tetrahydrofolate reductase deiciency). J Clin Anesth, 2005, 17: 565 – 567.

[7] Badner NH, Drader K, Freeman D, et al. The use of intraoperative nitrous oxide leads to postoperative increases in plasma homocysteine. Anesth Analg, 1998,87(3):711.

[8] Nagele P, Tallchief D, Blood J, et al. Nitrous oxide anesthesia and plasma homocysteine in adolescents. Anesth Analg, 2011,113:843 – 848.

[9] Selzer RR, Rosenblatt DS, Laxova R, et al. Adverse effect of nitrous oxide in a child with 5,10 – methylenetetrahydrofolate reductase deiciency. N Engl J Med, 2003,349:45 – 50.

[10] Eschweiler G, Rosin R, Thier P, et al. Postoperative psychosis in homocystinuria. Eur Psychiatry, 1997,12:98 – 101.

[11] Aggarwal S, Verma S, Singh B, et al. Hyperhomocysteinemia: anesthetic concerns. Saudi J Anaesth, 2014,8:143 – 144.

[12] Luzardo GE, Karlnoski RA, Williams B, et al. Anesthetic management of a parturient with hyperhomocysteinemia. Anesth Analg, 2008,106(6):1833.

[13] Lesch M, Nyhan WL. A familial disorder of uric acid metabolism and central nervous system function. Am J Med, 1964,36:561 – 570.

[14] Larson LO, Wilkins RG. Anesthesia and the Lesch-Nyhan syndrome. Anesthesiology, 1985,63:197 – 199.

[15] Carey WF, Jaunzems A, Richardson M, et al. Prenatal diagno-sis of mucolipidosis Ⅱ — electron microscopy and biochemical evaluation. Prenat Diagn, 1999,19:252 – 256.

[16] Bounds RL, Kuebler J, Cholette JM, et al. Left main coronary artery atresia in an infant with inclusion-cell disease. World J Pediatr Congenit Heart Surg, 2016. DOI:10.1177/ 2150135116664701.

[17] Mahfouz AK, George G. Anesthesia for gingivectomy and dental extractions in a child with I-cell disease—a case report. Middle East J Anaesthesiol, 2011,21:121 – 124.

[18] Lowe CU, Terrey M, Mac LE. Organic-aciduria, decreased renal ammonia production, hydroph-thalmos, and mental retardation; a clinical entity. AMA Am J Dis Child, 1952, 83:164 – 184.

[19] Bokenkamp A, Ludwig M. The oculocerebrorenal syndrome of Lowe: an update. Pediatr

Nephrol, 2016,31:2201 – 2212.

[20] Pueschel SM, Brem AS, Nittoli P. Central nervous system and renal investigations in patients with Lowe syndrome. Child's Nerv Syst, 1992,8:45 – 48.

[21] Saricaoglu̇ F, Demirtaş F, Aypar Ü. Preoperative and perioperative management of a patient with Lowe syndrome diagnosed to have Fanconi's syndrome. Pediatr Anesth, 2004,14:530 – 532.

[22] Pandey R, Garg R, Chakravarty C, et al. Lowe's syndrome with Fanconi syndrome for ocular surgery: perioperative anesthetic considerations. J Clin Anesth, 2010, 22: 635 – 637.

[23] Bezinover D, Postula M, Donahue K, et al. Perioperative exac-erbation of valproic acid-associated hyperammonemia: a clinical and genetic analysis. Anesth Analg, 2011,113: 858 – 861.

[24] Berry GT. Inborn errors of amino acid and organic acid metabolism// Cowett RM, editor. Principles of perinatal—Neonatal metabolism. New York: Springer, 1998:799 – 819.

[25] Kaul N, Khan RM, Sharma PK, et al. Anesthesia in a patient with arginase deiciency: implications and management. Paediatr Anaesth, 2008,18:1139 – 1140.

[26] Tsukamoto M, Hitosugi T, Yokoyama T. Discrepancy between electroencephalography and hemodynamics in a patient with Cockayne syndrome during general anesthesia. J Clin Anesth, 2016,35:424 – 426.

[27] Reitz M, Lanz E. DNA strand breaks in cells with DNA repair deiciency after halothane exposure in vitro. Arzneimittelforschung, 1993,43:418 – 420.

[28] Fjouji S, Bensghir M, Yafat B, et al. Postoperative neurological aggravation after anesthesia with sevolurane in a patient with xeroderma pigmentosum: a case report. J Med Case Rep, 2013,7:73.

[29] Hajijafari M, Ziloochi MH, Fazel MR. Inhalation anesthesia in a patient with xeroderma pigmentosum: a case report. Anesth Pain Med, 2014,4:e17880.

[30] Shrestha GS, Sah RP, Amatya AG, et al. Anaesthetic management of patients with Xeroderma pigmentosum. A series of three cases. Nepal Med Coll J, 2011, 13: 231 – 232.

[31] Schlame M, Kelley RI, Feigenbaum A, et al. Phospholipid abnormalities in children with Barth syndrome. J Am Coll Cardiol, 2003,42:1994 – 1999.

[32] Bennett T, Allford M. Delayed emergence from anesthesia in a child with congenital generalized lipodystrophy (Berardinelli-Seip syndrome). Paediatr Anaesth, 2012,22: 299 – 300.

[33] Lam H, Kiberenge R, Nguyen T, et al. Anesthetic management of a patient with isovaleric acidemia. A & A case reports, 2015,4:37 – 38.

[34] Vockley J, Ensenauer R. Isovaleric acidemia: new aspects of genetic and phenotypic heterogeneity. Am J Med Genet C: Semin Med Genet, 2006,142c:95 – 103.

[35] Gonzales ME. Alkaptonuric aortic stenosis: a case report. AANA J, 1999,67:145 – 151.

[36] Kastsiuchenka S, Mikulka A. Anaesthesia and orphan disease: a patient with alkaptonuria. Eur J Anaesthesiol, 2013,30:779 – 780.

[37] De Armendi A, Patel V, Mayhew JF. Anesthetic management in a child with Glycogen storage Disease Ⅳ. Paediatr Anaesth, 2010,20:475.

[38] Hallas P, Borgwardt LG, Roed J, et al. Anesthesia for patients with alpha-mannosidosis—a case series of 10 patients. Paediatr Anaesth, 2011,21:1269 – 1270.

[39] Ellis FR. Inherited muscle disease. Br J Anaesth, 1980,52:153 – 164.

[40] Aouad R, Atanassoff PG. Epidural anesthesia in a patient with hyperkalemic periodic paralysis undergoing orthopedic surgery. Can J Anaesth, 2004,51:92.

[41] Bandschapp O, Iaizzo PA. Pathophysiologic and anesthetic considerations for patients with myotonia congenita or periodic paralyses. Paediatr Anaesth, 2013,23:824 – 833.

[42] Aarons JJ, Moon RE, Camporesi EM. General anesthesia and hyperkalemic periodic paralysis. Anesthesiology, 1989,71:303 – 304.

[43] Depoix JP, Julliard JM, Aubry P. Propofol-remifentanil target-controlled anesthesia in a patient with hyperkalemic familial periodic paralysis. Anesth Analg, 2004,99:302.

[44] Mackenzie MJ, Pickering E, Yentis SM. Anaesthetic management of labour and caesarean delivery of a patient with hyperkalaemic periodic paralysis. Int J Obstet Anesth, 2006,15:329 – 331.

[45] Nguyen NH, Mayhew JF. Anaesthesia for a child with progeria. Paediatr Anaesth, 2001,11:370 – 371.

[46] Sahay N, Bhalotra A, Saini G, et al. Anesthesia in an aging infant: neonatal progeroid syndrome. A & A case reports, 2015,5:173 – 175.

[47] Vreeswijk SJ, Claahsen HL, Borstlap WA, et al. Anaesthesia and orphan disease: Hutchinson-Gilford progeria syndrome, a case report and summary of previous cases. Eur J Anaesthesiol, 2016,33:869 – 872.

（邓　姣　译，路志红　审）

第 4 部分

神经系统风险

第 14 章　脑病患者

C. Binet, *A. C. Lukaszewicz*

14.1　简　介

大多数时候术后神经功能缺损都与合并疾病相关的围手术期管理有关，尤其是血流动力学。主要的围手术期神经系统并发症包括与低灌注、栓塞事件或出血相关的脑卒中。近期麻醉与重症神经科学协会（Neuroscience in Anesthesiology and Critical Care，SNACC）将围手术期脑卒中定义为术中或术后 30d 内出现的脑缺血或出血[1]。高风险心血管手术的围手术期脑卒中已有很多报道，发病率为 1.9% ~9.7%[2-3]。相反，非心脏手术或非大血管手术的脑卒中发病率，根据患者合并疾病的不同在 0.1% ~1.9%[4-5]。由于发病率低且前瞻性研究有限，多数非心血管和非神经手术患者的数据来源于大型回顾性研究或数据库。此外，心脏手术患者的术后认知功能障碍被认为与临床隐匿性脑缺血有关[6]。在此情况下，必须强调术后脑卒中的高死亡率（20% ~60%）[4-5,7]。

在其他情况下，慢性脑实质病或神经功能障碍的患者在围手术期可能需要特殊的管理。癫痫患者围手术期也需要特别注意癫痫的预防，但这种情况下癫痫与预后没有相关性。围手术期操作和用药对脑老化和大脑炎症性疾病（如多发性硬化和阿尔兹海默病）的影响还不明确。本章我们将总结一些对于这类慢性脑病患者管理的推荐建议，但不会讨论神经手术患者或

C. Binet · A. C. Lukaszewicz (✉)

Anesthesia and Critical Care Department, Neurological Hospital Pierre Wertheimer,

59 bvd Pinel, 69383 Lyon Cedex 03, France

e-mail: anne-claire.lukaszewicz@ chu-lyon.fr

© Springer International Publishing AG 2018

J. -L. Fellahi, M. Leone (eds.), *Anesthesia in High-Risk Patients*,

https://doi.org/10.1007/978 – 3 –319 – 60804 – 4_14

颅内压增高的患者。

14.2 术中脑损伤

14.2.1 围手术期血栓栓塞

手术本身引起的系统炎症和高凝状态，促进了血栓和栓塞事件的主要影响因素的发生。围手术期这些不良事件的发生率由于对缺血时间定义的差异而不同。大型心脏或血管手术围手术期脑卒中的发病率相对较高，主要是因为对主动脉弓或心脏的操作被视为卒中血栓的来源。在非心脏和非血管手术中，缺血事件与术前合并症和血管储备不足有关，如合并有脑卒中、冠状动脉或肾脏疾病的老年患者。Bateman 等通过美国国家医院出院数据库中的可用数据鉴别了与围手术期脑卒中相关的合并疾病[4]，包括年龄、性别、糖尿病、房颤、充血性心力衰竭、既往卒中病史、肾脏疾病或心血管疾病。当把其中大多数因素都校正以后，围手术期缺血性脑卒中与不良预后仍然相关[4]。使用抗凝或抗血小板药物的患者停药后出现反弹性高凝状态时，围手术期血栓栓塞事件风险增加，但并没有明确的(指南)指出围手术期抗凝和抗血小板药物停药的管理(方法)。心律失常，尤其是房颤，合并高凝状态是心血管栓塞的持续危险因素[8]。但 β 受体阻滞剂对心血管事件的益处因脑卒中发生率的升高和非心脏手术患者的不良预后而抵消，研究认为其可能与围手术期低血压有关[9]。

抑制术后炎症反应可能降低高风险患者的血栓风险，这种情况下我们认为他汀类可能有益，但对术前没有应用史的患者效果并不明确[10-11]。

即使围手术期脑卒中发生在院内，预后也比社区发生的脑卒中更差，很可能是由于症状识别较晚、神经影像诊断延迟和低溶栓率导致的[12]。主要的困难是评估神经功能缺失发生的时程和确立可以明确状态正常的最近时间。麻醉后，最后的一次正常神经功能检查是在麻醉诱导时。所有疑似脑卒中的患者都必须启动紧急多学科会诊，以快速明确两个问题：①是否具有溶栓禁忌；②血管内取栓的时间是否足够？核磁共振影像检查可以帮助确定血管阻塞的位置和时间，应对患者进行仔细的风险－受益分析以权衡近期手术后的出血风险。近期行颅内或脊柱手术的患者仍是溶栓的明确禁忌。其他具有高出血风险手术患者的治疗选择，包括建议血管内选择性溶栓，但效果没有经过完整评估。每个机构都应建立清晰的流程，以期在发生此类术后不良事件时给予患者最好的医疗救助。

14.2.2　脑血流自主调节或血管储备不足

血流动力学事件是发生术后脑卒中的另一类原因，这类情况特点较不明显，但麻醉应考虑部分患者的手术体位因素，有限的脑血管自主调节或"血管储备"功能。

目前普遍认为，头颅与心脏之间的压力梯度可引起坐位手术患者大脑低灌注，该体位可以通过严密的监护和血流动力学复苏预防不良后果。更常见而监护不太严密的体位是肩部、胸部或头颅手术常用的沙滩椅位。即使沙滩椅位的体位梯度比坐位低，对患者，尤其是主要大脑动脉狭窄或颅内动脉疾病患者的脑灌注也会产生影响。围手术期脑氧饱和度可以通过近红外光谱检测，有研究观测到了部分氧饱和度降低，但并未建立与神经功能预后的相关性[13]。预防缺血事件发生较发现更重要，因为没有可靠的方法被强烈推荐用于确定缺血事件。这类患者的手术全程血压均应维持在基础水平。有些时候，维持较高的血压水平的管理目标需要与外科关注部位的明显出血风险相权衡。建立最佳血压目标的困难在于难以评估每位患者有效的自主调节，此外传统的自主调节概念可能在很多患者都不适用[14, 15]。这种概念下，建议严密控制血压不低于麻醉前基线的30%。围手术期血压管理可能也与术后谵妄的发生有关[16]。

由于脑和全身血流动力学之间的相互作用难以预计[17]，调节不当还可能弊大于利，麻醉医生必须关注其他脑血流调节过程，比如低碳酸血症引起的脑血管收缩。近期的综述指出二氧化碳和灌注压对自主调节现象的整合作用[18]。可用无创的碳描计方法监测血二氧化碳分压，这已成为麻醉中的常规监测。对于有"血管储备"降低的患者，必须小心地调节并维持二氧化碳水平。

头部的摆放对于保证充足脑灌注也很重要，血管变异或压迫等因素也可能会有影响。尸体研究表明，为了避免脑血流量减少，头部的静息位置应在屈/伸45°、旋转45°及倾斜30°以内[19]。

脑部血流动力学受损的患者中，烟雾病的患者尤其需要严格的围手术期麻醉管理。烟雾病(Moyamoya disease，MMD)以慢性进行性颈内动脉颅内远端狭窄为特征[20]，尽管欧洲发病率远低于亚洲(亚洲比欧洲高10倍)，却影响到年轻人群(三四十岁)；尽管在医疗管理上有了很大进步，MMD患者人数还是不断增长。随着颈动脉异常的进展，小动脉侧支代偿性扩张越过堵塞血管，但新生动脉的血管舒张反应受损。这些血流动力学的损害可通过增加脑氧摄取率来代偿。本段强调的是普通外科手术中MMD患者的管理，而不讨论脑血管重建患者的麻醉管理(见综述[21])。术前评估时，采集详细病史十分必要。麻醉医生可通过脑核磁共振影像（脑实质病变和血管化）或传统的血管造影术评估动脉疾病的严重程度。一些脑血流检查，如经颅多普勒超声成像、正电子放射断层造影和单光子发射计算机扫描断层乙酰唑胺造影可用于评估"脑血流储备"。考虑到 MMD 患者的血流动力学，要维持其脑血流极度依赖全身状况，在低血压、低或高碳酸血症时均可恶化[22]。应严密监测动脉血压并尽可能维持在基线水平。尽管没有特别指出，但红细胞比容在 30% 以上应能避免围手术期缺血事件。由于血管事件的高发，术后患者宜送往 ICU 以严密监控血压和血管容积。因为血管狭窄处形成的微栓塞可能引起患者恶化，术后第一天起即应给予抗血小板药物。

总之，尽管心脏手术和大血管手术可能发生血栓和血流动力学相关的脑部并发症，而一般手术中其发生率虽低，但后果严重。这些现象推动临床医生去鉴别围手术期脑卒中的高危患者和潜在的可以纠正的因素[1]。在高危患者中，应以血压水平、稳定的血流动力学和严密的全身二氧化碳监测为目标来给予麻醉。

14.3　脑部疾病和术后脑病倾向

具有脑病病史或神经退行性疾病的某些患者可能对围手术期事件或脑功能障碍更易感。一方面，患者的用药可能会对麻醉过程有影响；另一方面虽然还未定论，但麻醉可能会对其疾病有影响。

14.3.1　年龄、术后谵妄和认知减退

尽管术后谵忘发生率高且对预后有严重影响，但由于表现形式多变（活动减退或过度活跃），即便有可靠的诊断工具如谵妄量表（ConfusionAssessment Method，CAM）[23]，术后谵妄却常常被低估[23]。老年患者具有术后谵妄的风险[24]，手术后 3 个月老年患者仍可检出认知功能障碍，这会影响他们的生活质量，增高死亡风险[25-26]。一项对术前无认知障碍患者的前瞻性病例对照研究显示，急诊手术术后谵妄的发生率高于择期手术，相关因素包括术前生理或心理状况，如焦虑、抑郁等[25]。这种情况提示，对于生命体征功能受限的患者，围手术期管理可以改善预后，这符合围手术期医学的理念，尤其对于有基础疾病的患者。例如，丹麦脑卒中注册研究显示，对于缺血性卒中的患者，非急诊手术宜推迟 9~12 个月进行[27]。

除基础疾病以外，麻醉药物和手术引起的炎症反应也被认为是促使谵妄发生的因素。和其他的认知障碍相似，造成谵妄的病理机制的主要假说

是影响胆碱能系统功能的药物造成的中枢胆碱缺失[28-30]。易感患者应尽量减少阿托品、抗组胺药、皮质激素或苯二氮䓬类等药物的使用[28]。为减少或预防谵妄，可使用替代药物如氟哌啶醇、右美托咪定或亚麻醉剂量的氯胺酮，但还需要更深入的研究才能达到强烈推荐的证据等级[31]。

近期的一些研究阐述了关于麻醉类型(全身麻醉或局部麻醉)、遗传因素[32-33]对术后认知功能障碍发生率的影响。在 225 例 60 岁以上行心脏手术的患者中，术后谵妄与 1 年后的认知功能减退显著相关[26]。术后认知功能减退明显的患者，其年龄更大、受教育程度更低、通常有卒中病史、合并疾病评分也更高，但男性和白种人较少。因此有些研究指出无论是否接受手术治疗，年龄相关的慢性病(如心脏疾病[34]或癌症[35])似乎使患者更容易发生认知功能减退。另一方面，有些具有术前认知障碍的患者术后状况反而可能改善，尤其是当手术减少了慢性痛或炎症反应、改善了脑血流或对日常生活能力有帮助的时候。曾有人提出术后谵妄和痴呆之间的病理机制存在关系，但近期的一项 meta 分析排除了这种相关性[36]。

14.3.2　阿尔兹海默病

阿尔兹海默病(Alzheimer's disease，AD)是成年人最常见的痴呆，全球患者数高达 3500 万，AD 的特征是记忆、定向力、判断力和推理力等整体认知症状的进行性恶化。由于目前疗法缺乏突破性进展，未来短期内 AD 发病率将会持续上升，麻醉药物管理对于为老年患者和已经诊断为 AD 的患者服务的麻醉医生将具有深远的意义[37]。AD 的实验模型显示了 Tau 蛋白稳态和淀粉样蛋白处理的失调。催化 Tau 蛋白磷酸化/去磷酸化的酶活性失稳态，使 Tau 蛋白过度磷酸化，并引起神经元死亡和降解。此外，淀粉样蛋白代谢的变化也使之聚集，并引发突触功能异常和神经元损伤。

虽然有体外实验和动物实验证据，但麻醉药物神经毒性、术后认知功能障碍和 AD 之间的关系仍无定论，没有严格的临床试验证据指出由于神经毒性而推荐或建议避免老年患者接受(某种)麻醉[38]。主要的假说是吸入性麻醉剂：①影响了 β 淀粉样蛋白的处理和代谢，引起其在细胞外聚集，而不是清除至血液或脑脊液中；②诱发 tau 蛋白过度磷酸化并聚集。在吸入性麻醉剂中，异氟烷和七氟烷均可诱导实验动物模型细胞凋亡和 AD 患者脑脊液中 β 淀粉样蛋白代谢产物的聚集。吸入性麻醉药可能的上游机制也有研究，如胞浆钙离子水平升高，凋亡通路的激活，炎症介质的表达或氧自由基的释放及线粒体损伤。相反，地氟烷并不影响 tau 蛋白代谢或术后认知功能减退。多数证据是由试验得出的，但如果一经确认，可能会影响麻醉医生对高风险患者的处理[39]。

AD 患者局部麻醉技术没有绝对的禁忌，实际上，麻醉人员应当考虑到部分 AD 患者对环境的理解能力或合作能力受限，因此，为了避免手术过程中不能合作及无法预期的突发性事件，我们更支持全身麻醉。

14.3.3 多发性硬化

多发性硬化(multiple sclerosis，MS)是一种慢性炎症性疾病，其特征为中枢神经系统白质脱髓鞘。年轻成人和女性较易患病。症状的严重程度变化性较大，最差可导致卧床不起。

麻醉医生最常见的担忧是已有疾病的加重[40-41]。但麻醉医生不应该为术后症状的加重或新发症状而自责。应激、发热、感染、手术和医疗照护也可能导致症状加重，区分这些因素和麻醉因素十分困难。对于每一位患者，无论疾病程度、呼吸系统功能和心脏功能如何，都必须经医生讨论可选的不同麻醉方案。

术前评估需要采集详细的病史，多发性硬化停止治疗可能会引起复发，尤其疾病高度活动的患者。对于是否停药的问题，应根据副作用和可能的药物相互作用咨询神经内科医生。

呼吸功能障碍的临床评估是术前评估的一个重要方面。呼吸肌协调运动功能的下降，使患者在疾病早期即可出现呼吸功能障碍[42]。术前评估应至少包括咳嗽能力、排出呼吸系统分泌物的能力及用力呼气的能力。睡眠呼吸暂停综合征是 MS 患者的另一个常见的睡眠问题，也应在术前予以识别。

心脏评估对麻醉管理也很重要。MS 治疗可能引起心肌病和自主神经功能异常，从而使麻醉诱导时血流动力学不稳定的风险增高。这类患者可能出现低血压，并对静脉液体治疗或血管升压药不敏感。

选择全身麻醉还是局部麻醉要依据术前评估和手术需求，目前没有对于吸入性、静脉麻醉药物或阿片类药物特别的预警。对于有严重运动障碍的患者，应避免使用琥珀酰胆碱，因为其可能诱发高血钾反应。我们无法预估患者对于非去极化肌松药的反应。有研究描述由于神经肌肉接头后受体的减少，患者对肌松药相对抵抗。在另一方面，有运动力减弱的 MS 患者，应使用低剂量短效非去极化肌松药。用来调节痉挛的巴氯芬可引起肌力减弱，导致患者对非去极化肌松药极度敏感。尽管巴氯芬有副作用，也不应突然停药，因为可能会引起谵妄或惊厥。由于患者反应的不可预测性，必须监测神经肌肉。

尽管缺乏证据，但许多麻醉医生因为担心医疗鉴证程序均把罹患神经系统疾病当作区域麻醉的禁忌[43]，阈上浓度的局部麻醉药有神经毒性。失去了髓鞘的保护，MS 患者的脊髓和外周神经均暴露在更高浓度的局部麻醉药中，因此无法保证区域麻醉的安全性。不过，区域麻醉降低手术的应激可能有优势。肥胖患者人群硬膜外麻醉的研究已经十分普遍，并被认为是安全的。研究者对于蛛网膜下腔麻醉仍有争议。在进行硬膜外麻醉或腰麻时，推荐使用短效药物和最低剂量，可加或不加硬膜外阿片类药物。

无论麻醉方式如何，都应该监测体温，因为高温可使患者疾病加重。

14.3.4　帕金森病

帕金森病(Parkinson's disease)是一种神经退行性疾病，可引起黑质致密部多巴胺能神经元死亡。帕金森病患者有神经系统症状，如典型的静息震颤、肌肉僵直和动作迟缓三联征，但也有些具有系统疾病和认知功能障碍[44]。

麻醉医生需要考虑的问题之一是帕金森病治疗的围手术期管理。帕金森病患者最主要的缺陷是基底神经节不能合成多巴胺，治疗的基本原则是补偿缺失的多巴胺。左旋多巴(L-DOPA)是一种外源性前体药物，可在脑内转化为多巴胺。

突然停用左旋多巴可导致骨骼肌僵直，影响通气。其他治疗措施可采用多巴胺激动剂，如溴隐亭、麦角乙脲、培高利特、吡贝地尔、罗匹尼罗、普拉克索和阿扑吗啡。帕金森病患者的其他用药包括 B 型单胺氧化酶抑制剂(selegiline 和 rasagiline)，儿茶酚胺-O-O-甲基转移酶抑制剂(COMT)和金刚烷胺。

帕金森病的治疗不应暂停，给药时间也必须固定，如果需要应通过胃管给药，必要时可注射阿扑吗啡来代替常规治疗。

手术治疗，尤其是深部脑刺激，是另一个选择。这一手术可显著改善患者的僵直、震颤和动作迟缓，在手术时，对于接受深部脑刺激手术的患者必须采取预防措施。可能观察到的并发症有除颤后电弧、电刀和神经电极烧伤。可使用双极电凝，手术结束后应检查评估刺激控制箱。

其他的麻醉问题是帕金森病的非神经系统表现。自主运动神经功能障碍是帕金森病常见的特征[45]。胃肠道功能受影响，如胃瘫，可能是最常见的特点。但直立性低血压是麻醉相关最严重的症状，自主神经功能异常和药物可能导致麻醉中血压大幅下降。

由于去甲肾上腺素分泌异常，应优先给予患者液体和直接使用拟交感药物。

由于呼吸及协调较差，梗阻性、限制性和混合性肺功能异常均可见于帕金森病患者[46]。帕金森病的非随意运动累及上呼吸道的肌肉，应提前防范肺不张、拔管后喉痉挛和术后呼吸衰竭。

流涎和吞咽困难是本病的其他表现，可能会增加误吸的风险[47]。

对于麻醉规程来说，麻醉医生应考虑上文提到的疾病的每一方面，没有实施全身麻醉的推荐药物，局部麻醉也可以[48]。若术后出现恶心，严格禁止使用可加重帕金森病的药物，如胃复安和氟哌利多，应使用地塞米松和昂丹司琼。

14.3.5 癫 痫

癫痫是最常见的慢性神经系统疾病之一，幼年起病，对癫痫患者也常实施麻醉。对于癫痫患者，麻醉考量最重要的方面是管理抗癫痫药物(antiepileptic drugs，AED)和降低发生癫痫的风险，麻醉医生必须了解围手术期激发癫痫的主要因素[49]：AED 停药、稀释(出血或液体治疗)、酒精中毒或戒断、药物代谢相互作用、毒素(抗生素)、发热和感染、低血糖、低钠、低钙、低镁、低氧、脑血流量减少，缺乏睡眠和情绪刺激。由于 AED 停药是围手术期癫痫最常见的原因之一，抗惊厥药物应使用至手术前一天，包括儿童和孕妇[50]。不能停用常规抗癫痫药物，司替戊醇除外，该药物常用于儿童，并可引起苏醒延迟。抗癫痫药物的血浆剂量不应以全身给药的方式进行。

此外考虑抗惊厥药物的副作用与麻醉药物的相互作用也很重要，第一代 AED 如苯妥英、卡马西平和苯巴比妥具有酶诱导作用，而最新一代的 AED(左旋三醋酸盐、加巴喷丁、拉莫三嗪)引起的药物相互作用要少得多。全身麻醉药的选择要依据其促癫痫的特性和可能的药物相互作用进行。这样依托咪酯、氯胺酮可采用常规剂量，芬太尼、阿芬太尼和锐芬太尼则应谨慎给药[51]。恩氟烷和七氟烷浓度不应超过 1.5MAC，有低碳酸血症时也不应使用[52]。尽管药理学研究提示抗生素有促癫痫活性，文献显示抗生素没有促癫痫作用。所有的抗生素可安心用于癫痫患者。抗胆碱酯酶制剂和抗胆碱药物(阿托品、东莨菪碱)也可用于癫痫患者。

癫痫患者对某些药物存在抵抗，尤其是使用加巴喷丁和苯巴比妥的患者，因为其酶诱生作用。有些抗癫痫药物在神经肌肉接头释放乙酰胆碱，具有镇静作用。苯妥英和卡马西平通过增加肝脏代谢，缩短了部分神经肌肉阻滞剂的作用时间，如罗库溴铵、泮库溴铵、维库溴铵和顺式阿曲库铵[53]。相反，阿曲库铵或米库氯铵的作用时间不受抗癫痫药物的影响。琥珀酰胆碱作用时间延长非常轻微，临床上可以不考虑。由于抗癫痫药物和神经肌肉阻滞剂的相互作用，推荐术中进行肌松监测。

由于局部麻醉药可稳定细胞膜，具有一定的促癫痫(高剂量)和抗惊厥

（低剂量）作用，局部麻醉后发生的癫痫难以判断是由于局部麻醉药的全身毒性还是癫痫疾病本身。癫痫患者可以采用局部麻醉，但必须要做好治疗癫痫的准备[54]。

结　论

对于血管储备受限的患者，围手术期是神经系统并发症的高危时期，除大型心脏血管手术栓塞造成的脑卒中外，普通手术也可使患者暴露于血流动力学不稳定或炎症反应中，对脑代谢产生严重影响。这些情况可能诱发患者术后认知功能障碍或脑退行性疾病的恶化，并影响预后。一些特殊的麻醉策略可能受到了关注，但仍需要更可靠的临床证据。

参考文献

[1] Mashour GA, et al. Perioperative care of patients at high risk for stroke during or after non-cardiac, non-neurologic surgery: consensus statement from the Society for Neuroscience in Anesthesiology and Critical Care. J Neurosurg Anesthesiol, 2014, 26 (4):273-285[2016 – 07 – 25]. http://www. ncbi. nlm. nih. gov/pubmed/24978064.

[2] Bucerius J, et al. Stroke after cardiac surgery: a risk factor analysis of 16,184 consecutive adult patients. Ann Thorac Surg, 2003,75(2):472 – 478[2016 – 07 – 25]. http://www. ncbi. nlm. nih. gov/pubmed/12607656.

[3] Messé SR, et al. Stroke after aortic valve surgery: results from a prospective cohort. Circulation, 2014,129(22):2253 – 2261[2016 – 07 – 27]. http://www. ncbi. nlm. nih. gov/pubmed/24690611.

[4] Bateman BT, et al. Perioperative acute ischemic stroke in noncardiac and nonvascular surgery: incidence, risk factors, and outcomes. Anesthesiology, 2009,110(2):231 – 238[2016 – 07 – 25]. http://www. ncbi. nlm. nih. gov/pubmed/19194149.

[5] Mashour GA, Shanks AM, Kheterpal S. Perioperative stroke and associated mortality after noncardiac, nonneurologic surgery. Anesthesiology, 2011,114(6):1289 – 1296. http://www. ncbi. nlm. nih. gov/pubmed/21478735.

[6] Barber PA, et al. Cerebral ischemic lesions on diffusion-weighted imaging are associated with neurocognitive decline after cardiac surgery. Stroke, 2008, 39(5):1427 – 1433 [2016 – 07 – 25]. http://www. ncbi. nlm. nih. gov/pubmed/18323490.

[7] Biteker M, et al. Impact of perioperative acute ischemic stroke on the outcomes of noncardiac and nonvascular surgery: a single centre prospective study. Can J Surg, 2014, 57(3):E55 – 61.

[8] Urbanek C, et al. Recent surgery or invasive procedures and the risk of stroke. Cerebrovasc Dis, 2014,38(5):370 – 376[2016 – 07 – 27]. http://www. ncbi. nlm. nih.

gov/pubmed/25427844.

[9] POISE Study Group, et al. Effects of extended-release metoprolol succinate in patients undergoing non-cardiac surgery (POISE trial): a randomised controlled trial. Lancet, 2008,371(9627):1839 – 1847.

[10] Berwanger O, et al. Association between pre-operative statin use and major cardiovascular complications among patients undergoing non-cardiac surgery: the VISION study. Eur Heart J, 2016,37(2):177 – 185. http://www.ncbi.nlm.nih.gov/pubmed/26330424.

[11] de Waal BA, Buise MP, van Zundert AAJ. Perioperative statin therapy in patients at high risk for cardiovascular morbidity undergoing surgery: a review. Br J Anaesth, 2015,114 (1): 44 – 52 [2016 – 07 – 27]. http://www.ncbi.nlm.nih.gov/pubmed/25186819.

[12] Saltman AP, et al. Care and outcomes of patients with in-hospital stroke. JAMA Neurology, 2015,72(7):749 – 755[2016 – 07 – 25]. http://www.ncbi.nlm.nih.gov/pubmed/25938195.

[13] Nielsen HB. Systematic review of near-infrared spectroscopy determined cerebral oxygenation during non-cardiac surgery. Front Physiol, 2014,5:93[2016 – 07 – 29]. http://www.ncbi.nlm.nih.gov/pubmed/24672486.

[14] Drummond JC. The lower limit of autoregulation: time to revise our thinking? Anesthesiology, 1997,86(6):1431 – 1433[2016 – 07 – 28]. http://www.ncbi.nlm.nih.gov/pubmed/9197320.

[15] Willie CK, et al. Integrative regulation of human brain blood flow. J Physiol, 2014,592 (5):841 – 859[2016 – 07 – 28]. http://www.ncbi.nlm.nih.gov/pubmed/24396059.

[16] Hirsch J, et al. Impact of intraoperative hypotension and blood pressure fluctuations on early postoperative delirium after non-cardiac surgery. Br J Anaesth, 2015,115(3): 418 – 426[2016 – 07 – 28]. http://www.ncbi.nlm.nih.gov/pubmed/25616677.

[17] Meng L, et al. Cardiac output and cerebral blood flow: the integrated regulation of brain perfusion in adult humans. Anesthesiology, 2015,123(5):1198 – 1208[2016 – 07 – 28]. http://www.ncbi.nlm.nih.gov/pubmed/26402848.

[18] Meng L, Gelb AW. Regulation of cerebral autoregulation by carbon dioxide. Anesthesiology, 2015,122 (1): 196 – 205 [2016 – 07 – 28]. http://www.ncbi.nlm.nih.gov/pubmed/25401418.

[19] Toole JF, Tucker SH. Influence of head position upon cerebral circulation. Studies on blood flow in cadavers. Arch Neurol, 1960,2:616 – 623[2016 – 07 – 28]. http://www.ncbi.nlm.nih.gov/pubmed/13838838.

[20] Scott RM, Smith ER. Moyamoya disease and moyamoya syndrome. N Engl J Med, 2009,360 (12):1226 – 1237[2016 – 07 – 26]. http://www.ncbi.nlm.nih.gov/pubmed/19297575.

[21] Smith ER, Scott RM. Surgical management of moyamoya syndrome. Skull Base, 2005, 15(1):15 – 26[2016 – 07 – 26]. http://www.ncbi.nlm.nih.gov/pubmed/16148981.

[22] Kurehara K, et al. Cortical blood flow response to hypercapnia during anaesthesia in Moyamoya disease. Can J Anaesth, 1993,40(8):709 – 713[2016 – 07 – 26]. http://

www. ncbi. nlm. nih. gov/pubmed/8403153.

[23] Ely EW, et al. Delirium in mechanically ventilated patients: validity and reliability of the confusion assessment method for the intensive care unit (CAM-ICU). JAMA, 2001, 286 (21):2703 – 2710[2016 – 07 – 25]. http://www. ncbi. nlm. nih. gov/pubmed/11730446.

[24] Tang J, Eckenhoff MF, Eckenhoff RG. Anesthesia and the old brain. Anesth Analg, 2010, 110(2):421 – 426[2016 – 07 – 28]. http://www. ncbi. nlm. nih. gov/pubmed/19820235.

[25] Ansaloni L, et al. Risk factors and incidence of postoperative delirium in elderly patients after elective and emergency surgery. Br J Surg, 2010,97(2):273 – 280[2016 – 07 – 25]. http://www. ncbi. nlm. nih. gov/pubmed/20069607.

[26] Saczynski JS, et al. Cognitive trajectories after postoperative delirium. N Engl J Med, 2012, 367(1):30 – 39[2016 – 07 – 25]. http://www. ncbi. nlm. nih. gov/pubmed/22762316.

[27] Jøgensen ME, et al. Time elapsed after ischemic stroke and risk of adverse cardiovascular events and mortality following elective noncardiac surgery. JAMA, 2014,312(3):269 – 277 [2016 – 07 – 26]. http://www. ncbi. nlm. nih. gov/pubmed/25027142.

[28] Fox C, et al. Effect of medications with anti-cholinergic properties on cognitive function, delirium, physical function and mortality: a systematic review. Age Ageing, 2014, 43 (5):604 – 615[2016 – 07 – 18]. http://www. ncbi. nlm. nih. gov/pubmed/25038833.

[29] Gray SL, et al. Cumulative use of strong anticholinergics and incident dementia: a prospective cohort study. JAMA Intern Med, 2015,175(3):401 – 407[2016 – 07 – 26]. http://www. ncbi. nlm. nih. gov/pubmed/25621434.

[30] van Munster B, et al. Longitudinal assessment of serum anticholinergic activity in delirium of the elderly. J Psychiatr Res, 2012,46:1339 – 1345.

[31] Vincent J-L, et al. Comfort and patient-centred care without excessive sedation: the eCASH concept. Intensive Care Med, 2016,42(6):962 – 971[2016 – 07 – 26]. http://www. ncbi. nlm. nih. gov/pubmed/27075762.

[32] Dokkedal U, et al. Cognitive functioning after surgery in middle-aged and elderly Danish twins. J Neurosurg Anesthesiol, 2016,28(3):275[2016 – 07 – 26]. http://www. ncbi. nlm. nih. gov/pubmed/27187628.

[33] Yeung J, et al. Regional versus general anaesthesia in elderly patients undergoing surgery for hip fracture: protocol for a systematic review. Systematic Reviews, 2016,5 (1):66[2016 – 07 – 26]. http://www. ncbi. nlm. nih. gov/pubmed/27098125.

[34] Selnes O, et al. Do management strategies for coronary artery disease influence 6-year cognitive outcomes? Ann Thorac Surg, 2009,88(2):445 – 454.

[35] Vardy J, et al. Cognitive function and fatigue after diagnosis of colorectal cancer. Ann Oncol, 2014,25(12):2404 – 2412[2016 – 07 – 26]. http://www. ncbi. nlm. nih. gov/pubmed/25214544.

[36] Seitz DP, et al. Exposure to general anesthesia and risk of Alzheimer's disease: a systematic review and meta-analysis. BMC Geriatr, 2011,11:83[2016 – 07 – 26]. http://www. ncbi. nlm. nih. gov/pubmed/22168260.

[37] Bittner EA, Yue Y, Xie Z. Brief review: anesthetic neurotoxicity in the elderly, cognitive dysfunction and Alzheimer's disease. Can J Anaesth, 2011, 58(2):216 – 223 [2016 – 07 – 28]. http://www.ncbi.nlm.nih.gov/pubmed/21174183.

[38] Jiang J, Jiang H. Effect of the inhaled anesthetics isoflurane, sevoflurane and desflurane on the neuropathogenesis of Alzheimer's disease (review). Mol Med Rep, 2015, 12(1): 3 – 12 [2016 – 07 – 26]. http://www.ncbi.nlm.nih.gov/pubmed/25738734.

[39] Zhang B, et al. The effects of isoflurane and desflurane on cognitive function in humans. Anesth Analg, 2012, 114(2):410 – 415 [2016 – 07 – 26]. http://www.ncbi.nlm.nih.gov/pubmed/22075020.

[40] Dorotta IR, Schubert A. Multiple sclerosis and anesthetic implications. Curr Opin Anaesthesiol, 2002, 15(3):365 – 370 [2016 – 07 – 28]. http://www.ncbi.nlm.nih.gov/pubmed/17019227.

[41] Makris A, Piperopoulos A, Karmaniolou I. Multiple sclerosis: basic knowledge and new insights in perioperative management. J Anesth, 2014, 28(2):267 – 278 [2016 – 07 – 28]. http://www.ncbi.nlm.nih.gov/pubmed/23963466.

[42] Mutluay FK, Güses HN, Saip S. Effects of multiple sclerosis on respiratory functions. Clin Rehabil, 2005, 19(4):426 – 432 [2016 – 07 – 28]. http://www.ncbi.nlm.nih.gov/pubmed/15929512.

[43] Vercauteren M, Heytens L. Anaesthetic considerations for patients with a pre-existing neurological deficit: are neuraxial techniques safe? Acta Anaesthesiol Scand, 2007, 51 (7):831 – 838 [2016 – 07 – 28]. http://www.ncbi.nlm.nih.gov/pubmed/17488315.

[44] Chhor V, et al. Anaesthesia and Parkinson's disease. Ann Fr Anesth Reanim, 2011, 30 (7/8):559 – 568.

[45] Goldstein D. Dysautonomia in Parkinson's disease: neurocardiological abnormalities. Lancet Neurol, 2004, 2(11):669 – 676.

[46] Pal PK, et al. Pattern of subclinical pulmonary dysfunctions in Parkinson's disease and the effect of levodopa. Mov Disord, 2007, 22(3):420 – 424 [2016 – 07 – 28]. http://www.ncbi.nlm.nih.gov/pubmed/17230476.

[47] Pfeiffer R. Gastrointestinal dysfunction in Parkinson's disease. Lancet Neurol, 2003, 2 (2):107 – 116.

[48] Nicholson G, Pereira AC, Hall GM. Parkinson's disease and anaesthesia. Br J Anaesth, 2002, 89(6):904 – 916 [2016 – 07 – 28]. http://www.ncbi.nlm.nih.gov/pubmed/12453936.

[49] Bajwa SJS, Jindal R. Epilepsy and nonepilepsy surgery: recent advancements in anesthesia management. Anesth Essays Res, 2013, 7(1):10 – 17 [2016 – 07 – 28]. http://www.ncbi.nlm.nih.gov/pubmed/25885713.

[50] Kofke WA. Anesthetic management of the patient with epilepsy or prior seizures. Curr Opin Anaesthesiol, 2010, 23(3):391 – 399 [2016 – 07 – 28]. http://www.ncbi.nlm.nih.gov/pubmed/20421790.

[51] McGuire G, et al. Activation of electrocorticographic activity with remifentanil and alfentanil during neurosurgical excision of epileptogenic focus. Br J Anaesth, 2003,91 (5):651 –655[2016 –07 –28]. http://www. ncbi. nlm. nih. gov/pubmed/14570785.

[52] Kurita N, et al. The effects of sevoflurane and hyperventilation on electrocorticogram spike activity in patients with refractory epilepsy. Anesth Analg, 2005,101(2):517 – 523[2016 –07 –28]. http://www. ncbi. nlm. nih. gov/pubmed/16037170.

[53] Richard A, et al. Cisatracurium-induced neuromuscular blockade is affected by chronic phenytoin or carbamazepine treatment in neurosurgical patients. Anesth Analg, 2005, 100 (2): 538 – 544 [2016 – 07 – 28]. http ://www. ncbi. nlm. nih. gov/ pubmed/15673889.

[54] Kopp SL, et al. Regional blockade in patients with a history of a seizure disorder. Anesth Analg, 2009,109(1):272 –278[2016 –07 –27]. http://www. ncbi. nlm. nih. gov/pubmed/19535721.

（邓　姣　译，路志红　审）

第15章　慢性神经肌肉疾病患者

Valentine Léopold, *Alice Blet*, *Kathleen McGee*, *Benoît Plaud*

15.1　简　介

　　神经肌肉疾病是一组先天性或获得性的疾病，特征是神经肌肉传导或肌肉本身受累(肌病)。重症肌无力的特点是突触后胆碱能受体数量减少引起的神经信号传导缺陷。此类疾病本身就很罕见，在非专科医学中心，临床医生和麻醉医生更少接触到这类患者。呼吸系统和心脏是否受累是决定预后的主要因素。这类疾病需要十分仔细的术前筛查。由于增加围手术期呼吸系统或心脏相关并发症，部分麻醉药物可能是禁忌，或需要改变使用方法。患者接受手术的原因可能包括：①疾病病因相关治疗(肌无力患者的胸腺切除术)；②功能性手术(矫正肌肉疾病引起的脊柱畸形)；③治疗疾病并发症(白内障或 Steinert 强直性肌营养不良患者的胆囊切除术)。

V. Léopold · K. McGee · B. Plaud (✉)

Anesthesia and Critical Care Department, Paris-Diderot University and Assistance Publique—Hôpitaux de Paris, Saint-Louis Hospital, Sorbonne Paris Cité University, 1, Avenue Claude Vellefaux, 75475 Paris Cedex 10, France

e-mail: benoit. plaud@ aphp. fr

A. Blet

Anesthesia and Critical Care Department, Paris-Diderot University and Assistance Publique—Hôpitaux de Paris, Saint-Louis Hospital, Sorbonne Paris Cité University, 1, Avenue Claude Vellefaux, 75475 Paris Cedex 10, France

Inserm UMR S942, Lariboisière Hospital, Paris, France

© Springer International Publishing AG 2018

J. -L. Fellahi, M. Leone (eds.), *Anesthesia in High-Risk Patients*,

https://doi. org/10. 1007/978 − 3 − 319 − 60804 − 4_15

15.2　重症肌无力患者的麻醉

美国重症肌无力的发病率约为 2/100 000[1]，可于任何年龄发病，但主要累及 40 岁以下成年人(60%)，且以女性为主。重症肌无力是由攻击突触后胆碱能受体(nAchR)的自身抗体引起的，导致运动终板的神经信号传导阻碍(突触后神经肌肉阻滞)[2-3]。有功能的突触后受体数量降低引起终板电位幅度下降，进而无法诱发肌肉收缩。当大量的神经肌肉接头受累时，即可观察到肌肉无力[3]，休息后肌力可恢复正常。最严重的患者特征为呼吸肌受累(胸廓肌肉与膈肌)和吞咽功能异常(20% ~30% 患者)，可诱发危及生命的呼吸系统并发症。其诊断主要依靠临床体征，抗胆碱能自身抗体阴性不可用于排除此疾病。临床常发现其与其他自体免疫性疾病共存(类风湿性关节炎、桥本甲状腺炎、系统性红斑狼疮)，需要进行系统检查。预后程度与是否发生吞咽困难、呼吸系统受累等并发症相关[4-5]。重症肌无力的治疗管理包括宣教(加重疾病的因素、发生并发症的症状和禁忌药物等知识)和治疗症状的药物，如抗胆碱酯酶制剂(新斯的明、吡斯的明和安贝氯铵)[2-3]。静脉免疫球蛋白或血浆去除法等免疫抑制治疗可能对症状严重的患者有效[6]。胸腺切除术可使缓解期更长，症状再次出现会比较晚[4]。

15.2.1　术前评估

通过评估呼吸功能判断疾病的严重程度。美国重症肌无力基金会将疾病严重程度分为 5 个等级[7]，咽部和胸部肌肉受累时可发生术后呼吸系统并发症[8]。术前应采用肺功能检测呼吸系统功能(包括最大吸气压和最大潮气量)以提供基线值，也可用于术后机械通气评分[9]。若患者前纵隔有肿物(胸腺瘤)，麻醉诱导时，甚至单纯仰卧位就有气管支气管或血管梗阻的风险。在坐位和卧位时的气流 - 容量曲线有助于评估纵隔肿物对呼吸系统的影响[10]。其他的与重症肌无力有关的自体免疫疾病可能对麻醉各有影响，都应予以考虑。同样的，长期服用皮质激素的患者还应筛查水电解质紊乱。术前用药管理目前尚存争议，术前是否继续使用抗胆碱酯酶制剂目前尚无共识[8]。有些人认为抗胆碱酯酶可能与肌松药物及其逆转药物新斯的明存在相互作用的风险，认为应停用；而另一些人认为，为了维持临床稳态应持续使用。考虑到患者当时的需求及重症肌无力的严重程度，更多的人选择继续用药。严重的患者应持续使用免疫抑制剂，尤其是皮质激素治疗。此外，若症状控制不佳，术前静脉给予免疫球蛋白或血浆置换可能有益[11]。术前采用理疗方法优化通气功能也是必需的，尤其对于腹部或胸部手术患者而言。多学科合作（麻醉医生、神经内科、手术医生和理疗师）是该类患者围手术期管理的关键。预给药应该避免具有呼吸抑制效应的药物，苯二氮䓬类可能会加重重症肌无力，因此列为禁忌。许多药物对神经肌肉接头有影响，可使疾病加重甚至导致肌无力危象，这些相互作用在围手术期均应考虑在内，以降低术前和术后的可能失误[12-13]。

表15.1列出了可能加重重症肌无力的常见药物。主要分为两类，可导致临床状况恶化的绝对禁忌药物和谨慎评估受益/风险比后可使用的相对禁忌药物。为进行放射检查而注射碘造影剂可导致急性失代偿，因此不推荐在重症肌无力急性期进行造影。术前评估的最后阶段，患者应被告知麻醉方案的益处和风险，以及术后呼吸衰竭需要延长呼吸支持（有创或无创）的可能。对于那些（肌无力）最严重的患者以及进行大手术（腹部或胸部）的患者，术前还应向其解释术后为实现脱机而临时进行气管切开的可能。手术结束时，应根据一些基本标准，如重症肌无力的初始严重程度、目前用

表15.1　可能加重重症肌无力的用药

	绝对禁忌(临床状况恶化)	相对禁忌(谨慎使用)
抗生素	氨基糖甙类	林可酰胺类
	黏菌素	环磷酰胺
	环磷酰胺Ⅳ	局部氨基糖甙
	特利霉素	喹诺酮类
		大环内酯类
心血管药物	奎尼丁	利多卡因
	普鲁卡因酰胺	钙离子拮抗剂
	β受体阻滞剂	呋塞米
		溴苄胺
精神类药物	苯妥英	锂剂
		苯二氮平
		卡马西平
		吩噻嗪
		单胺氧化酶抑制剂
其他	静脉输注镁制剂	口服镁制剂
	青霉胺	金鸡纳树皮提取物
	奎宁	尼古丁衍生物

药和手术对呼吸功能的影响等因素，决定是否延长术后呼吸支持。必须预计到所在患者术后在重症监护室进行监测的可能。多数病例都应鼓励及早撤除呼吸机（如手术结束时）。

15.2.2　麻醉管理

麻醉药物与重症肌无力

全身麻醉可采用两种方式：吸入麻醉或静脉麻醉，复合或不复合肌松[14]。重症肌无力应首选静脉麻醉技术，因为卤化类麻醉药物对重症肌无力患者神经肌肉接头传导的影响较健康人群更显著[14]。

肌松药物

肌松药仅限有指征时使用（如辅助气管插管和手术需求）。重症肌无力的病理生理解释了疾病的临床特征和使用肌松药时的改变：烟碱型乙酰胆碱受体是肌松药和导致重症肌无力的自身抗体反应的靶点[8,15]。使用肌松药物并不是禁忌，手术结束准备撤机时应调整用量。患者对琥珀酰胆碱（去极化肌松药）有抵抗，达到神经肌肉阻滞效果所需的剂量会增加[16-17]。如果持续抗胆碱酯酶治疗，会降低对琥珀酰胆碱的代谢从而导致神经肌肉阻滞恢复延迟。由于患者敏感性显著增高，无论非去极化肌松药属于哪种化学结构类型、持续作用时间和起效时间如何，都需要减量 50%～75% 使用，且其作用时间还会相应延长。降低多少剂量取决于重症肌无力的严重程度。在给予非去极化肌松药前，通过给予拇指内收肌神经刺激[4 个连续刺激（train of four，TOF）]进行神经肌肉功能测试，可预测患者对药物的敏感性。在重症肌无力患者，TOF 低于 0.9 提示对肌松药敏感性增高，等于或高于 0.9 则与健康个体敏感性相似[18]。监测神经肌肉阻滞效果对于预防给药过量或残余阻滞及其导致的术后机械通气延迟非常重要，滴定给药和监测促进了非去极化肌松药的安全和优化使用。

15.2.3　术后治疗

应考虑患者术后入重症监护室的可能性，多数病例早期撤除呼吸机是有可能的，脱机标准与非重症肌无力的重症患者相同。非去极化肌松药的使用增加了呼吸系统并发症风险[14]，神经肌肉阻滞的药物拮抗适应条件很广，神经肌肉监测可以帮助判断是否需要拮抗肌松。神经肌肉功能完全恢复的评估应将 TOF 基础值考虑在内。新斯的明/阿托品适应证在此类患者与一般患者相同，用药前应观察 TOF 4 个成串刺激的反应。除接受抗胆碱酯酶治疗的患者剂量酌情减少外，新斯的明的用药剂量应遵从常规标准。新斯的明起效较慢，因此用药后应观察 10～15min 再考虑拔管。氨基甾体类肌松药，如罗库溴铵可使用舒更葡糖钠拮抗，舒更葡糖钠拮抗是通过与氨基甾体类肌松药形成一个特殊的复合体使其不能与神经肌肉接头相互作用起效的，因此可用于接受抗胆碱酯酶治疗的患者[19]，这一拮抗方案已成功用于多种类型的患者[20]。

　　研究提出了多种预测术后机械通气风险的评分[8，9-21，22]，术后肌肉无力可能与麻醉药物残余效应有关(卤化类药物或肌松剂)，呈现肌无力危象或胆碱能危象。对于术后即刻是否使用抗胆碱酯酶药物仍存在争议。实际上推迟抗胆碱酯酶药物使用可以降低胆碱能危象的发病风险，也可简化术后肌无力的诊断。所有患者重新开始用药时都应滴定剂量，由术前半量开始逐渐增加。出现呼吸功能衰竭时，无创呼吸相比气管插管更受青睐[23]。

15.2.4　重症肌无力孕妇

　　妊娠对于疾病病程的影响差异较大，可以导致病情加重(尤其是妊娠前 3 个月和产后)，也可使疾病复发频率降低[1，24]。另一方面，重症肌无力对于孕程和生产的影响微乎其微，但必须要在一个可为产妇和新生儿提供重症监护的医疗中心生产。孕程中、生产时和产后均应优化重症肌无力的治疗，重症肌无力患者可采用硬膜外镇痛[25]，使用吗啡以减少局部麻醉药的应用，由于可乐定可引起运动阻滞增强，也应避免使用。对此类患者脊椎麻醉硬膜外联合麻醉是可行的[25]。如果需要全身麻醉，不排除使用琥珀酰胆碱，且应该加量(1.5～2mg/kg)，出生 24h 可有 20%～30% 新生儿出现重症肌无力，这时需要将新生儿收入院进行持续监测治疗。

15.3　麻醉与肌肉疾病

　　这类疾病的特点是骨骼肌的进行性损害，包括呼吸肌、心脏横纹肌和平滑肌(包括内脏平滑肌)。多种操作都需要麻醉：诊断评估的肌肉活检，为改善生活质量的功能性手术(脊柱后凸手术、营养不良性肌病的跟腱离断术)，治疗特殊并发症(白内障、Steinert 病的胆囊切除术)以及急症手术(主要涉及创伤和内脏)。

15.3.1　进行性肌萎缩或营养不良性肌病

　　这些疾病中，心肌的受累可导致节律和传导相关的全心衰(收缩功能障碍)，猝死风险高，这也导致患者往往在 25 岁左右早逝。由于行走功能障碍，心脏泵功能虽然较早受累，但常常难以被发现。患者对手术的耐受取决于心肌损伤的严重程度，尤其是出血量可能比较大的手术。

术前评估应确定肌肉受损害的严重程度和范围、是否出现畸形和挛缩、吞咽困难及呼吸或心功能不足。由于体力活动减少，难以决定运动耐量，呼吸系统、心脏功能受累的临床严重程度也常常被低估。多学科随诊对于这些儿童常常会实施呼吸系统检查（胸片、肺功能和动脉血气分析）以及心脏功能检查（心电图、心脏超声、压力测试、24 小时连续心电监测），因此在术前评估时应该可以看到结果。

应通过序贯评估左室射血分数和肺功能来监测心脏和呼吸功能的减退。若患者面临大手术（如脊柱手术），建议根据应力超声心动图的结果做出判断，无论射血分数正常或受损，患者接受多巴酚丁胺注射后心率提升，与较好的预后相关，但若射血分数低于 40% 且多巴酚丁胺注射后心动过速时射血分数进一步下降，则提示预后不良。

进行性假肥大性肌营养不良的患者，室性心律不齐可能与心脏损害进展以及猝死风险有关[26]。心脏超声和 24h 心电监测可用于评估手术风险[27]。文献报道过多种严重的术中并发症，如呼吸衰竭（胃排空受损引起的吸入性肺炎）、心脏并发症（心律不齐、心衰、心搏骤停）、肌红蛋白尿和横纹肌溶解[28-29]。营养不良性肌病与麻醉性恶性高热（malignant hyperthermia，MH）风险增加有关（表 15.2），有报道称琥珀酰胆碱和（或）卤代类药物的应用可能诱发与 MH 相似的症状。当用于脆弱或有病理改变的肌肉时，琥珀酰胆碱可引起严重的横纹肌溶解甚至死亡[35]。因此进行性假肥大性肌营养不良以及与之相关的任何原发性肌肉疾病，由于其诱发横纹肌溶解的风险，琥珀酰胆碱都属于绝对禁忌。对全身麻醉来说，由于患者之间对于药物敏感性的个体差异变化，麻醉药物应滴定使用。非去极化肌松药

表 15.2　先天性肌肉疾病及恶性高热风险

疾病	恶性高热风险
进行性假肥大性肌营养不良	与总人群风险相似
贝克肌营养不良	与总人群风险相似
肌强直和副肌强直	与总人群风险相似
1 型和 2 型肌强直营养不良	与总人群风险相似
中央轴空病	风险增加
多微小轴空病（multi-minicore disease，MmD）（雷诺丁受体 RYR1 突变）	风险增加

只在必要时使用，一旦应用，患者对其敏感性会提高，因此应降低剂量以避免肌力恢复推迟[36-37]。该类患者必须使用神经刺激监测，由于可能存在肌肉萎缩和挛缩，应谨慎解读监测结果。残余神经肌肉阻滞较常见，药物逆转也存在一定问题。由于影响分泌而引起干燥（阿托品）、导致心脏节律或传导异常（两药均有）、中枢效应（阿托品），延迟起效和对肌肉动作电位的直接影响（新斯的明），新斯的明和阿托品在营养不良性肌病患者中难以应用。如果使用氨基甾体类肌松药如罗库溴铵，可使用舒更葡糖钠拮抗残余效应。这一方法已被证实是成功的[38]。

吸入和静脉麻醉药物均可应用，二者也都有并发症的报道[28-29]。插管困难较常见[28-29]。大手术时，需要合适的血流动力学监测（尤其是有创血压）。由于术后寒战可能导致横纹肌溶解，应监测中央温度，大量横纹肌溶解可引起高热，而其他 MH 症状往往不表现。患者在手术台上的体位摆放也需谨慎，以避免肌肉过度受压。

脊柱手术可改善呼吸功能和生活质量。此类患者呼吸和心脏功能会持续恶化，使得麻醉面临的挑战越来越大，手术应尽早实施。这些患者存在气管支气管堵塞、肺不张和吸入性肺炎的风险，可能需要胸部理疗和无创通气，因此术后应转入重症监护室。术前必须考虑到若出现术后延迟脱机和可能需气管切开的可能性。

15.3.2　强直性肌营养不良（myotonic dystrophy，MD）

有两种不同的疾病，1 型强直性肌营养不良（DM1 或 Steinert 病）和 2 型强直性肌营养不良（DM2 或近端肌肉肌病）[39]，由于 DM2 患病率低，此处仅讨论 DM1。

DM1 是成年人最常见的遗传性肌肉疾病，男女皆可见。DM1 的特点是多系统受累，决定预后的主要因素是心脏受累的严重程度。是否需要起搏器取决于心电图记录的希氏束功能。呼吸系统表现较常见，由周围肌肉损伤和脑干神经元损伤引起。全身麻醉下手术可导致心脏和（或）呼吸系统失代偿。眼部症状，尤其是白内障对于诊断有重要价值，40 岁以后的患者大多有白内障表现。消化系统损害范围可能很广：会厌（吞咽异常、吞咽困难、肺误吸），食道（吞咽困难、食管裂孔疝、反流），胃肠（蠕动减少、便秘/腹泻交替、栓塞、巨结肠、肛门失禁）。DM1 还可影响子宫平滑肌（子宫收缩迟缓伴产程延长，增加产后出血风险），尿管（扩张）和血管（动脉低血压）。内分泌系统受损表现为皮质－肾上腺轴和甲状腺功能不全。

患者的预期寿命缩短，死亡原因多为呼吸（42%）和心源性（29%）猝死。治疗和管理都应是多学科合作和重症监护。

术中风险主要是手术操作可能诱发肌肉强直性痉挛[40-41]，这些强直性痉挛还不能被非去极化肌松药纠正，需要避免所有可能诱发强直性痉挛的因素。术后寒战和低温均可诱发全身肌肉痉挛，因此，术中温度控制十分必要。此外，由于消化道平滑肌受累，误吸的风险也增加，如果患者需要快速序贯诱导（胆囊炎、肠梗阻），应使用罗库溴铵（起效较快的非去极化肌松药）。琥珀酰胆碱由于多个病例报道显示诱发全身肌肉痉挛和危及生命的横纹肌溶解及高钾血症[35]，而被正式列为禁忌。

像其他神经肌肉疾病一样，在罗库溴铵快速诱导后，使用舒更葡糖钠可成功拮抗肌松残余[42]。有些类型手术应考虑局部麻醉（包括白内障摘除术）。不适用局部麻醉时，可采用气管插管全身麻醉。有些病例使用过异氟烷，但也应考虑到其较静脉药物更容易诱发术后寒战。DM1 患者 MH 风险并未增高，报道的类似 MH 的症状（高热、横纹肌溶解、心律失常、高钾）都与肌肉疾病具体情况和肌肉脆弱性有关（青少年、卤代化合物、琥珀酰胆碱制剂）[32]。只有中央轴空肌病 MH 风险增高，这两种疾病都具有相同的雷诺丁碱受体遗传变异（表 15.2）[33-34]。如果需要使用非去极化肌松药（除外气管插管），由于患者敏感性增高，用药需减量。神经肌肉监测可用于肌松药物滴定，不可使用抗胆碱酯酶。有使用新斯的明进行药物拮抗后出现全身肌肉痉挛的病例报道[39]。术后应在重症监护室进行治疗，也应早起开展呼吸功能理疗。这一点很重要，因为呼吸衰竭是术后最主要的并发症之一[40]。

结 论

神经肌肉接头疾病的患者有许多解剖 - 临床特点。烟碱样乙酰胆碱受体的参与（肌无力）和直接肌肉受累（肌病）需要加以鉴别，这种鉴别有助于理解这些疾病的病理生理临床特征和麻醉注意事项。这类疾病较罕见，但这些患者面临的围手术期并发症可能很严重并会危及生命。术前评估集中于可能受损的呼吸系统功能（重症肌无力和肌肉疾病）以及心脏功能（肌肉疾病）。手术可能是治疗疾病的手段（重症肌无力患者的胸腺切除术）或用于改善生活质量（肌肉疾病的矫形手术），部分麻醉药物可导致特定的并发症，应提前预防。

利益冲突：Benoît Plaud 是法国 MSD™ 的顾问和讲师；Alice Blet, Valentine Léopold 和 Kathleen McGee 没有利益冲突。

关键点

●神经肌肉疾病可分为：①烟碱样乙酰胆碱受体（nAchR）；②运动终板（重症肌无力）；③肌纤维（肌肉疾病）3 类疾病。

●疾病罕见，但围手术期发生的并发症可能危及生命。

●这些患者接受手术的原因可能包括：①治疗疾病病因（肌无力患者胸腺切除）；②功能性手术（矫正肌肉疾病患者的脊柱畸形）；③治疗疾病并发症（白内障手术或 Steinert 强直性肌营养不良的胆囊切除术）。患者术前筛查主要针对呼吸和心脏功能。

●肌肉疾病是一组以原发性肌肉损害为特点的遗传性疾病。两种最常见的疾病是进行性假肥大性肌营养不良和强直性肌营养不良，也叫 Steinert 病。

●肌肉疾病患者的麻醉管理必须考虑对呼吸和心脏以及平滑肌功能的损伤，且随时间进展损伤加重。

●静脉麻醉优于吸入麻醉，因为卤代类制剂影响神经肌肉传导。

● MH 的风险与中央轴空肌病强烈相关，这两种疾病具有相同的雷诺丁受体基因异常。

●如条件允许，局部麻醉是很好的选择，对术后镇痛也有利。

●可以使用非去极化肌松药，但对重症肌无力和肌肉疾病患者的用量应酌情减少。神经肌肉功能监测是必要的。琥珀酰胆碱在肌肉疾病患者应严格禁止使用（全身性肌肉痉挛，横纹肌溶解）。

参考文献

[1] Phillips LH. The epidemiology of myasthenia gravis. Semin Neurol, 2004,24:17 – 20.

[2] Drachman DB. Myasthenia gravis. N Engl J Med, 1994,330:1797 – 1810.

[3] Eymard B, Chillet P. Myasthénie autoimmune: données physiopathologiques récentes. Presse Med, 1997,26:872 – 879.

[4] Gronseth GS, Barohn RJ. Practice parameter: thymectomy for autoimmune myasthenia gravis (an evidence-based review): report of the Quality Standards Subcommittee of the American Academy of Neurology. Neurology, 2000,55:7 – 15.

[5] Vincent A, Drachman DB. Myasthenia gravis. Adv Neurol, 2002,88:159 – 188.

[6] Gajdos P, Chevret S, Clair B, et al. Clinical trial of plasma exchange and high-dose intravenous immunoglobulin in myasthenia gravis. Myasthenia Gravis Clinical Study Group. Ann Neurol, 1997,41:789 – 796.

［7］ Jaretzki A Ⅲ, Barohn RJ, Ernstoff RM, et al. Myasthenia gravis: recommendations for clinical research standards. Task Force of the Medical Scientific Advisory Board of the Myasthenia Gravis Foundation of America. Neurology, 2000,55:16 - 23.

［8］ Baraka A. Anesthesia and critical care of thymectomy for myasthenia gravis. Chest Surg Clin N Am, 2001,11:337 - 361.

［9］ Leventhal SR, Orkin FK, Hirsh RA. Prediction of the need for postoperative mechanical ventilation in myasthenia gravis. Anesthesiology, 1980,53:26 - 30.

［10］ Abel M, Eisenkraft JB. Anesthetic implications of myasthenia gravis. Mt Sinai J Med, 2002,69:31 - 37.

［11］ Juel VC. Myasthenia gravis: management of myasthenic crisis and perioperative care. Semin Neurol, 2004,24:75 - 81.

［12］ Wittbrodt ET. Drugs and myasthenia gravis. An update. Arch Intern Med, 1997,157: 399 - 408.

［13］ Lammens S, Eymard B, Plaud B Anesthésie et myasthénie. EMC, Anesthésie-Réanimation, 36 - 657 - C - 10. Paris: Elsevier Masson SAS, 2010.

［14］ Chevalley C, Spiliopoulos A, de Perrot M, et al. Perioperative medical management and outcome following thymectomy for myasthenia gravis. Can J Anaesth, 2001, 48: 446 - 451.

［15］ Martyn JA, Richtsfeld M. Succinylcholine-induced hyperkalemia in acquired pathologic states: etiologic factors and molecular mechanisms. Anesthesiology, 2006, 104: 158 - 169.

［16］ Baraka A, Tabboush Z. Neuromuscular response to succinylcholine-vecuronium sequence in three myasthenic patients undergoing thymectomy. Anesth Analg, 1991, 72: 827 - 830.

［17］ Eisenkraft JB, Book WJ, Mann SM, et al. Resistance to succinylcholine in myasthenia gravis: a dose-response study. Anesthesiology, 1988,69:760 - 763.

［18］ Mann R, Blobner M, Jelen-Esselborn S, et al. Preanesthetic train-of-four fade predicts the atracurium requirement of myasthenia gravis patients. Anesthesiology, 2000,93: 346 - 350.

［19］ coll B-L e. Anesthesia and myasthenia gravis. Acta Anaesthesiol Scand, 2012,56:17 - 22.

［20］ de Boer HD, Shields MO, Booij LH. Reversal of neuromuscular blockade with sugammadex in patients with myasthenia gravis: a case series of 21 patients and review of the literature. Eur J Anaesthesiol, 2014,31:715 - 721.

［21］ Eisenkraft JB, Papatestas AE, Kahn CH, et al. Predicting the need for postoperative mechanical ventilation in myasthenia gravis. Anesthesiology, 1986,65:79 - 82.

［22］ Naguib M, el Dawlatly AA, Ashour M, et al. Multivariate determinants of the need for postoperative ventilation in myasthenia gravis. Can J Anaesth, 1996,43:1006 - 1013.

［23］ Rabinstein A, Wijdicks EF. BiPAP in acute respiratory failure due to myasthenic crisis may prevent intubation. Neurology, 2002,59:1647 – 1649.

[24] Batocchi AP, Majolini L, Evoli A, et al. Course and treatment of myasthenia gravis during pregnancy. Neurology, 1999,52:447 – 452.

[25] Chabert L, Benhamou D. Myasthenie, grossesse et accouchement: a propos de dix cas. Ann Fr Anesth Reanim, 2004,23:459 – 464.

[26] Birnkrant DJ, Panitch HB, Benditt JO, et al. American College of Chest Physicians consensus statement on the respiratory and related management of patients with Duchenne muscular dystrophy undergoing anesthesia or sedation. Chest, 2007,132:1977 – 1986.

[27] Cripe LH, Tobias JD. Cardiac considerations in the operative management of the patient with Duchenne or Becker muscular dystrophy. Paediatr Anaesth, 2013,23:777 – 784.

[28] Hayes J, Veyckemans F, Bissonnette B. Duchenne muscular dystrophy: an old anesthesia problem revisited. Paediatr Anaesth, 2008,18:100 – 106.

[29] Segura LG, Lorenz JD, Weingarten TN, et al. Anesthesia and Duchenne or Becker muscular dystrophy: review of 117 anesthetic exposures. Paediatr Anaesth, 2013,23: 855 – 864.

[30] Davis PJ, Brandom BW. The Association of malignant hyperthermia and unusual disease: When You're Hot You're Hot, or Maybe Not. Anesth Analg, 2009,109:1001 – 1003.

[31] Gurnaney H, Brown A, Litman RS. Malignant hyperthermia and muscular dystrophies. Anesth Analg, 2009,109:1043 – 1048.

[32] Parness J, Bandschapp O, Girard T. The myotonias and susceptibility to malignant hyperthermia. Anesth Analg, 2009,109:1054 – 1064.

[33] Klingler W, Rueffert H, Lehmann-Horn F, et al. Core myopathies and risk of malignant hyperthermia. Anesth Analg, 2009,109:1167 – 1173.

[34] Brislin RP, Theroux MC. Core myopathies and malignant hyperthermia susceptibility: a review. Paediatr Anaesth, 2013,23:834 – 841.

[35] Gronert GA. Cardiac arrest after succinylcholine: mortality greater with rhabdomyolysis than receptor upregulation. Anesthesiology, 2001,94:523 – 529.

[36] Ririe DG, Shapiro F, Sethna NF. The response of patients with Duchenne's muscular dystrophy to neuromuscular blockade with vecuronium. Anesthesiology, 1998, 88: 351 – 354.

[37] Wick S, Muenster T, Schmidt J, et al. Onset and duration of rocuronium-induced neuromuscular blockade in patients with Duchenne muscular dystrophy. Anesthesiology, 2005,102:915 – 919.

[38] de Boer HD, van Esmond J, Booij LH, et al. Reversal of rocuronium-induced profound neuromuscular block by sugammadex in Duchenne muscular dystrophy. Paediatr Anaesth, 2009,19:1226 – 1228.

[39] Veyckemans F, Scholtes JL. Myotonic dystrophies type 1 and 2: anesthetic care. Paediatr Anaesth, 2013,23:794 – 803.

[40] Mathieu J, Allard P, Gobeil G, et al. Anesthetic and surgical complications in 219 cases

of myotonic dystrophy. Neurology, 1997,49:1646 – 1650.

[41] Sinclair JL, Reed PW. Risk factors for perioperative adverse events in children with myotonic dystrophy. Paediatr Anaesth, 2009,19:740 – 747.

[42] Stourac P, Krikava I, Seidlova J, et al. Sugammadex in a parturient with myotonic dystrophy. Br J Anaesth, 2013,110:657 – 658.

（邓　姣　译，路志红　审）

第 5 部分

其他风险

第 16 章　脓毒症休克患者

Bruno Pastene, *Gary Duclos*, *Marc Leone*

16.1　定　义

脓毒症被定义为由于机体无法控制感染而引起的危及生命的器官功能障碍。脓毒症休克是脓毒症的一个亚类，已证实此类患者可能存在循环和细胞/代谢异常，死亡率明显增高。即使已行液体复苏，脓毒症休克患者仍需缩血管药物才能将平均动脉压维持在 65mmHg 以上，而且乳酸高于 2mmol/L[1]。"严重脓毒症"一词已从定义中消失。

16.2　病理生理学

脓毒症是一种由微生物成分和宿主成分相互作用而引起的炎症过程，导致促炎症反应，白细胞介素(IL)-1 和肿瘤坏死因子(TNF)产生。与此同时，存在着一种由多种介质(如 IL-10)介导的抗炎反应，与细胞凋亡过程相关[2]。根据单核细胞上 HLA-DR 的表达可密切监测患者的免疫状态，有助于确定每例患者的免疫状态。

总之，细胞因子"风暴"导致血管对血管收缩药物反应性降低，并使血管壁通透性降低而导致体液丢失。血管舒张反应是由强效血管舒张剂一氧化氮的产生介导的。炎症介质的产生还抑制了心脏功能。左右心室扩张，

B. Pastene · G. Duclos · M. Leone (✉)

Aix Marseille Université, Service d'Anesthésie et de Réanimation, Hôpital Nord, Assistance Publique-Hôpitaux de Marseille, APHM, Chemin des Bourrely, 13015 Marseille, France

e-mail: marc.leone@ ap-hm.fr

© Springer International Publishing AG 2018

J. -L. Fellahi, M. Leone (eds.), *Anesthesia in High-Risk Patients*,

https://doi.org/10.1007/978 – 3 – 319 – 60804 – 4_16

射血分数降低。由于血管扩张强烈，导致后负荷下降，心脏功能的损伤在临床上大多属隐匿性损伤。这种心脏损伤在 7 ~ 10d 内是可逆的。

由于局部血栓、分流和组织水肿，在感染性休克期间，微循环受到严重影响。由于氧利用不当，在失血性休克或心源性休克时，中心静脉血氧饱和度不能充分反映氧利用。平均动脉压水平与微循环之间的关系尚不清楚，至少对于 65 ~ 85mmHg 的平均压是如此。

16.3 脓毒症休克的麻醉用药

16.3.1 诱导用药

脓毒症休克患者进行全身麻醉仅限于急诊手术。这一情况下快速顺序诱导是金标准。脓毒症休克时，全身麻醉对血流动力学的影响更大。对此类患者适用的麻醉药物不多，有依托咪酯、硫喷妥钠、丙泊酚和氯胺酮。

依托咪酯

依托咪酯因其血流动力学特性而被广泛应用。然而，其代谢效应（阻断 11β – 羟化酶和引起肾上腺功能不全）可能对危重患者有害，导致其使用备受争议。一项包含 1000 例患者的 meta 分析得出结论：快诱导插管与脓毒症患者的肾上腺功能不全及死亡率增高相关 [分别为 RR = 1.33，95% CI (1.22，1.46) 和 RR = 1.20，95% CI (1.02，1.42)] [4]。然而由于其数据的异质性，该 meta 分析的结论仍需讨论。

依托咪酯在代谢方面的作用已被证实。2013 年的一项针对 ICU (重症监护室) 电子数据库的回顾性研究[5]显示，ICU 住院死亡率、ICU 住院时间、血管升压素的使用以及机械通气时间无明显差异。然而，依托咪酯组有更多患者需要在插管前及插管后接受类固醇治疗 (52.9% vs. 44.5%，P < 0.001)。一项多中心、回顾性、随机对照研究显示[6]：依托咪酯用于脓毒症患者插管不会增加插管后 72h 内对血管升压素的需求 (主要指标) 和 ICU 住院时间及院内死亡率 (次要指标)。一项前瞻性对照双盲研究[7]显示，对无脓毒症休克的重症患者，在依托咪酯相关性肾上腺皮质功能不全期间进行适量氢化可的松治疗，对其 ICU 住院时长及死亡率无有益作用。这些发现与一项包含 5000 例患者的 meta 分析结果一致。该研究得出结论：依托咪酯使用与肾上腺功能不全有关 [RR = 1.42，95% CI (1.22，1.64)，P < 0.000 01]，但与死亡率增高不相关 [RR = 1.20，95% CI (0.84，

1.72）]$^{[8]}$。然而，这些发现很大程度上是根据观察性研究的数据得出的，此类研究可能存在选择偏倚。

目前的数据不能决定对感染性休克患者可否使用依托咪酯。然而，从药效学角度来看依托咪酯可能有害，而且目前我们有其他血流动力学性能相似或更佳的麻醉药物可选。

丙泊酚

丙泊酚因其良好的安全性，是特定麻醉中应用最广泛的药物。丙泊酚含有一种酚羟基，可将其电子供给自由基，从而起到抗氧化的作用。大量研究强调了丙泊酚在炎症通路中的作用。丙泊酚预处理可通过抑制 HMGB1（高迁移率族蛋白 B1）而降低内毒素休克模型中大鼠的死亡率，并减弱细胞因子促炎反应（IL-1 和 TMF-α）$^{[9]}$。在猪内毒素血症模型中$^{[10]}$，丙泊酚降低了酶促及非酶促性内毒素诱导的脂质过氧化，提高了动脉血氧分压。

麻醉时一定浓度的丙泊酚，可保护人脐静脉内皮细胞免受花生四烯乙醇胺的伤害，该有益效应部分与抑制细胞凋亡有关$^{[11]}$。丙泊酚还通过抑制 iNOS 基因的表达下调巨噬细胞内一氧化氮的生物合成$^{[12]}$。

但是，丙泊酚血流动力学效应明显，会抑制交感反应，降低全身血管阻力、心脏收缩力和前负荷。因此，若丙泊酚应用于脓毒症休克患者可能会导致不良反应，因此类患者交感神经反应已经受损。

一项研究分析了 4096 例患者的麻醉记录，发现麻醉诱导后低血压的预测指标包括 ASA Ⅲ～Ⅴ级，基础平均动脉压 <70mmHg、年龄 >50 岁、丙泊酚诱导和增加芬太尼诱导剂量。作者建议基础平均动脉压低于 70mmHg 的患者避免使用丙泊酚诱导。一项动物研究表明，丙泊酚是脓毒症时对心功能抑制作用最显著的麻醉药，收缩力显著下降 38%，舒张性下降 44%，但也有直接的血管舒张效应，可使冠状动脉血流增加 29%$^{[14]}$。

与咪达唑仑相比，丙泊酚增加脓毒症休克患者对前负荷的依赖$^{[15]}$。与右美托咪定相比，在对液体复苏无反应需输注去甲肾上腺素的兔动物模型，丙泊酚会增加其前负荷依赖性$^{[16]}$。尽管丙泊酚的抗炎作用已被证实，但其血流动力学效应使它不适于感染性休克患者的麻醉。

硫喷妥钠

硫喷妥钠起效迅速，是快速顺序诱导的金标准用药。然而，因其对血流动力学的抑制$^{[17]}$和炎症特性$^{[18]}$（在脂多糖存在的情况下提高外周血单核细胞内 IL-10 水平），不适合脓毒症休克患者的麻醉。

氯胺酮

氯胺酮似乎是感染性休克患者麻醉的最佳选择。不幸的是，其效能及安全性尚缺乏可靠数据。然而，一些研究数据显示氯胺酮是脓毒症休克的首选药物。大多数催眠药都具有消除交感性血管张力的作用。Hoka 等[19]的研究表明，使用氯胺酮后，大鼠血管阻力的压力反射可得以保留。作者认为"氯胺酮可能对失血性低血容量患者的血压维持有显著作用，因为动脉压力反射被认为在这种情况下起重要的代偿作用"。在体内，氯胺酮是一种拟交感神经的物质，能增加心率、动脉压和心排量[17]。

KETASED 联合研究小组进行了一项随机、对照、单盲试验[20]，包含655 例行急救插管需镇静的患者。他们比较了以 0.3mg/kg 的依托咪酯和以2mg/kg 的氯胺酮进行气管插管的效果。研究人员发现 ICU 住院前 3 天最高严重程度评分没有差异，氯胺酮对于危重患者气管插管是一种安全有效的可替代依托咪酯的药物。在离体脓毒症大鼠心脏模型中，氯胺酮与丙泊酚、依托咪酯、咪达唑仑相比，在很大浓度范围内可保持心血管的稳定性[14]。尚无氯胺酮临床应用于脓毒症患者相关数据，但一些研究强烈建议在血流动力学不稳定或紧急情况下使用氯胺酮[21]。

另一个关注点是氯胺酮的免疫作用。有篇综述针对这些效应做了总结[22]。简而言之，氯胺酮参与对促炎基因表达的调控而产生一系列效应。氯胺酮可抑制 TNF-α、IL-1、IL-6 的产生。鉴于氯胺酮的血流动力学及免疫学特性，虽然缺乏大规模的前瞻性随机试验，但氯胺酮似乎是感染性休克患者全身麻醉诱导的首选药物。

16.3.2　麻醉维持用药

静脉麻醉药

咪达唑仑因其药物动力学特性(作用时间短，血流动力学稳定)，广泛应用于 ICU 患者的镇静。也可以使用丙泊酚，但由于其蓄积毒性(PRIS 综合征)，仅用于短期镇静。

右美托咪定，一种 α2 受体激动剂，越来越广泛用于 ICU 复合镇静。右美托咪定本身具有抗炎特性，可抑制促炎介质生成。在小鼠内毒素血症模型中，其通过抑制炎症反应而降低死亡率[23]。在另一模型中，将镇静方案由丙泊酚换成咪达唑仑可改善舌下微循环灌注[24]。

吸入麻醉药

在手术室，吸入麻醉药因其药理特性而成为危重患者全身麻醉维持的可靠选择。吸入麻醉药易于调整以获得令人满意的镇静水平，且血流动力学反应小，半衰期短，可快速苏醒。然而，尚无大规模研究数据可以证实这些论断。

吸入性麻醉药，如七氟烷应用于心脏手术符合预处理策略，因该药物对炎症通路有抑制作用，可以减轻患者的缺血再灌注损伤[25]。有研究将吸入麻醉药应用于脓毒症以评估其保护作用。通过减轻炎症反应、脂质过氧化和氧化应激，七氟烷、地氟烷和异氟烷显著提高了盲肠结扎穿刺脓毒症小鼠模型的存活率[26]。这些结果与心脏手术预处理的结果一致。尽管缺乏关于吸入麻醉药血流动力学安全性的数据，但整体来看吸入麻醉药是有益的。

16.4　脓毒症休克患者血流动力学

16.4.1　监　测

麻醉深度监测

由于麻醉剂对心血管的影响、液体治疗引起的药代动力学的变化以及高代谢引起的药效学的改变，确定药物的最佳剂量仍是一个挑战。尽管必须维持恰当的镇静及镇痛水平，但一般也会降低剂量以防止副作用。

脑电双频指数监测值控制在 40～60 可有效预防术中知晓风险、指导术中和术后给予镇静药物[27]。目前尚无有关脑电双频指数监测对脓毒症患者的作用的研究。然而，脑电双频指数监测与减少镇静药物剂量、减少不良记忆、缩短苏醒时间有关[28]。此外，还可以监测到治疗性或术前肌松期间镇静不足[29]。

4 个成串刺激监测神经肌肉阻断程度，可防止过量注射导致骨骼肌长期无力或拔管后残余阻滞导致呼吸衰竭[29]。由于体液分布和器官功能障碍影响了分布容积、消除和神经传导效应，顺式阿曲库铵药代动力学在脓毒症患者体内发生了较大的改变。这些改变导致反应减弱而降低效果，更强调对肌松监测的需求[30]。

血流动力学监测

休克定义为急性循环衰竭伴细胞对氧利用不足。循环无法提供足够的氧来满足组织的需求。临床检查和标准监测无法评估循环休克时的体液反应。有创心排血量监测是有效的血流动力学监测方法。应当监测生物标志物，如血乳酸或中心静脉氧饱和度（$ScvO_2$），以检测组织灌注不足，即使没有低血压者也应监测。在手术室对脓毒症休克患者必须进行严密的监测，因为出血导致的液体丢失、手术损伤引起的炎症以及深麻醉引起的血流动力学障碍都给患者的管理带来了挑战。

液体复苏是休克患者的首要治疗措施。前负荷是心排血量（如后负荷和收缩力）的重要决定因素。通过液体复苏可优化前负荷以提高心排血量，但过量液体会导致不良反应[31]。液体反应性为输注 500mL 液体后心排血量提高 15%。休克时，临床医生应能在输液前预测液体反应。静态指标如中心静脉压（central venous pressure，CVP）或肺动脉楔压（pulmonary artery occlusion pressure，PAOP）不足以指导液体复苏[33]。动态指标比静态指标更可靠。这些动态指标的基础是机械通气周期内心脏功能与胸膜腔内压之间关系的变化。通过动脉置管测压可以估测脉压变异度（pulse pressure variation，PPV）和每搏量变异度（stroke volume variation，SVV）。在一项开创性的研究中，受试者工作特征曲线下面积为 0.89［95% CI（0.86，0.92）］，而中心静脉压的 ROC 曲线下面积仅为 0.57［95% CI（0.54，0.59）］。作者定义了 PPV 的一个灰色区域，9%~13% 时无法可靠地预测液体反应[34]。

经食管多普勒超声可能是评估主动脉血流变化最可靠的方法。也可采用非有创的手指袖套或用超声心动图观测腔静脉（下腔或上腔静脉）的改变，这种策略可以防止液体过量[35]。动态测量有一些限制，需要镇静、机械通气且为窦性心律的患者。

心排血量监测至关重要。但是，单个心排血量值并不能用于评估全身血流动力学状态。心排血量必须与组织灌注数据（乳酸清除率、$ScvO_2$ 和休克的临床症状）相结合。心排血量的最佳水平不是一个定量值，而是患者需求与心血管功能之间的平衡。我们要始终记住，使用强心药物使心排血量超出正常范围时会导致并发症并增加死亡率[36]。

目前有几种测量心排血量的装置。所有基于脉冲轮廓分析的仪器对于脓毒症休克患者都被认为是不准确的，其可用于紧急情况下监测变量而不是恒定值。同样，由于手指动脉的自发血管收缩，使用可充气式指套在手指周围产生实时脉冲轮廓分析的容积夹闭系统在这些患者中也并不可靠[37]。

我们认为，热稀释法是血流动力学评估的金标准。新型肺动脉导管可持续监测心排血量。该装置可提供其他血流动力学变量（CVP、PAOP）和组织灌注（S_vO_2、氧利用、氧输送）的信息。然而，该系统与患者的预后并无关联[38]。

热稀释法是从上腔静脉中心推注冷媒，随后以专用导管在股动脉检测，提供间歇性的心排血量值。该装置可测量全身舒张末期容积（心脏前负荷的容积指标）、心脏功能指数和血管外肺水（肺水肿的定量指标）。这些变量对于使用液体、血管升压药和强心药进行充分复苏是有帮助的。热稀释法是与脉冲轮廓分析系统相结合的，因此可实时计算心排血量。该方法可能会随时间变化而有误差，必须定期校准。

超声心动图不能提供连续的血流动力学数据。由于可能受术野影响，在手术室行经胸超声心动图检查存在难度。然而，它可以帮助医生了解患者的血流动力学状态，选择最佳的治疗方案，并最终评估治疗反应。不过经食道超声心动图（transesophageal echocardiography，TEE）可以提供可靠的数据，如心排血量、左室射血分数（主要取决于收缩力和后负荷）、左室充盈压力（通过血流分析）和前负荷反应性（速度时间积分或液体冲击后呼吸变异度、上腔静脉管腔变异度）。所有的测量在指南中都有介绍，并且需要一定的培训[39]。肺超声也可以测量一些有意义的参数。例如，看到 B 线提示可能有肺水肿。

生物监测是患者休克时评估微循环的关键。它有助于休克诊断、治疗调整及预后判断。在氧输送不足的情况下，血浆乳酸水平增加，以 2mmol/L 作为截断值。这现在是脓毒症休克定义的一部分[36]。血浆乳酸水平降低（每小时 10%）与死亡率降低有关。推荐持续测量血浆乳酸水平来指导危重患者的治疗[40]。

在脓毒症休克患者中，$ScvO_2$（由上腔静脉导管测量）可以反映氧输送是否充足。它反映血红蛋白、耗氧量、动脉氧饱和度和心排血量。循环衰竭时，低 $ScvO_2$ 值（<70%）提示需要补液（对补液有反应性）或需使用强心药物（对补液无反应性）。超过正常的 $ScvO_2$ 值提示脓毒症休克患者预后差[41]。其可能反映了重度微循环衰竭。可测量动静脉二氧化碳分压差（PCO_2 差值；测量中心静脉血与动脉血液中二氧化碳的差值）。当 PCO_2 差值 >6mmHg 时，即使 $ScvO_2$ 值 >70%，也提示血流量不足[42]。

临床管理

脓毒症休克患者的治疗应遵循现有的脓毒症指南[36]。在手术室，应根据动态指标而非 CVP 来监测前负荷，虽然证据力度较弱。切记，确诊后 6h 内清除感染源是至关重要的。即使患者血流动力学不稳定，也应在短时间内复苏后进行手术。

手术期间的管理与普通患者无差异。平均动脉压的目标范围为 65 ~ 85mmHg。血压正常的患者，无需将平均动脉压再提升至 65 ~ 75mmHg 以上。对于高血压患者，有数据表明将平均动脉压控制在 85mmHg 左右可预防急性肾衰竭。然而，器官灌注程度比平均动脉压更重要[43]。

通常首先需要进行液体治疗。这种患者的最佳选择为平衡盐溶液[36]。虽然尚无随机临床试验证实平衡盐溶液有益，但仍应避免使用生理盐水来预防代谢性酸中毒引起的肾功能障碍[44]。羟乙基淀粉对肾脏有影响，不宜用于脓毒症患者[45]。白蛋白可考虑用于因白蛋白浓度低而需要使用血管升压素的患者。

血管升压素可用于血流动力学不稳且对液体复苏无反应的患者。对于严重低血压或动脉舒张压低于45mmHg的患者，可早期使用。首选去甲肾上腺素。该药应通过中心静脉通路使用，必要时可经外周静脉通路给药数分钟(不可与其他药物同时用)。不推荐使用多巴胺。为预防心律失常，应避免使用肾上腺素。苯肾上腺素广泛用于外科手术时低血压的治疗，由于其药物特性，这种做法可能是非常有害的，应严格禁用于脓毒症患者[36]。抗利尿激素及其激动剂特利加压素的作用尚不清楚[46]。尚无数据显示以这些药物代替去甲肾上腺素有好处。由于它们只有血管收缩作用，应避免用于未进行心脏输出量监测的患者。

在输液及使用血管升压素后，有不到20%的患者需使用强心药。它们的使用基于以下条件：$ScvO_2$ 水平低于70%，前负荷已优化，需输血者已输血($Hb > 8 \sim 9g/dL$)及镇静。使用心脏超声检查有助于心肌功能障碍的诊断。然而，应谨记对于危重患者，氧供过高与死亡率增加有关。因此，我们认为仅仅基于超声监测而使用多巴酚丁胺等正性肌力药是不安全的，强烈建议监测氧输送[36]。

16.4.2　抗生素

抗生素和控制感染源是脓毒症休克患者治疗的基石。"开始抗生素治疗"可被分为紧急的、及时的和延迟的。急诊用药是指在确诊后1h内开始使用抗生素。多项研究报告指出，对于严重感染的患者，未及时开始恰当的抗生素治疗与死亡率增加有关[47]。抗生素使用每延迟1h，存活率就会有相应程度的下降。因此，指南建议对血流动力学障碍和疑似感染的患者及时开始抗菌治疗[36]。通常建议在确诊脓毒症休克后1h内开始经验性抗生素治疗。

指南强调需提供活性抗生素以对抗可能导致感染的菌群。约有20%的脓毒症休克患者的初始抗菌治疗不恰当，使得生存率下降至原来的1/5[48]。在开始治疗前，需要系统地进行血样培养和快速诊断检测。然而，在手术过程中采集样本不应推迟抗生素的使用。脓毒症休克患者在进行外科手术前需要使用抗生素。

经验性抗菌治疗

很多脓毒症休克的患者需紧急手术治疗。感染源可能包括腹部、软组织、骨骼及其他。广谱抗生素的使用导致了多重耐药菌的出现，这些耐药菌在过去几年里越来越普遍，已成为重大的公共卫生威胁。多重耐药菌的存在可能导致抗菌治疗不力，因而预后较差[49]。

由于对脓毒症休克患者的初始抗菌治疗是经验性的，因此药物的选择应基于宿主特性、感染部位、感染严重程度及局部生态学。多重耐药菌的危险因素通常包括近 3 个月内使用过抗生素、住院时间超过 5d、3 个月内曾住院（至少 2d），以及免疫抑制。

在腹腔感染方面，60% 的自发性细菌性腹膜炎是由革兰氏阴性大肠杆菌和克雷伯杆菌引起的，二者是最常分离出的细菌。约 25% 病例的感染菌为链球菌（通常是肺炎球菌）和肠球菌。继发性腹膜炎感染细菌多为革兰氏阴性菌（大肠杆菌、肠杆菌、克雷伯杆菌）、革兰氏阳性菌（约 20% 为肠球菌）和厌氧菌（约 80% 为拟杆菌）。对于确定有危险因素的患者，应考虑多重耐药菌［包括铜绿假单胞菌、不动杆菌和耐甲氧西林金黄色葡萄球菌（methicillin-resistant S. aureus，MRSA）］和酵母菌[50]。AGORA（国际多学科工作组，旨在优化抗生素合理用于腹腔感染的全球联盟）发表了一份关于复杂腹腔感染（complicated intra-abdomicrobial infections，cIAI）管理的全面综述，以改进现代医疗中合理精准使用抗菌药物治疗感染的意识[51]。其结论为，对于社区获得性腹腔感染患者，经验性抗生素的选择应依据感染的严重程度、耐药病原菌的个体感染风险以及地区耐药流行病学。阿莫西林/克拉维酸盐或头孢菌素联合甲硝唑治疗非重症 IAI 仍是较好的选择，如需抗铜绿假单胞菌，更好的选择是哌拉西林/他唑巴坦。由于对新出现的碳青霉烯耐药的担忧，应该限制碳青霉烯类抗生素的使用，以保持这类抗生素的活性。由于广泛存在的氟喹诺酮耐药性，在许多地区，环丙沙星和左氧氟沙星不再是经验性治疗的首选药物。其他选择有氨基糖苷（针对可疑革兰氏阴性细菌感染）和替加环素（针对可疑多重耐药菌感染）。分泌广谱 β-内酰胺酶的肠杆菌往往对患者威胁较大，在大多数情况下，β-内酰胺中添加氨基糖苷使其可有效对抗此类细菌。对于多重耐革兰氏阴性感染的治疗，尤其是危重患者，应首先考虑使用"旧"抗生素，如多黏菌素和磷霉素。头孢曲松钠/头孢甲肟和头孢他定/阿维巴坦是新的抗生素，已被批准用于治疗腹腔内感染（与甲硝唑联合），包括由可产生广谱 β-内酰胺酶的肠杆菌和铜绿假单胞菌引起的感染。分离出念珠菌属是死亡的独立危险因素，对于记录或怀疑真菌感染的患者，建议添加抗真菌药及棘白菌素[52]。

关于如何正确选择可能从抗真菌治疗中获益的患者仍存在争议。目前使用两项临床评分：假丝酵母分数（得分≥2.5：Se 81%，Sp 74%）和腹膜炎分数（得分≥3：Se 84%，Sp 50）。最近的指南建议，若临床样本的真菌感染呈阴性，则停止使用这些药物[53]。

皮肤感染通常由多种细菌导致。可疑细菌有链球菌（40%）、金黄色葡萄球菌（30%）、厌氧菌（30%）和革兰氏阴性菌（10%～20%）。美国传染病学会发布了关于这些感染的指南[54]。对于脓毒症休克患者，除进行经验性抗菌治疗外，还必须紧急行外科检查和清创。应同时包括抗需氧菌（包括耐甲氧西林金葡，可根据局部生态及个体危险因素而预测）和厌氧菌的有效药物。很多情况下，哌拉西林/他唑巴坦似乎是最好的首选。

参考文献

[1] Singer M, Deutschman CS, Seymour CW, et al. The third international consensus definitions for sepsis and septic shock (sepsis-3). JAMA, 2016,315:801-810.

[2] Hotchkiss RS, Karl IE. Reevaluation of the role of cellular hypoxia and bioenergetic failure in sepsis. JAMA,1992,267:1503-1510.

[3] Lipiner-Friedman D, Sprung CL, Laterre PF, et al. Adrenal function in sepsis: the Retrospective Corticus Cohort Study. Crit Care Med, 2007,35:1012-1018. DOI:10.1097/01.CCM.0000259465.92018.6E.

[4] Chan CM, Mitchell AL, Shorr AF. Etomidate is associated with mortality and adrenal insufficiency in sepsis. Crit Care Med, 2012, 40:2945-2953. DOI: 10.1097/CCM.0b013e31825fec26.

[5] McPhee LC, Badawi O, Fraser GL, et al. Single-dose etomidate is not associated with increased mortality in ICU patients with sepsis. Crit Care Med,2013,41:774-783. DOI:10.1097/CCM.0b013e318274190d.

[6] Alday NJ, Jones GM, Kimmons LA, et al. Effects of etomidate on vasopressor use in patients with sepsis or severe sepsis: a propensity-matched analysis. J Crit Care, 2014, 29:517-522. DOI:10.1016/j.jcrc.2014.02.002.

[7] Payen J-F, Dupuis C, Trouve-Buisson T, et al. Corticosteroid after etomidate in critically ill patients. Crit Care Med, 2012,40:29-35. DOI:10.1097/CCM.0b013e31822d7938.

[8] W-J G, Wang F, Tang L, et al. Single-dose etomidate does not increase mortality in patients with sepsis: a systematic review and meta-analysis of randomized controlled trials and observational studies. Chest, 2015,147:335-346. DOI:10.1378/chest.14-1012.

[9] Li S, Bao H, Han L, et al. Effects of propofol on early and late cytokines in lipopolysaccharide-induced septic shock in rats. J Biomed Res, 2010,24:389-394. DOI:10.1016/S1674-8301(10)60052-8.

[10] Basu S, Mutschler DK, Larsson AO, et al. Propofol (Diprivan-EDTA) counteracts

oxidative injury and deterioration of the arterial oxygen tension during experimental septic shock. Resuscitation, 2001, 50: 341 – 348. DOI: 10. 1016/S0300 – 9572 (01) 00351 – 3.

[11] ITO T, MISHIMA Y, ITO A, et al. Propofol protects against anandamide-induced injury in human umbilical vein endothelial cells. Kurume Med J, 2011, 58: 15 – 20. DOI: 10. 2739/kurumemedj. 58. 15.

[12] Chiu W-T, Lin Y-L, Chou C-W, et al. Propofol inhibits lipoteichoic acid-induced iNOS gene expression in macrophages possibly through downregulation of toll-like receptor 2 – mediated activation of Raf-MEK1/2-ERK1/2-IKK-NFkappaB. Chem Biol Interact, 2009, 181: 430 – 439. DOI: 10. 1016/j. cbi. 2009. 06. 011.

[13] Reich DL, Hossain S, Krol M, et al. Predictors of hypotension after induction of general anesthesia. Anesth Analg, 2005, 101: 622 – 628. DOI: 10. 1213/01. ANE. 0000175214. 38450. 91.

[14] Zausig YA, Busse H, Lunz D, et al. Cardiac effects of induction agents in the septic rat heart. Crit Care, 2009, 13: R144. DOI: 10. 1186/cc8038.

[15] Yu T, Peng X, Liu L, et al. Propofol increases preload dependency in septic shock patients. J Surg Res, 2015, 193: 849 – 855. DOI: 10. 1016/j. jss. 2014. 08. 050.

[16] Yu T, Li Q, Liu L, et al. Different effects of propofol and dexmedetomidine on preload dependency in endotoxemic shock with norepinephrine infusion. J Surg Res, 2015, 198: 185 – 191. DOI: 10. 1016/j. jss. 2015. 05. 029.

[17] Gelissen HPMM, Epema AH, Henning RH, et al. Inotropic effects of Propofol, thiopental, midazolam, etomidate, and ketamine on isolated human atrial muscle. Anesthesiology, 1996, 84: 397 – 403. DOI: 10. 1097/00000542 – 199602000 – 00019.

[18] Takaono M, Yogosawa T, Okawa-Takatsuji M, et al. Effects of intravenous anesthetics on interleukin (IL) – 6 and IL – 10 production by lipopolysaccharide-stimulated mononuclear cells from healthy volunteers. Acta Anaesthesiol Scand, 2002, 46: 176 – 179. DOI: 10. 1034/j. 1399 – 6576. 2002. 460209. x.

[19] Hoka S, Takeshita A, Sasaki T, et al. Preservation of baroreflex control of vascular resistance under ketamine anesthesia in rats. J Anesth, 1988, 2: 207 – 212. DOI: 10. 1007/s0054080020207.

[20] Jabre P, Combes X, Lapostolle F, et al. Etomidate versus ketamine for rapid sequence intubation in acutely ill patients: a multicentre randomised controlled trial. Lancet, 2009, 374: 293 – 300. DOI: 10. 1016/S0140 – 6736(09)60949 – 1.

[21] Mulvey JM, Qadri AA, Maqsood MA. Earthquake injuries and the use of ketamine for surgical procedures: the Kashmir experience. Anaesth Intensive Care, 2006, 34: 489 – 494.

[22] Liu F-L, Chen T-L, Chen R-M. Mechanisms of ketamine-induced immunosuppression. Acta Anaesthesiol Taiwanica, 2012, 50: 172 – 177. DOI: 10. 1016/j. aat. 2012. 12. 001.

[23] Taniguchi T, Kidani Y, Kanakura H, et al. Effects of dexmedetomidine on mortality rate

and inflammatory responses to endotoxin-induced shock in rats. Crit Care Med, 2004, 32:1322 - 1326. DOI:10.1097/01. CCM. 0000128579. 84228. 2A.

[24] Penna GL, Fialho FM, Kurtz P, et al. Changing sedative infusion from propofol to midazolam improves sublingual microcirculatory perfusion in patients with septic shock. J Crit Care, 2013, 28:825 - 831. DOI:10.1016/j. jcrc. 2013. 03. 012.

[25] Kato R, Foëx P. La protection myocardique contre les léions d'schéie-reperfusion par des anesthéiques: Une mise à jour pour les anesthéiologistes. Can J Anaesth, 2002, 49: 777 - 791. DOI:10.1007/BF03017409.

[26] Herrmann IK, Castellon M, Schwartz DE, et al. Volatile anesthetics improve survival after Cecal ligation and puncture. Anesthesiology, 2013, 119:901 - 906. DOI:10. 1097/ALN. 0b013e3182a2a38c.

[27] Punjasawadwong Y, Phongchiewboon A, Bunchungmongkol N. Bispectral index for improving anaesthetic delivery and postoperative recovery. Cochrane Database Syst Rev, 2014, 6:CD003843. DOI:10.1002/14651858. CD003843. pub3.

[28] Bilgili B, Montoya JC, Layon AJ, et al. Utilizing bi-spectral index (BIS) for the monitoring of sedated adult ICU patients: a systematic review. Minerva Anestesiol, 2016, 83(3):288 - 301.

[29] Murray MJ, DeBlock H, Erstad B, et al. Clinical practice guidelines for sustained neuromuscular blockade in the adult critically ill patient. Crit Care Med, 2016, 44: 2079 - 2103.

[30] Liu X, Kruger PS, Weiss M, et al. The pharmacokinetics and pharmacodynamics of cisatracurium in critically ill patients with severe sepsis. Br J Clin Pharmacol, 2012, 73: 741 - 749. DOI:10.1111/j. 1365 - 2125. 2011. 04149. x.

[31] Boyd JH, Forbes J, Nakada T-A, et al. Fluid resuscitation in septic shock: a positive fluid balance and elevated central venous pressure are associated with increased mortality. Crit Care Med, 2011, 39: 259 - 265. DOI: 10. 1097/CCM. 0b013e3181feeb15.

[32] Bentzer P, Griesdale DE, Boyd J, et al. Will this hemodynamically unstable patient respond to a bolus of intravenous fluids? JAMA, 2016, 316:1298 - 1309. DOI:10. 1001/jama. 2016. 12310.

[33] Cecconi M, De Backer D, Antonelli M, et al. Consensus on circulatory shock and hemodynamic monitoring. Task force of the European Society of Intensive Care Medicine. Intensive Care Med, 2014, 40:1795 - 1815. DOI:10.1007/s00134 - 014 - 3525 - z.

[34] Cannesson M, Le Manach Y, Hofer CK, et al. Assessing the diagnostic accuracy of pulse pressure variations for the prediction of fluid responsiveness: a "gray zone" approach. Anesthesiology, 2011, 115:231 - 241. DOI:10.1097/ALN. 0b013e318225b80a.

[35] Sangkum L, Liu GL, Yu L, et al. Minimally invasive or noninvasive cardiac output measurement: an update. J Anesth, 2016, 30:461 - 480. DOI: 10. 1007/s00540 -

016 - 2154 - 9.

[36] Dellinger RP, Levy MM, Rhodes A, et al. Surviving sepsis campaign: international guidelines for Management of Severe Sepsis and Septic Shock, 2012. Intensive Care Med, 2013,39:165 - 228. DOI:10. 1007/s00134 - 012 - 2769 - 8.

[37] Stover JF, Stocker R, Lenherr R, et al. Noninvasive cardiac output and blood pressure monitoring cannot replace an invasive monitoring system in critically ill patients. BMC Anesthesiol, 2009,9:6. DOI:10. 1186/1471 - 2253 - 9 - 6.

[38] Connors AFJ, Speroff T, Dawson NV, et al. The effectiveness of right heart catheterization in the initial care of critically ill patients. SUPPORT Investigators. JAMA, 1996,276:889 - 897.

[39] Akaishi M, Asanuma T, Izumi C, et al. Guidelines for conducting transesophageal echocardiography (TEE): task force for guidelines for conducting TEE: November 15, 2015. J Echocardiogr, 2016,14:47 - 48. DOI:10. 1007/s12574 - 016 - 0281 - 9.

[40] Jansen TC, van Bommel J, Schoonderbeek FJ, et al. Early lactate-guided therapy in intensive care unit patients: a multicenter, open-label, randomized controlled trial. Am J Respir Crit Care Med, 2010,182:752 - 761. DOI:10. 1164/rccm. 200912 - 1918OC.

[41] Pope JV, Jones AE, Gaieski DF, et al. Multicenter study of central venous oxygen saturation (ScvO$_2$) as a predictor of mortality in patients with sepsis. Ann Emerg Med, 2010,55:40 - 46. e1. DOI:10. 1016/j. annemergmed. 2009. 08. 014.

[42] Bakker J, Vincent J-L, Gris P, et al. Veno-arterial carbon dioxide gradient in human septic shock. Chest, 1992,101:509 - 515. DOI:10. 1378/chest. 101. 2. 509.

[43] Asfar P, Meziani F, Hamel J-F, et al. High versus low blood-pressure target in patients with septic shock. N Engl J Med, 2014, 370: 1583 - 1593. DOI: 10. 1056/ NEJMoa1312173.

[44] Mahler SA, Conrad SA, Wang H, et al. Resuscitation with balanced electrolyte solution prevents hyperchloremic metabolic acidosis in patients with diabetic ketoacidosis. Am J Emerg Med, 2011,29:670 - 674. DOI:10. 1016/j. ajem. 2010. 02. 004.

[45] Perner A, Haase N, Guttormsen AB, et al. Hydroxyethyl starch 130/0. 42 versus Ringer's acetate in severe sepsis. N Engl J Med, 2012,367:124 - 134. DOI:10. 1056/ NEJMoa1204242.

[46] Albanèse J, Leone M, Delmas A, et al. Terlipressin or norepinephrine in hyperdynamic septic shock: a prospective, randomized study. Crit Care Med, 2005,33:1897 - 1902.

[47] Leone M, Bourgoin A, Cambon S, et al. Empirical antimicrobial therapy of septic shock patients: adequacy and impact on the outcome. Crit Care Med, 2003,31:462 - 467. DOI:10. 1097/01. CCM. 0000050298. 59549. 4A.

[48] Ferrer R, Artigas A, Suarez D, et al. Effectiveness of treatments for severe sepsis. Am J Respir Crit Care Med, 2009,180:861 - 866. DOI:10. 1164/rccm. 200812 - 1912OC.

[49] Magiorakos AP, Srinivasan A, Carey RB, et al. Multidrug-resistant, extensively drugresistant and pandrug-resistant bacteria: an international expert proposal for interim

standard definitions for acquired resistance. Clin Microbiol Infect, 2012,18:268 – 281. DOI:10.1111/j.1469 – 0691.2011.03570.x.

[50] Solomkin JS, Mazuski JE, Bradley JS, et al. Diagnosis and management of complicated intra-abdominal infection in adults and children: guidelines by the Surgical Infection Society and the Infectious Diseases Society of America. Surg Infect, 2010,11:79 – 109. DOI:10.1089/sur.2009.9930.

[51] Sartelli M, Weber DG, Ruppé E, et al. Antimicrobials: a global alliance for optimizing their rational use in intra-abdominal infections (AGORA). World J Emerg Surg, 2016, 11:33. DOI:10.1186/s13017 – 016 – 0089 – y.

[52] Montravers P, Dupont H, Gauzit R, et al. Candida as a risk factor for mortality in peritonitis. Crit Care Med, 2006,34:646 – 652. DOI:10.1097/01.CCM.0000201889. 39443.D2.

[53] Cornely OA, Bassetti M, Calandra T, et al. ESCMID＊＊this guideline was presented in part at ECCMID 2011. European Society for Clinical Microbiology and Infectious Diseases. Guideline for the diagnosis and management of Candida diseases 2012: non-neutropenic adult patients. Clin Microbiol Infect, 2012,18:19 – 37. DOI:10.1111/ 1469 – 0691.12039.

[54] Stevens DL, Bisno AL, Chambers HF, et al. Practice guidelines for the diagnosis and management of skin and soft tissue infections: 2014 update by the Infectious Diseases Society of America. Clin Infect Dis, 2014,59:e10 – 52. DOI:10.1093/cid/ciu296.

（吴志新　译，路志红　审）

第17章 有出血风险的患者

Claire Pailleret Ringuier, *Charles-Marc Samama*

超过 1% 的普通人群患有先天性出血性疾病，主要是血友病、血管性血友病，血管性血友病(vWD)或遗传性血小板异常。这些患者围手术期管理的根本是麻醉医生、血液学专家、外科医生和患者专业护理中心之间的密切合作。应根据血凝因子缺乏水平、血小板功能和手术本身的出血风险来确定替代治疗。主要的获得性凝血障碍源于抗血栓治疗的使用，几个专家组已经为其围手术期管理制定了指南。

17.1 术前筛查出血风险

在手术前应对患者个人和家族出血史以及抗血栓药物的使用情况进行评估。

瑞士 Bonhomme 等人最近设计了一个简化的问卷，用来术前筛查有出血倾向的患者(表 17.1)[1]。得分 ≥2 表明遗传性凝血障碍的可能性很高[1]。如果既往没有出血史，则不管 ASA 评分、年龄、手术或麻醉类型，都不需要常规进行凝血试验，因为它们并不是有效的出血预测因子[2]。

C. P. Ringuier · C. -M. Samama (✉)

Umr_s1140 Université Paris Descartes, Faculté de Pharmacie, AP-HP, Hôpital Cochin,
Paris, France

e-mail: marc. samama@ aphp. fr

© Springer International Publishing AG 2018

J. -L. Fellahi, M. Leone (eds.), *Anesthesia in High-Risk Patients*,
https://doi.org/10.1007/978 - 3 - 319 - 60804 - 4_17

表 17.1 麻醉前筛查遗传性凝血障碍的标准化问卷

以下项目可能提示存在潜在凝血障碍	否	是	从未遇到过的情况
1. 您之前是否曾咨询过医生或因长期或异常出血接受过治疗,例如鼻衄或小伤口出血?			
2. 在没有撞伤或伤口的情况下,或者在轻微的撞击或出现小伤口之后,是否存在发展为大于 2cm 的瘀伤或大血肿的倾向?			
3. 是否有因拔牙后出血而不得不再去看牙医的经历?			
4. 是否在手术后出现大出血,例如腺样体切除术或扁桃体切除术,或包皮环切术后?			
5. 近亲家属是否患有引起大出血的凝血功能障碍,如血管性血友病或血友病?			
6. 对于女性:			
(a)您是否因月经过多咨询过医生或接受过治疗[例如口服避孕药("避孕药")、铁剂治疗、血液增稠剂(Exacyl)]?			
(b)您出现过分娩后异常出血吗?			
根据这 6 个问题回答为"是"的答案数量计算得分			

摘自 Molliex 等[1]。

17.2　遗传性出血障碍的围手术期管理

围手术期管理的一些规则对于所有遗传性出血性疾病都是通用的:

遗传性出血性疾病的术前管理需要多学科密切合作,涉及麻醉医生、血液学专家、外科医生和患者专业护理中心。

手术应在专科中心或与专科中心合作进行,并应在工作日尽早安排[3]。

术前使用抗纤维蛋白溶解剂,如氨甲环酸是首选的辅助治疗[3],可在麻醉诱导前给予 1g 静脉推注,或在术前 24~48h 口服(1g,每天 3~4 次)。

术后镇痛应避免使用阿司匹林和非甾体抗炎药(NSAID),尤其是原发性凝血障碍患者。

具有血栓栓塞风险的患者,当缺陷因子维持在正常水平时,可以考虑预防性抗血栓治疗。

遗传性出血性疾病通常分为两大类，原发性凝血障碍和遗传性凝血缺陷。

17.2.1 先天原发性凝血障碍的围手术期管理

血管性血友病的围手术期管理

血管性血友病(vWD)是一种常染色体显性异常，是最常见的遗传性出血性疾病，患病率为 1%。它是由血管性假血友病因子(von Willebrand factor，vWF)的含量或功能缺陷引起的，vWF 介导血小板黏附到受损血管壁，并作为Ⅷ因子(FⅧ)的载体蛋白，保护其免受快速血浆蛋白水解。

诊断基于血浆测定 vWF (vWF: Ag)，其功能活性 [瑞斯托菌素辅因子活性(vWF: RCo)] 和 FⅧ(FⅧ: C)。

根据缺陷是否成比例，vWD 可分为三大类[4]：1 型，vWF 的含量部分缺乏。这是最常见的形式。2 型，vWF 中的功能缺陷分为 4 种亚型，2A (与高分子量 vWF 多聚体缺乏相关的血小板 GPIb 亲和力降低)、2B(亲和力增加)、2M(vWF 所有多聚体与血小板 GPIb 的亲和力降低)和 2N(与 FⅧ 的亲和力降低)。3 型，vWF 完全缺乏。这是最严重的形式。

vWF: RCo 和 FⅧ水平应在手术前一周测定，并确定不存在 vWF 抑制剂(3 型)。

- **围手术期替代疗法的原则**

vWD 有两种治疗选择，适应证取决于其类型：去氨加压素(1-脱氨基-8-D-精氨酸加压素，也称为 DDAVP)和 vWF / FⅧ浓缩物的输注。

对治疗有反应的患者，在输注 DDAVP(Minirin®)30~60min 后，通过释放内皮细胞中储存的内源性 vWF，诱导 FⅧ和 vWF 水平增加 2~4 倍，并在 6~9h 后恢复至基线[5]。这是 vWF 基线水平 >10IU/dL 的 1 型患者的治疗方案。它也可用于一些 2A、2M 或 2N 亚型患者[4]。因为存在较大的个体差异，应在手术前评估患者对 DDAVP 的反应。特别是一些 vWD 亚型表现出 vWF 清除率增加时，则需要更频繁的输注[4]。在 2B 型中，由于存在产生血小板减少或症状恶化的风险，DDAVP 是禁忌的。

有应答的患者，应在术前 30~60min 皮下或静脉注射 DDAVP(图 17.1)。然后，每 12~24h 给予重复剂量。患者可能会出现快速耐受和低钠血症，所以要限制液体摄入并在重复给药时监测血清钠浓度[5]。

当去氨加压素存在使用禁忌或无效时，采用 vWF 单独使用或联合使用 FⅧ的替代疗法。市场上有几种 vWF/FⅧ产品，每种产品具有不同的 vWF: RCo/FⅧ: C 比值。这些组合产品同时提高 vWF 和 FⅧ水平，单独使用 vWF 浓缩物时内源性 FⅧ的增加有 6～12h 延迟。推荐术前 1h 使用负荷剂量的 FⅧ-vWF 浓缩物（图 17.1）。

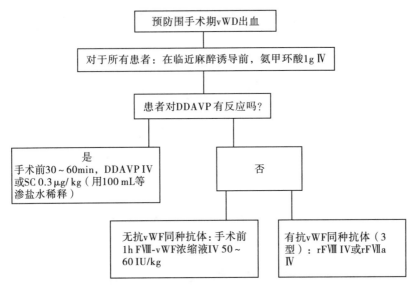

图 17.1　vWD 患者手术管理流程。DDAVP：去氨加压素；IV：静脉注射；SC：皮下注射

此外，2015 年 12 月，美国食品药品监督管理局（Food and Drug Administration，FDA）批准了第一个重组 vWF（Vonvendi®，Baxalta，USA）用于 vWD 患者出血的治疗[6]。

目前还没有足够的试验数据来清晰地定义止血的 vWF 和 FⅧ目标水平以及术后替代治疗的持续时间（表 17.2）。

表 17.2　根据手术类型推荐的 Willebrand 瑞斯托菌素辅因子（vWF RCo）/Ⅷ因子（FⅧ）的止血目标水平

侵入性干预	天数	vWF RCo/FⅧ止血目标水平
大手术	0	100%
	1～5/10d	≥50%
小手术	0	≥50%
	1～2/4d	≥30%

摘自 Laffan 等[7]。

术后应每日检测 vWF：RCo 和 FⅧ水平。当 FⅧ水平升至 50% 以上时，应单独使用 vWF 浓缩液继续替代治疗，以降低静脉血栓形成的风险[4]。

● 特殊案例

①有抑制剂的 vWD 病

在多次输注 vWF 浓缩物后出现抗 vWF 同种抗体的 3 型患者，应考虑给予高剂量的重组 FⅧ或重组因子Ⅶa(rFⅦa)(NovoSeven®，Novo Nordisk，Plainsboro，NJ，USA)(图 17.1)[4]。

②妊娠和 vWD

妊娠期间，出现生理性 vWF 和 FⅧ水平增加 2~3 倍，通常足以纠正 1 型 vWF 缺乏，但不适用于 2 型或 3 型患者。一些学会已经对这些患者的围生期管理发布了推荐意见，一致认为当 vWF:RCo 和 FⅧ水平在妊娠晚期 ≥ 50% 时，可安全实施剖宫产、自然分娩和椎管内麻醉[7]。另一方面，对于 vWF/FⅧ ≤ 50% 的患者，通常为 2 型或 3 型 vWF 缺乏，在分娩时替代疗法的目标水平或产后替代治疗的最佳持续时间尚无明确指导意见。一些作者建议在分娩前 vWF:RCo/FⅧ止血目标水平应在 150%~200%，并在产后 4~7d 维持在该水平[8]。此外，2 型和 3 型患者禁用椎管内麻醉[7]。

遗传性血小板疾病的围手术期管理

遗传性血小板疾病的特征在于血小板受体的异常表达或颗粒分泌，影响血小板活化的一个或多个环节[9]。

在最严重的遗传性血小板功能障碍中，其中两种特别有趣：Glanzmann 血小板无力，由血小板纤维蛋白原受体、糖蛋白 GPⅡb-Ⅲa 的含量或功能异常引起；巨血小板综合征，其特征是血小板与血管内皮下的黏附缺陷，导致 GPⅠb-Ⅸ-Ⅴ受体复合物的异常。

在 Glanzmann 血小板无力症患者中，多次输注血小板可诱导针对人类白细胞抗原(HLA)系统和(或)针对糖蛋白 GPⅡb-Ⅲa 的抗体的形成，应在手术前一周筛查患者是否存在此类抗体。

对于小手术和轻度的血小板异常，在大多数情况下，局部止血药联合全身性使用氨甲环酸以及在某些情况下使用 DDAVP，通常是足够的。DDAVP 对以血小板效应受体缺陷为特征的血小板疾病无效(图 17.2)[9]。

接受大手术的中度至重度血小板异常患者，预防措施是输注 HLA 匹配的单采血小板和联用上述辅助治疗(图 17.2)[3,9]。

抗体的存在并不总是血小板输注无效的预测因素，不应成为血小板输注的禁忌证。重组 FⅦa(NovoSeven®)是免疫或非免疫原因导致血小板输注无效患者的另一种选择(图 17.2)[3]。

术后，输注血小板或 rFⅦ8.a 持续不同的时间，有时直到伤口愈合。还应注意脊椎麻醉是禁忌的。

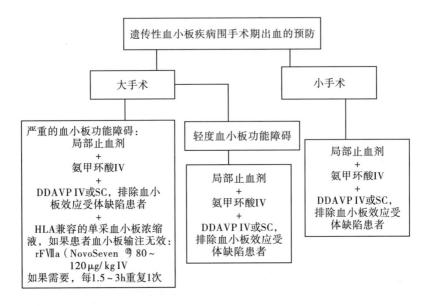

图17.2 遗传性血小板疾病的外科管理流程。DDAVP：去氨加压素；IV：静脉注射；SC：皮下注射

17.2.2 遗传性凝血障碍的围手术期管理

血友病的围手术期管理

血友病是由因子Ⅷ（FⅧ）（血友病 A，占血友病的 80%）或因子Ⅸ（FⅨ）（血友病 B）缺乏引起的隐性 X 染色体连锁疾病。

血友病按严重程度分为 3 组：重度 FⅧ 或 FⅨ <1%，中度 1%～5%，轻度 >5%。

活化部分凝血活酶时间（activated partial thromboplastin time，aPTT）延长的病例应怀疑血友病，可通过测定 FⅧ 和 FⅨ 来明确诊断。

在手术前 1 周，检测 FⅧ 和 FⅨ 水平以及筛查 FⅧ 和 FⅨ 抑制剂至关重要[3]。

- 围手术期替代疗法的原则

应在临近麻醉诱导前补充缺陷因子，以避免手术过程中血浆因子水平过早下降。

A 型血友病治疗选择 FⅧ 浓缩物（图 17.3）。在体内没有抑制剂的情况下，每千克体重施用的 1 个单位 FⅧ，使血浆水平增加 2IU/dL[10]。FⅧ 应缓慢静脉注射，速度不超过 3mL/min。半衰期为 8～12h。

对于 FIX 缺乏症，最好使用仅含有 FIX 而非凝血酶原复合物浓缩物（prothrombin complex concentrates，PCC），PCC 含有可能增加血栓形成风险的其他凝血因子（图 17.3）。在体内没有抑制剂的情况下，每千克体重施用 1 个单位血浆来源或重组 FIX 分别使 FIX 水平增加 1IU/dL 和 0.8IU/dL[10]。FIX 的半衰期为 18 ~ 24h。

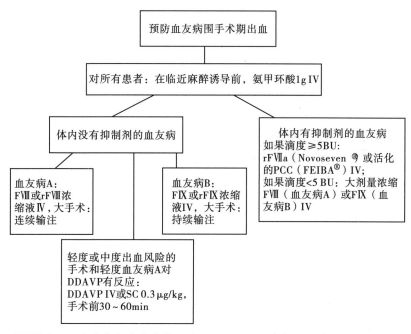

图 17.3　血友病患者的外科管理流程。DDAVP：去氨加压素；IV：静脉注射；SC：皮下注射

针对缺陷因子的止血目标水平和根据手术类型的术后替代治疗持续时间的欧洲指南见表 17.3。

表 17.3　根据手术类型确定的因子Ⅷ（FⅧ）和因子Ⅸ（FⅨ）的止血目标水平推荐

侵入性干预	天数	FⅧ/FⅨ止血目标水平
大手术	0	≥80%
	1 ~ 7d	≥50%
	8 – 21d	≥30%
小手术	0 ~ 4d	≥50%
	5 ~ 6/8d	≥20%

摘自 Hermans 等[11] 和 Mensah 等[3]。

大手术时，应该首选连续输注，因为与非连续给药相比，它可以使因子水平更稳定，并减少因子消耗[12]。

通常不需要在手术期间测量因子水平，但术后应每天分析 FⅧ和 FⅨ。与 FⅧ不同，FⅨ水平不会因炎症而升高，因此通常需要更长时间的术后替代疗法。

●特殊病例

①轻度血友病 A

对于微小或中型手术，如在 vWD 中所述，围手术期管理基于 DDAVP，前提是患者对治疗有反应(图 17.3)[5]。

②有抑制剂的血友病

体内产生抑制反应的患者，围手术期通常给予 rFⅦa 或活化的 PCC(FEIBA Ⅷ因子抑制剂旁路剂®，Baxter Healthcare 公司，Thetford，Norfolk，UK)(图 17.3)[3]。这些试剂的目的是绕过由活化 FⅨa 和 FⅧa 形成的内在的液化酶复合物来增加凝血酶的形成，凝血酶是将纤维蛋白原裂解成纤维蛋白的关键酶。

罕见凝血因子缺乏的围手术期管理

罕见的凝血因子缺乏症(rare coagulation factor deficiencies，RCFD)占遗传性凝血功能障碍的 3% ~5%[13]。它们涉及因子Ⅱ、V、Ⅶ、X、Ⅺ和ⅫⅢ的缺乏，纤维蛋白原含量或功能缺陷，因子 V 和Ⅷ以及维生素 K 依赖性因子的联合缺乏。FⅦ和 FⅪ缺乏占 RCFD 的 2/3。

这些 RCFD 的主要特征是缺乏因子的残留水平与出血表型之间缺乏明确的相关性。只有因子 X、ⅫⅢ和纤维蛋白原的缺乏与出血表型密切相关[13]。

除 FⅫⅢ缺乏外，RCFD 表现出 PT 和(或)aPTT 延长。

术前替代治疗的选择取决于因子水平、出血表型和手术类型。

无症状患者，目前的趋势是不采用预防性治疗。

小手术使用抗纤维蛋白溶解剂来预防出血[14]。

大手术，因子严重缺乏的剖宫产或分娩患者的止血管理采用重组或血浆来源产品的替代疗法。当不能使用因子浓缩物(FⅡ、FV 和 FX)时，可以使用 PCC 或新鲜冰冻血浆(fresh frozen plasma，FFP)(表 17.4)[14]，尽管存在形成血栓的风险[15]。每个因子的止血目标水平尚不确定。在大手术中，当因子残留水平低于 20% 时，通常使用替代疗法(表 17.4)[14-15]。在全球范围内，孕妇分娩时的止血目标水平相似[14]。

表 17.4　推荐的止血目标水平、输注因子半衰期和大手术中的替代方案

缺乏因子	止血目标水平	因子的半衰期	替代治疗	
			产品	剂量
纤维蛋白原	1g/L	2～4d	纤维蛋白原浓缩物	50～100mg/kg，如需要，每2～4天低剂量重复使用
Ⅱ因子	20%	3～4d	PCC	20～30IU（FⅨ）/kg；如需要，10～20IU（FⅨ）/（kg·48h）
V因子	15%～20%	36h	FFP	15～25mL/kg；如需要，10mL/（kg·12）h
Ⅶ因子	15%～20%	4～6h	活化的重组FⅦ	15～30μg/kg；如需要，每4～6h重复1次
			FⅦ浓缩物	每4～6小时给予10～40IU/kg，1次
X因子	15%～20%	40～60h	PCC	20～30IU/kg；如需要，10～20IU/（kg·24h）
Ⅸ因子	15%～20%	40～70h	FXI浓缩物	10～15IU/kg 最大30IU/kg
ⅩⅢ因子	2%～5%	10～14d	重组FⅩⅢ（FⅩⅢ-A缺乏）	35IU/kg
			FⅩⅢ浓缩物	10～40IU/kg

摘自 Bolton Maggs 等[15]，Mannucci 等[16]，Mumford 等[14]。PCC：凝血酶原复合物浓缩液；FFP：新鲜冰冻血浆。

17.3 获得性凝血疾病的围手术期管理

17.3.1 获得性原发性凝血障碍的围手术期管理

获得性血小板减少症的围手术期管理

中度或重度血小板减少症可增加有创操作过程中出血的风险。通过预防性输注血小板可以消除这种风险。血小板计数的输注阈值主要取决于血小板减少的病因、有创操作及麻醉的类型。

围手术期血小板计数输注阈值指南基于专家组的综述[17-19]，根据有创操作的类型，见表17.5。

血小板输注的推荐剂量为每10 kg体重$(0.5 \sim 0.7) \times 10^{11}$ABO和Rh相容的血小板[19]。

表17.5 根据有创操作的类型推荐的血小板计数阈值

有创操作的类型		血小板计数阈值（G/L）
手术	一般	50
	剖宫产	50
	神经外科	100
	球后手术	100
自然分娩		30
椎管内麻醉	脊椎麻醉	50（50可根据病例的具体情况进行讨论）
	硬膜外麻醉	80（30可根据病例的具体情况进行讨论）

摘自Haute Autorité de Santé[19]。

● 免疫性血小板减少性紫癜（ITP）特例

ITP的特征为正常血小板被外周免疫破坏，因此不推荐血小板输注作为一线治疗[20]。

计划行择期手术的患者，可术前输注多价免疫球蛋白（Ig），400mg/kg，每天1次，连续5d，或1g/kg单次输注，联合大剂量皮质类固醇药物，可迅速增加血小板计数[20]。

对于急诊手术，血小板输注可能每30min至8h需重复1次，可以与多价Ig和皮质类固醇联合使用，这样可以提高输注的效果[20]。

接受抗血小板药物治疗的患者的围手术期管理

围手术期维持抗血小板治疗时，若患者因出血风险中断抗血小板治疗，围手术期管理必须权衡血栓形成的风险。

围手术期维持阿司匹林治疗通常对出血事件没有影响[21-22]。因此，在大多数病例中应继续使用阿司匹林，除非是心血管风险低接受大手术或接受封闭空间内（如神经外科或椎管）手术的患者[23]，这些患者术前 3d 停用阿司匹林就足够了。此外，维持阿司匹林治疗不是椎管内麻醉的禁忌证，应该首选脊椎麻醉而不是硬膜外麻醉[24]。

相反，氯吡格雷、替卡格雷和普拉格雷会增加围手术期出血风险。氯吡格雷和替卡格雷应在术前 5d 停用，普拉格雷应在术前 7d 停用[23,25-26]。

术前用阿司匹林代替这些药物是常见的做法[25]。当计划实施椎管内麻醉时，指南推荐分别在手术前 5、7 或 7~10d 停用替卡格雷、氯吡格雷或普拉格雷[24]。

冠状动脉支架或最近发生急性冠状动脉事件的患者，如果以不合适的方式停止抗血小板治疗，血栓形成的风险会很高[23]。

在裸金属支架植入后 4~6 周和药物洗脱支架植入后 6~12 个月，血栓形成风险仍然很高，在此期间需要维持血小板双抗治疗。心肌梗死后 1 年也推荐双联疗法。

因此，任何非紧急手术都应推迟到每种类型支架的血栓形成风险期之后[23]。如今，大多数药物洗脱支架是第二代支架，具有较低的血栓形成风险；在这种情况下，手术可以延迟到术后 3~6 个月。

如果手术不能推迟，原则是仅在适度至中度出血风险手术停止双联抗血小板药物，维持阿司匹林治疗。坎格雷洛是一种具有极短半衰期的可逆P2Y12 血小板抑制剂，用它替代噻吩并吡啶可能是一种具有前景方法[27]。

出血的情况下，尚无抗血小板药的解毒剂。可以采用血小板输注的方法，但它对使用替卡格雷的患者疗效尚不确定，因为循环中替卡格雷及其活性代谢物可能对新鲜血小板产生抑制作用[28]。

17.3.2　获得性凝血障碍的围手术期管理

本章不讨论肝源性的获得性凝血障碍，这些已经在第 11 章论述过。

维生素 K 拮抗剂治疗患者的围手术期管理

对接受维生素 K 拮抗剂（vitamin K antagonists，VKA）治疗的患者进行围手术期管理，需要评估手术的紧急程度，平衡血栓形成风险和出血风险。急诊手术是指需要在达到安全止血目标水平之前实施手术，在神经外科手术中，该目标水平定义为国际标准化比值（INR）<1.5（或<1.2），可通过单独使用维生素 K 来实现。肝脏合成新的功能性凝血因子的时间估计最少为12~24h[29]。

● 择期手术

对于出血风险较低的手术，如白内障手术或胃肠道纤维镜操作，只要 INR 保持在目标范围内，就可以继续使用 VKA[26]。

对于中度至高度出血风险的手术操作，应在手术前4~5天停用 VKA，以达到低于正常的 INR[30]。大多数研究表明，肝素术前桥接使大出血风险增加3倍以上，且不降低血栓栓塞的风险[31-32]。

因此，围手术期桥接抗凝治疗应仅专门针对血栓栓塞风险高的患者，如机械性心脏瓣膜患者、CHA_2DS_2-VASC 或 $CHADS_2$ 评分高的房颤患者、静脉血栓栓塞性疾病（VTE）高血栓栓塞风险的患者，高血栓栓塞风险定义为3个月内发作过1次，或至少发生过2次而其中至少有1次没有诱发因素的复发 VTE[32]。

这些情况下，应在使用最后一剂 VKA 后24~48h（根据 VKA 的半衰期），开始使用治疗剂量的肝素进行桥接治疗。应在手术前1天测量 INR，如果 INR>1.5，应给予患者维生素 K 5mg 口服[30]。

可在手术后48~72h 重新开始使用 VKA，如果不能实现，在出血风险得以控制时可以给予治疗剂量的肝素。同时，应在有征象时开始血栓的预防。

● 急诊手术

需要紧急手术的患者，给予三因子（Ⅱ、Ⅸ、Ⅹ）或四因子（Ⅱ、Ⅶ、Ⅸ、Ⅹ）PCC 将迅速逆转抗凝血作用[30]。紧急情况下，根据体重和 INR 调整 PCC 剂量。如果无法获得 INR，则 PCC 剂量为25IU/kg FⅨ当量[30]。与 VKA 相比，由于 FⅦa 的半衰期短（为6~8h），应静脉注射维生素5~10mg 以维持逆转作用。

如果手术可以延迟12~24h，可以单独给予患者维生素 K 5~10mg 来逆转抗凝血治疗。

接受口服抗凝剂治疗的患者的围手术期管理

口服抗凝剂（direct oral anticoagulants，DOAC）针对性抗Ⅱa 作用（达比加群，Pradaxa®，Boehringer Ingelheim）或抗 Xa 作用（利伐沙班，Xarelto®，Bayer；阿哌沙班，Eliquis®，Bristol Myers Squibb；依度沙班，Lixiana；Daiichi-Sankyo, Parsippany, New Jersey，USA）。每年有10%~13%接受 DOAC 治疗的患者需要接受手术或有创操作。

几个专家组已就这些患者的围手术期管理发布了推荐意见[33-35]。

● 择期手术

抗 – Xa 的 DOAC 通常在手术前 3 天停用。达比加群主要通过肾脏排泄消除，应在手术前 4 或 5 天停用，取决于 Cockcroft 和 Gault 公式计算的肌酐清除率(图 17.4)[35]。不需要术前进行止血测试或桥接治疗。

术后重新开始抗凝，首先是在有适应证时预防性使用低分子肝素，然后在术后第 3 或第 4 天恢复 DOAC，此时已无出血风险。

对于出血风险较低的介入操作，在操作前一晚和当天早晨不应该给予患者 DOAC。可以在操作当天按常规给药时间或操作后 6h 恢复用药[35]。

脊椎麻醉、硬膜外麻醉或神经外科手术前，最后一次 DOAC 摄入应在手术前 5 天，并且需患者无肾功能损害以确保药物消除[35]。

● 急诊手术

已经从临床试验中推断出安全的 DOAC 浓度，粗略设定为30ng/mL[36]。

如果无法测量 DOAC 血浆浓度，正常凝血试验(PT、aPTT)结果可判断残余 DOAC 活性低，但阿哌沙班除外。

如果最近摄入了 DOAC(2h 前摄入达比加群和利伐沙班，或 6h 前摄入阿哌沙班)，可给予活性炭限制其吸收，以降低 DOAC 的血浆浓度[37]。

接受达比加群治疗的患者伴有肾功能不全或达比加群水平≥200ng/mL，如果手术可以推迟，应考虑进行血液透析治疗[37]。

如果手术不能延迟超过 8h 且 DOAC 血浆浓度 >30ng/mL，用达比加群治疗患者时，可以给予 5g 的伊达鲁单抗(Praxbind® 2.5g/50mL)(图 17.4)[38]。该特异性解毒剂是人源化单克隆抗体片段(Fab)，与达比加群具有高亲和力。然而，它的实际效果和安全性尚不确定[39]。

在临床相关出血复发的情况下或在需要第 2 次手术且凝血时间延长的患者，可考虑给予第 2 次 5g 剂量。

使用因子 Xa 抑制剂治疗的不可推迟的手术患者，我们建议进行手术，并"仅在异常出血的情况下"使用非活化或活化的 PCC(FEIBA®)作为二线治疗(图 17.4)。

高风险患者的麻醉

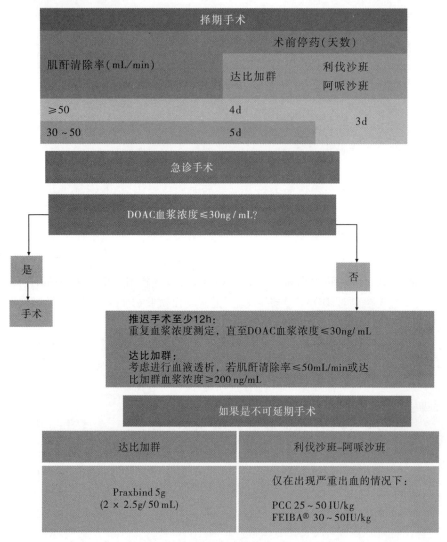

图 17.4　中度至高度出血风险的择期或急诊手术中 DOAC 的管理

参考文献

［1］Molliex S, Pierre S, Bléry C, et al. Routine preinterventional tests. Ann Fr Anesth Reanim, 2012, 31:752 – 763.

［2］Bonhomme F, Ajzenberg N, Schved JF, et al. French Anaesthetic and Intensive Care Committee on Evaluation of routine Preoperative Testing, French Society of Anaesthesia and Intensive Care. Pre-interventional haemostatic assessment: guidelines from the French Society of Anaesthesia and Intensive Care. Eur J Anaesthesiol, 2013, 30:142 – 162.

[3] Mensah PK, Gooding R. Surgery in patients with inherited bleeding disorders. Anaesthesia, 2015,70:112 – 120.

[4] Castaman G, Goodeve A, Eikenboom J, European Group on von Willebrand disease. Principles of care for the diagnosis and treatment of von Willebrand disease. Haematologica, 2013,98:667 – 674.

[5] Mannucci PM. Desmopressin (DDAVP) in the treatment of bleeding disorders: the first twenty years. Haemophilia, 2000,6:60 – 67.

[6] Gill JC, Castaman G, Windyga J, et al. Hemostatic efficacy, safety and pharmacokinetics of a recombinant von Willebrand factor in severe von Willebrand disease. Blood, 2015, 126:2038 – 2046.

[7] Laffan MA, Lester W, O'onnell JS, et al. The diagnosis and management of von Willebrand disease: a United Kingdom Haemophilia Centre Doctors Organization guideline approved by the British Committee for Standards in Haematology. Br J Haematol, 2014, 167:453 – 465.

[8] Kouides PA. An update on the management of bleeding disorders during pregnancy. Curr Opin Hematol, 2015,22:397 – 405.

[9] Kirchmaier CM, Pillitteri D. Diagnosis and management of inherited platelet disorders. Transfus Med Hemother, 2010,37:237 – 246.

[10] Bjökman S, Berntorp E. Pharmacokinetics of coagulation factors: clinical relevance for patients with haemophilia. Clin Pharmacokinet, 2001,40:815 – 832.

[11] Hermans C, Altisent C, Batorova A, et al. European Haemophilia Therapy Standardisation Board. Replacement therapy for invasive procedures in patients with haemophilia: literature review, European survey and recommendations. Haemophilia, 2009,15:639 – 658.

[12] Batorova A, Holme P, Gringeri A, et al. European Haemophilia Treatment Standardisation Board. Continuous infusion in haemophilia: current practice in Europe Haemophilia, 2012,18:753 – 759.

[13] Peyvandi F, Palla R, Menegatti M, et al. European Network of Rare Bleeding Disorders Group. Coagulation factor activity and clinical bleeding severity in rare bleeding disorders: results from the European Network of Rare Bleeding Disorders. J Thromb Haemost, 2012,10:615 – 621.

[14] Mumford AD, Ackroyd S, Alikhan R, et al. Guideline for the diagnosis and management of the rare coagulation disorders: a United Kingdom Haemophilia Centre Doctors Organization guideline on behalf of the British Committee for Standards in Haematology. Br J Haematol, 2014,167:304 – 326.

[15] Bolton-Maggs PH, Perry D, Chalmers EA, et al. The rare coagulation disorders—review with guidelines for management from the UKHCDO. Haemophilia, 2004,10:593 – 628.

[16] Mannucci PM, Duga S, Peyvandi F. Recessively inherited coagulation disorders. Blood, 2004,104:1243 – 1252.

[17] British Committee for Standards in Haematology, Blood Transfusion Task Force. Guidelines for the use of platelet transfusions. Br J Haematol, 2003,122:10 – 23.

[18] Kaufman R, Djulbegovic B, Gernsheimer T, et al. Platelet transfusion: a clinical practice guideline from the AABB. Ann Intern Med, 2015,162:205 – 213.

[19] Haute Autorité de Santé good practice guidelines. Platelet transfusion: products, indications. Platelet transfusion in the perioperative setting, 2015. http://www.has-sante.fr/portail/jcms/c_2571596/fr/fiche-de-synthese-transfusion-de-plaquettes-dans-le-contexteperioperatoire.

[20] Neunert C, Lim W, Crowther M, et al. American Society of Hematology 2011 The American Society of Hematology 2011 evidence-based practice guideline for immune thrombocytopenia. Blood,2001,117:4190 – 4207.

[21] Burger W, Chemnitius JM, Kneissl GD, et al. Low-dose aspirin for secondary cardiovascular prevention—cardiovascular risks after its perioperative withdrawal versus bleeding risks with its continuation—review and meta-analysis. J Intern Med, 2005, 257:399 – 414.

[22] Mantz J, Samama CM, Tubach F, et al. Stratagem Study Group. Impact of preoperative maintenance or interruption of aspirin on thrombotic and bleeding events after elective non-cardiac surgery: the multicentre, randomized, blinded, placebo-controlled. STRAT-AGEM trial Br J Anaesth, 2011,107:899 – 910.

[23] Darvish-Kazem S, Gandhi M, Marcucci M, et al. Perioperative management of antiplatelet therapy in patients with a coronary stent who need noncardiac surgery: a systematic review of clinical practice guidelines. Chest, 2013,144:1848 – 1856.

[24] Gogarten W, Vandermeulen E, Van Aken H, et al. Regional anaesthesia and antithrombotic agents: recommendations of the European Society of Anaesthesiology. Eur J Anaesthesiol, 2010,27:999 – 1015.

[25] Albaladejo P, Marret E, Piriou V, et al. Perioperative management of antiplatelet agents in patients with coronary stents: recommendations of a French Task Force. Br J Anaesth, 2006,97:580 – 582.

[26] Douketis JD, Spyropoulos AC, Spencer FA, et al. Perioperative management of antithrombotic therapy: antithrombotic therapy and prevention of thrombosis, 9th ed: American College of Chest Physicians Evidence-Based Clinical Practice Guidelines. Chest, 2012,141:e326S – e350S.

[27] Franchi F, Rollini F, Angiolillo DJ. Perspectives on the management of antiplatelet therapy in patients with coronary artery disease requiring cardiac and noncardiac surgery. Curr Opin Cardiol, 2014,29:553 – 563.

[28] Godier A, Taylor G, Gaussem P. Inefficacy of platelet transfusion to reverse ticagrelor. N Engl J Med, 2015,372:196 – 197.

[29] Yasaka M, Oomura M, Ikeno K, et al. Effect of prothrombin complex concentrate on INR and blood coagulation system in emergency patients treated with warfarin overdose.

Ann Hematol, 2003,82:121 - 123.

[30] Tran HA, Chunilal SD, Harper PL, et al. An update of consensus guidelines for warfarin reversal. Med J Aust, 2013,198:198 - 199.

[31] Douketis JD, Spyropoulos AC, Kaatz S, et al. Investigators BRIDGE. Perioperative bridging anticoagulation in patients with atrial fibrillation. N Engl J Med, 2015,379: 823 - 833.

[32] Clark NP, Witt DM, Davies LE, et al. Bleeding, recurrent venous thromboembolism, and mortality risks during warfarin interruption for invasive procedures. JAMA Intern Med, 2015,175:1163 - 1168.

[33] Heidbuchel H, Verhamme P, Alings M, et al. European Heart Rhythm Association Practical Guide on the use of new oral anticoagulants in patients with nonvalvular atrial fibrillation. Europace, 2013,15:625 - 651.

[34] Faraoni D, Levy JH, Albaladejo P, et al. Updates in the perioperative and emergency management of nonvitamin K antagonist oral anticoagulants. Crit Care, 2015,19:203.

[35] Albaladejo P, Bonhomme F, Blais N, et al. Groupe d'Intérêt en Hémostase Périopératoire (2015) Management of Direct Oral Anticoagulants for elective surgery and invasive procedures: updated proposals from the Groupe d'Intérêt en Hémostase Périopératoire (GIHP) [2015 - 09]. http://sfar. org/espace-professionel/outils-professionnels/fiches-urgences/reactualisation-despropositions-du-gihp-pour-la-gestion-perioperatoire-despatients-sous-aod-pour-un-acteprogramme.

[36] Patel MR, Mahaffey KW, Garg J, et al. Rivaroxaban versus warfarin in nonvalvular atrial fibrillation. N Engl J Med, 2011,365:883 - 891.

[37] Godier A, Gouin-Thibault I, Rosencher N, et al., Groupe d'Intérêt en Hémostase Périopératoire (GIHP). Management of direct oral anticoagulants for invasive procedures. J Mal Vasc, 2015,40:173 - 181.

[38] Pollack CV Jr, Reilly PA, Eikelboom J, et al. Idarucizumab for Dabigatran Reversal. N Engl J Med, 2015,373:511 - 520.

[39] http://www. ema. europa. eu/docs/en _ GB/document _ library/EPAR _-_ Product _ Information/human/003986/WC500197462. pdf

（成丹丹　译，雷　翀　审）

第 18 章　移植患者：可否改善非移植手术预后？

Christopher P. R. Walker , Paul Harris , Janos Fazakas , Janos Gal , Nandor Marczin

18.1　简　介

　　实体器官移植受者是个特殊的患者群体，患者经历并存活下来，并使自己适应了在等待移植期间、移植手术时及术后身体上、医疗上及精神上的极大创伤。他们已接受移植之后可能会进行一系列与移植相关外科手术

C. P. R. Walker · P. Harris

Department of Anaesthetics, The Royal Brompton and Harefield NHS Foundation Trust,
Harefeld, UK

J. Fazakas

Department of Transplantation and Anaesthesia and Intensive Therapy, Semmelweis
University, Budapest, Hungary

J. Gal

Department of Anaesthesia and Intensive Therapy, Semmelweis University,
Budapest, Hungary

N. Marczin (✉)

Department of Anaesthetics, The Royal Brompton and Harefield NHS Foundation Trust,
Harefeld, UK

Department of Transplantation and Anaesthesia and Intensive Therapy,
Semmelweis University, Budapest, Hungary

Imperial College London, London, UK
e-mail: n. marczin@ imperial. ac. uk

© Springer International Publishing AG 2018
J. -L. Fellahi, M. Leone (eds.), *Anesthesia in High-Risk Patients*,
https://doi. org/10. 1007/978 – 3 – 319 – 60804 – 4_18

的现实，例如一系列活检。可能鲜少有人意识到移植和免疫抑制状态会使他们更有可能面临手术，尤其是创伤和恶性肿瘤比一般人群更常见[1-4]。

对于医疗和外科团队来说这意味着更高的要求：多个专业的知识、适应不同的环境，包括移植中心或与移植中心有密切合作关系的教学医院或地区综合医院。即使是在一般医院，因为有足够的时间与移植中心充分计划与咨询，做出医疗决策相对容易。然而，急诊入院情况下患者可能很难得到高级的专业治疗，而且可能没有足够的时间进行深入咨询与会诊[5]。

在本章中，我们重点讨论新出现的有关发生率和预后的信息，我们的结论是高危患者和紧急手术的预后很差。针对这一状况，我们将就如何改进此类患者的麻醉管理提出建议。我们将详细讨论心脏移植受体的情况，并对肺、肾和肝移植者的特殊注意事项做一概述。

18.2　患者移植后的生活质量、体能和运动能力

成功的移植可以使器官衰竭终末期的患者过上高质量的、有意义的生活，身体状况还可能优于许多正常人群。一些患者定期参加全国和世界各地的器官移植患者比赛和奥运会，获得展示了个人和团队水平的成就。我们的心脏和肺移植患者参加了南美洲的火山攀登挑战并完成了为期两周的"史诗"般的冒险，这两位移植患者被认为是移植患者中攀登得最高的。

虽然这些非凡的成就并不适用于所有的心脏移植受者，但大多数受者都将变成一个有活力的人，且可能会有很好的生活质量[6]。然而，心脏移植后独特的生理变化通常会限制患者运动。囊性纤维症患者、单肺移植受者、老年患者和发展为闭塞性细支气管炎综合征的患者在肺移植后体能评分也明显下降[7]。

这些发现对于面临非移植手术患者的身体状况有重要影响。那些无频繁感染和无须控制慢性排斥反应的患者在日常活动和锻炼能力方面与非移植患者中的普通人相当。中、重度慢性排斥患者将面临移植功能及健康状况方面的重大限制。虽然这些患者可以独立行走及自主生活，但他们需行非心脏和非移植相关手术的概率更高。

18.3　非移植手术的范围及并发症

Marzoa 及其同事提供了一份关于接受心脏移植患者中实施晚期非心脏手术（主要是恶性肿瘤）的较新的报告[8]。大部分手术是择期的（85%），包括泌尿（30%）、腹部（25%）、血管（12%）、耳鼻喉（11%）、皮肤软组织

(9%)和骨科(6%)。择期手术总死亡率是1%,急诊手术死亡率超过16%。术前危险分级中/低风险人群死亡率低(0),然而死亡患者中16%术前危险分级高。最常见的并发症为术后感染(6.9%),无一例患者出现同种异体移植器官功能障碍或围手术期急性排斥反应。

Zeyneloglu等人也指出肝移植术后非移植手术相对安全[9]。在他们的系列研究中,22例患者接受了30多项外科手术。全身麻醉和局部麻醉与保留的肝、肾功能有关,所有患者都能在低风险的手术干预中存活。

最近一项对7万多名移植受者的系统性综述发现,2.5%的患者因与移植不相关的急性疾病而行急诊腹部手术[10]。在这些实体器官移植患者中,心脏移植占66%,肺移植占22%,肾移植占9%,肝移植占3%。胆囊疾病、胃肠穿孔、复杂性憩室炎、小肠梗阻和阑尾炎是主要病因。该手术发病率高达33.3%,死亡率接近20%。这些研究进一步强调了在紧急情况下对移植患者的围手术期处理尤其具有挑战性。

长期免疫抑制的移植受者有各种各样的骨并发症,常因骨关节炎加重和骨折需手术治疗[11-12]。Klatt等人观察到在全膝关节置换术后感染率为17%,且另有20%的并发症可能与免疫抑制相关[13]。Reid等人发现下肢骨折后90d内并发症发生率很高:40%患者发生急性肾衰竭,15%患者发生尿路感染,8%患者发生浅表手术部位感染,8%的患者发生非骨科败血症[12]。

18.4 麻醉并发症:改进要点

我们对目前数据的总体解释是:大多数择期手术时,麻醉和外科应对于移植器官和全身血流动力学稳定性给予充分的关注和护理,以确保同种异体移植器官和重要器官的功能最佳。然而,高风险患者或急诊外科疾病情况下并不如此。此外,我们并未成功地消除慢性免疫抑制的多重负面影响,一般而言,我们会倾向于过度免疫抑制,因而在术后感染上付出代价。

这些失败的原因可能包括:①对高危人群理解及定义的差距;②因监测不力而未能发现不良趋势和(或)因错过有效干预机会而导致处理不当;③免疫抑制特别是未识别的术后"内源性"免疫抑制与微生物监测分期不平衡[14-16]。

我们坚信移植患者的麻醉管理不应完全照搬常规麻醉。麻醉管理亟需一个雄心勃勃的目标和一个重大的里程碑式改进,我们需要在术前评估、术中管理及术后恢复的每个领域进行系统的质量改进。重点是同种异体移植物的保护、并存疾病的管理及围手术期风险的整合:

- 术前识别高危患者。
- 了解到这些患者生理和功能储备减少且关键时间窗缩短，以优化管理。
- 术中及术后全面监测以发现内稳态的细微变化。
- 积极治疗以精确维持体内平衡。
- 参与评估、监测和优化围手术期免疫抑制的全局作用。
- 密切关注感染预防及控制。

18.5　心脏移植受者

18.5.1　移植心脏生理学

移植的心脏很少能为受者提供完全正常的心脏功能。心脏固有的肌肉功能可能被保留，但去神经化和移植手术的解剖变化则会引起生理学改变[1,4,17]。

电生理学：交感神经和副交感神经传出纤维及感觉传入神经在移植手术过程中被切断。可能会发生神经再次生长，一些病例中最早可在植入后5个月就出现，但大多情况下在生理上并无重要意义[18-20]。去神经将导致无症状性缺血（无心绞痛）、体内水含量及左心房压力增加、静息心率升高（90～110bpm）。去神经的心脏对于任何交感神经反射都不会反映出心动过速。因此，心排血量的增加将取决于心率的增加和循环容量的增加。对手术刺激的心血管反应消失。颈动脉窦按摩和 Valsalva 动作不影响心率。

相当一部分患者表现出传导缺陷，尤其是右束支阻滞和永久性起搏器的植入。心律失常常见，其可能的原因包括迷走神经张力缺失、排异反应（既往的或活动性的）和内源性儿茶酚胺升高。

心脏性能：运动功能可能会降低至正常受试者的60%～70%，原因为对运动无反射性心动过速、与前负荷有关的充盈压力增加和舒张功能障碍[3-4,17]。

心脏移植的神经内分泌反应可能包括血浆肾素、利钠肽、抗利尿激素和去甲肾上腺素的升高。这可能会导致舒张功能障碍和严重高血压病，并限制心脏对运动需求的反应。

随着心力衰竭终末期的进展，骨骼肌质量及功能可能会因术前条件不佳而降低，术后需要类固醇皮质激素作为免疫抑制的一部分。

心脏移植物血管病变（cardiac allograft vasculopathy，CAV）：CAV 是供体冠状动脉弥漫性、非局灶性、同心圆性增厚[21-22]。主要的病理特征是同心圆性内膜增生，而非动脉粥样硬化性冠状动脉疾病中所见的离散的内皮脂质核心。最后一个共同途径是导致内膜增生的免疫激活，这可能是由于缺血再灌注损伤、机械损伤、巨细胞病毒感染和固有内皮损伤(高血压、糖尿病、免疫抑制、高脂血症)等损伤因素累积所致。这种疾病的弥散性和广泛性大大减少了血管重建治疗的机会。在移植5年内，仅有70%的患者无CAV发生，而这一比例在术后10年下降到40%。

药理学：由于去神经支配，使用消除迷走神经作用的药物(如阿托品和格隆溴铵)将无效，除非有一定程度的神经支配发生。缺乏对硝酸甘油、硝普钠和椎管内阻滞引起的反射性心动过速的反应。由于β肾上腺素受体上调和过度心动过缓的风险，β受体阻滞剂的作用可能增强，因此不建议使用该类药物。

相反，为了提高心率和体循环血管阻力，需要直接的升心率和缩血管药物。异丙肾上腺素、多巴酚丁胺、间羟胺、肾上腺素和去甲肾上腺素都有直接的肾上腺素受体活性。麻黄素的效果可能较差，因为其一部分活性是突触前的，且心肌儿茶酚胺的储备会慢性耗尽。

大多数抗心律失常药物仍然有效，但其强效的负性肌力作用可能会更凸显，因为心脏的去神经状态无法对抗这一作用。胺碘酮是心脏移植后使用最广泛的抗心律失常药物，对治疗急性心律失常有效。由于胺碘酮会影响环孢菌素水平，应避免长期使用。地高辛延缓去神经心脏房室传导的作用较差。腺苷能有效阻断房室结传导，但会发生超敏反应，因此初始剂量应减少到1mg。

去神经支配会影响一些麻醉药物的活性[1,3-4]，使泮库溴铵伴有心动过速，或者琥珀胆碱、新斯的明及合成阿片类药物(如芬太尼)引起的心动过缓不会出现。舒更葡糖的出现为逆转罗库溴铵的神经肌肉阻滞提供了另一种选择，该药物已在心脏移植患者中使用且未发现副作用[23]。

18.5.2 术前评估

医者必须进行术前评估，应针对每一个患者现有的问题进行评估以明确对术中和术后的影响，并提供详细的情况描述[1,3-4]。对于择期手术，最好直接获取最近一次全面的体检信息(心脏移植"年检")。器官移植医生会每年或更频繁地对移植患者进行一次系统的检查。因此，患者会定期对心脏功能和任何可能存在功能障碍的相关器官进行评估(如使用环孢菌素期间的肾功能)。移植团队提供的信息非常重要，当移植术后的患者再次接受非心脏手术时应常规咨询移植团队。

经胸超声心动图可以很好地反映心室的收缩和舒张功能、瓣膜病的存在及肺动脉压力。冠状动脉成像是反映隐匿性心肌缺血的最重要的检查。电生理学评估应包括目前的心电图检查以发现心肌缺血和心律失常，若需要应考虑确保可以实施最新的心脏起搏器检查。

心脏病史也可帮助明确患者最早心衰状态下的相关持续症状，包括终末期房颤引起的心、肾改变和肝功能障碍[24]。患者的经历，尤其是同种异体心脏移植术、原发性移植物衰竭、搭桥或抢救性机械支持、频繁的排异反应和有记录的动脉粥样硬化加速进展等重大并发症均应引起关注。

应对所有患者进行仔细评估以明确是否存在身体状况的显著变化，或从上一次检查至今是否出现任何新的症状。如果患者的身体状况发生了可疑的变化，应推迟择期手术并将患者转回移植病房。

免疫抑制的检查回顾和计划应构成术前检查的中心部分[25]。对排斥反应进行回顾，为免疫抑制机制的依从性和有效性提供指标。在考虑手术范围、口服或静脉给药的适宜性及可能影响血浆水平和免疫抑制深度等多种因素的情况下，应直接向主要移植医生咨询并听取建议[1-2]。慢性免疫抑制引起的慢性并发症，如高血压、糖尿病、肾功能恶化、磷酸酶抑制剂的神经毒性或硫唑嘌呤和霉酚酸酯引起的骨髓移植均会导致贫血/白细胞减少和血小板计数减少，应仔细确认[1,3-4]。这些副作用不仅与麻醉的实施直接相关，而且还可能表明患者对正常免疫抑制或过度免疫抑制状态的反应增强。为了继续或暂停一些免疫抑制药物，必须有详细的计划监测药物水平术后的不同情况必须记录在案。

医生应致力于确保患者术前无感染，要记住这些患者的常规体征可能会变弱且表现不典型。如果怀疑感染，应与移植微生物学家协商进行全面的细菌、病毒和真菌筛查。白细胞升高、C 反应蛋白水平和降钙素等生物标记物变化可能有助于决策[26-27]。应确认巨细胞病毒（CMV）的状态，并通知血库需要无 CMV 的血液制品。手术预防应严格考虑患者的感染史、目前使用的抗感染药物、所在医院的医疗数据和手术过程。

进行这种详细的术前检查可能超出了大多综合医院甚至医学中心的能力范畴，然而我们强烈认为需要做出重大改进以保证高质量的治疗，并减少目前无法接受的围手术期高发病率和死亡率风险。除了认识到这个问题的严重性外，我们要进步还需要对组织进行改革。我们建议麻醉科安排一个对移植感兴趣的资深麻醉医生来专门关注移植患者的非移植手术，发挥其领导作用。这些顾问将作为该机构与相关移植中心之间的"移植联络员"，对一般移植领域，特别是免疫抑制和感染控制方面提出独到的见解。

18.5.3　术中管理

基于目前无法接受的结果，我们提议在 3 个主要领域中进行一个整体的典型转换。

首先，我们需要确保在管理这些复杂的患者时有足够的经验。在高风险的手术过程中，麻醉管理应由顾问实施，关键步骤完全由经验丰富的医生完成。同样资历原则也适用于紧急情况，确保资深医生参与麻醉计划制定阶段，并尽量保证在手术的关键阶段（如诱导、手术操作和紧急情况）有资深医生在场。

其次，是提高围手术期心血管状态的监测强度。我们建议对所有高危患者进行强制性有创监测，对所有心脏收缩期或舒张期功能不全的患者进行术中超声心动图检查。动脉血压监测可确保无延迟地检测到平均动脉压的变化，利于立即采取治疗措施以实现血流动力学的稳定。经食管超声心动图（TEE）技术已彻底改变了心脏麻醉并正在进入急救室和重症监护室，大多数受训者现在都能合理地使用这一诊断工具，其中许多人甚至完成了一些正式培训和认证。鉴于容积负荷和收缩功能障碍的解释相对简单，TEE 可以促进常见心血管事件的靶向治疗。我们也提倡心排血量的监测和（或）器官灌注的测量，尤其是手术过程中的动态趋势。例如，可用 Vigileo 行动脉血压监测、脑血氧定量及尿量监测。

我们建议的第 3 个组成部分，是熟悉包括血管升压素、左西孟旦和选择性肺血管扩张剂在内的影响心肌收缩的药物且备在手边。基于对前负荷、收缩性和后负荷的仔细评估，这些药物应在血流动力学不稳定的起始阶段应用。必须及时纠正由于冠状动脉供血不足引起的低血压。如果患者心功能在手术过程中恶化，可能需要使用如肾上腺素、米力农或左西孟旦的正性肌力药。这些药物需由中心静脉注入且术后患者需转入重症监护室。左西孟旦可在术前 24h 用于改善心功能。

这 3 个组成部分可以通过密切监测患者反应和立即恢复血流动力学稳定来仔细调整麻醉技术。同样，各种生理变化的潜在负面影响，如高碳酸血症、酸中毒、手术操作和失血需及时发现并纠正。

18.5.4　术后阶段

如果术中有任何影响麻醉或手术的事件发生，需持续使用血管活性药物支持患者生命体征并转入重症监护病房。这将保证患者继续接受密切监测，同时有多学科的专家参与术后管理的方方面面，如脱机时机的选择。

除了心脏和终末器官功能障碍，另一个主要的任务是区分全身炎症反应（SIRS）对手术的反应和感染及败血症的早期阶段。微生物学家应随时检测这些患者并与移植病房进行密切沟通以确保任何并发症的发生。白细胞增多、C 反应蛋白水平和降钙素原等生物标志物可能有助于诊断和检测治疗效果。

18.6　肺移植患者的特殊考虑

在我们看来，这些患者最主要的问题是免疫抑制后移植肺对经空气传播的病原体易感[1-2]。诱发因素包括必要的免疫抑制、肺脏与外界直接相通、隆突下缺乏神经支配和无咳嗽反射、黏膜纤毛清除率降低、支气管吻合部位潜在气道梗阻[28]。

第 2 个问题是难以区分急性排斥反应和感染急性发作。二者虽然基本病理特征有较大差异，但生理影响与临床表现相似。在家中测量肺移植受者的肺功能，如出现突然下降20% 便达到移植中心的收治标准。在移植中心内诊断是通过支气管镜检查、支气管肺泡灌洗和培养完成的。

慢性排斥反应，又称闭塞性毛细支气管炎，是由致密纤维组织在毛细支气管炎水平上逐渐闭塞小气道的一种早期现象，也会造成肺功能降低。扩散能力的降低很可能是免疫抑制的副作用[1-2]。这些变化很少引起明显的缺氧，但这类患者在肺换气不足时易于发生高碳酸血症，尤其是在有症状时易发生二氧化碳潴留。

单肺移植是一种复杂的情况，尤其是在急、慢性移植肺排斥时，因为通气主要被输送到过度膨胀的终末期慢性阻塞性肺疾病（COPD）肺脏，使得灌注有利于移植肺脏。单肺移植存在肺纤维化和高血压的情况，也证实了肺通气/血流比例失调独特而复杂的机制。

术前评估应包括肺脏的影像学检查，如针对高危患者的 CT 检查和肺活量测定；另外心脏移植的所有检查也应完成。

术中管理的主要重点是充分的气体交换，尽量减少机械通气对心血管的影响和避免肺部感染。

血流动力学的不稳定可发生在不同阶段。低血容量在肺移植受者中很常见。单肺 COPD 时可能发生心包填塞，原因是患者自身肺脏的动态高通气可能造成纵隔移位、静脉回流减少，在诱导时发生心血管崩溃。作者在这种情况下常规使用有创的血压监测，限制吸气压力，滴定潮气量和延长呼气时间来避免肺脏过度通气膨胀。

这些患者应尽量避免行气管插管，但也应与吸入风险和完全控制通气及气体交换的益处进行权衡。分泌物应在完全无菌的情况下通过频繁的支气管内吸引来清除。一旦患者能够咳嗽并自主清除气道分泌物时，应尽早拔出气管插管。

术后应致力于避免二氧化碳潴留和充分控制疼痛，以便进行主动咳嗽和早期理疗的呼吸锻炼。

18.7 肾移植患者的特殊考虑

有肾移植病史的患者通常患有多种疾病[28]。单个移植肾的功能受糖尿病或高血压等全身原发疾病的影响。它是免疫抑制尤其是钙调磷酸酶抑制剂副作用的主要靶点之一，可能受慢性排斥过程的影响[29]。患者有糖尿病或高血压的肾外晚期表现和全身免疫抑制的额外副作用。因此，围手术期管理有 3 个主要目标：保护肾功能、优化心血管功能和避免感染[1-3]。

18.7.1 术前考虑

术前评估应包括尿素和电解质、肾小球滤过率、尿检和尿量。这些结果应与最近的常规结果进行比较，因为任何导致需要手术的异常状态都可能影响移植肾的功能。肾移植的时间也很重要，因为移植物的功能会处于一种不断变化的状态，可能在移植后不久得到改善，也可能随着时间的推移逐渐恶化。

在心血管功能方面，应假定所有糖尿病和高血压患者都有一定程度的冠状动脉疾病。病史和检查应聚焦于呼吸困难、端坐呼吸、胸痛、体重增加和水肿。心电图在任何手术前都是必需的，至少应有一个经胸超声心动图的检查结果。应向之前的移植团队进行咨询，因为所有患者在移植前都进行了完整的心血管检查。除非有明确的指征，否则应尽量避免冠状动脉造影，因为造影剂有可能引起肾功能损伤。周围血管疾病较为常见，尤其是脑血管疾病，这类患者可能会接受抗凝治疗。

糖尿病也属于常见疾病，它既可作为需要移植的潜在病理基础存在，同时因免疫抑制药物的使用也会出现新的移植后糖尿病。两者对移植物的存活都有负面影响，会增加感染和伤口裂开的风险。

18.7.2 围手术期注意事项

用苯二氮䓬类药物作为术前药物使用时须谨慎，因为这类药物有经肾脏排泄的代谢产物。推荐对糖尿病患者使用促进胃动力的药物，如甲氧氯普胺及 H_2 拮抗剂和质子泵抑制剂等抑制胃酸分泌的药物，以降低吸入性肺炎的风险。患者在术前不应禁食时间过久，建议在 6h 禁食时间内进行静脉补液。

由于不良事件发生率高，尤其是非心脏手术后急性肾损伤[12]，这些患者需要更积极的术中心血管管理。我们建议将合并中度肾功能损害和严重心功能障碍考虑为术后不良转归的高危因素。对于这些肾脏受者，我们建议使用有创监测和围手术期 TEE 以确保术中维持中枢和肾脏的灌注压和血流。

建立静脉输液通路可能存在一定困难，特别是中央静脉输液通路，因为这些血管之前曾用于短期或长期的血液透析，而动脉通路可能受到曾经或现有上肢动静脉瘘的限制。

接受中等以上程度的手术或术前就存在肾功能恶化的患者，推荐进行导尿和每小时尿量监测。然而对免疫抑制人群而言，该操作有感染风险，因此建议权衡利弊后决定。鼻胃管引流术可用于行急诊外科手术者和糖尿病患者。

如有可能，应选择较少依赖肾脏排泄的麻醉药物。当患者同时合并心血管疾病时应慎用静脉诱导。对于吗啡的使用也应谨慎，因其可产生具有镇痛作用的 6 - 葡萄糖醛酸吗啡和具有神经兴奋性的去甲吗啡。具有肌松作用的氨基类固醇会延长神经肌肉阻滞的时间。

液体管理的重要性不言而喻。可根据中心静脉压、静脉氧饱和度及尿量指导术中液体补充。大多数患者会存在轻度的贫血状况，但应尽量避免输血，因为输血可能会引起异体免疫和产生针对移植肾脏的 HLA 抗体。

移植肾脏通常位于受者的右侧髂窝处，使用髂血管和供者输尿管至受者膀胱相接。受体自身肾脏通常不需切除，除非体积巨大、存在慢性感染或是患者有不受控制的高血压的维持，移植肾脏位置很表浅，因此手术定位时应注意。此外，患者上肢可能存在功能性或非功能性动静脉瘘，需要注意保护。肌肉骨骼的问题在这类患者也很常见，因此应进行颈部保护和避免神经压迫。

所有的术前考虑都对术后转归有重要影响。术后应主要关注患者肾功能的维持、体液平衡、心血管并发症的避免、糖尿病的控制及感染预防[28]。术后恢复可能会受到糖尿病神经病变、伤口愈合缓慢及易感染的影响。肾功能恶化的患者应尽快恢复其抗排异机制，如不能口服或有禁忌证，可采用鼻胃管或静脉输注途径。与移植中心保持密切沟通至关重要，因为肾功能的任何恶化都可能需要增加现有免疫抑制剂的剂量，或需要额外的药物及有效的抗感染策略。

18.8　肝移植受者的特别注意事项

肝移植存在另外两个难题。首先，移植肝脏的合成功能在凝血、白蛋白、血浆蛋白生物利用度和代谢调节中起主要作用，而这些都是决定手术结果的重要因素[30]。其次，其他移植器官功能障碍是否可以通过机械设备

（心脏的 ECMO/VAD、肺脏的机械通气、肾脏替代治疗）暂时支持肝脏替代治疗（MARS 和 Prometheus 系统）的结果尚有争议[31-33]。因此，保留同种异体移植物的功能，提供充分的灌注和底物输送，并将炎症免疫损伤降至最低仍然是最重要的。这意味着在非移植手术期间需要保持免疫抑制状态，而这样会增加围手术期的感染风险[28]。

术前评估应包括前文所述有关心脏的所有方面，并特别关注移植物功能。值得庆幸的是，肝脏功能和生存能力的主要组成部分可通过各种生物标志物和无创或微创检查精确评估[28]。我们可以通过凝血功能、止血参数、凝血因子、白蛋白和血浆总蛋白水平来评价肝脏合成功能。通过转氨酶和乳酸脱氢酶（ALAT、ASAT、LDH）等胞内酶的释放来监测细胞损伤。血清胆红素、碱性磷酸酶、谷氨酰转肽酶、吲哚青绿排泄试验和 PDR 测定能提供足够的胆道功能信息。X 线、CT 及核磁共振等影像学资料将提供解剖学和器官结构方面的信息。

超声心动图是评估肝移植患者的重要检查[34-35]，可进行包括门静脉、动脉、静脉血流形式等肝局部血流动力学评估，还提供了心脏结构、功能及基本组成的详细资料。至少 50% 的肝病患者合并心血管疾病和糖尿病。该检查还可反映肺动脉高压的程度和右心室的适应能力[34]。

由于存在凝血功能障碍的风险，全身麻醉比区域阻滞技术更受青睐。尽管有几篇文章报道在髋关节置换术中椎管内麻醉和局部麻醉在少数肝移植患者中得到了成功应用[2,9,36]。

术后的总体目标是保护移植物不发生排斥反应，同时防止感染并发症并减少对同种异体移植器官的缺血损伤。右心室超声成像、门静脉及肝血管血流形式的精确量化、使用吲哚青绿血浆消失率监测肝血流及代谢为指导治疗提供了详细信息。应积极治疗肺动脉高压和右心室功能障碍，如有必要使用选择性肺血管扩张剂、缩血管药物及强心药物。应频繁使用实验室方法和检验设备[血栓弹力图（TEG）、旋转式血栓弹力计（ROTEM）]对凝血功能（ACT、PT/aPTT、INR、因子分析）进行监测。虽然可以通过血液过滤去除毒素和细胞裂解代谢产物，但目前尚无有效的方法来提高肝细胞活力。因此，预防损伤是唯一比较实际的选择。

参考文献

[1] Toivonen HJ. Anaesthesia for patients with a transplanted organ. Acta Anaesthesiol Scand, 2000,44(7):812-833.

[2] Kostopanagiotou G, Sidiropoulou T, Pyrsopoulos N, et al. Anesthetic and perioperative management of intestinal and multivisceral allograft recipient in nontransplant surgery.

Transpl Int, 2008,21(5):415 - 427.

[3] Keegan MT, Plevak DJ. The transplant recipient for nontransplant surgery. Anesthesiol Clin North Am, 2004,22(4):827 - 861.

[4] Blasco LM, Parameshwar J, Vuylsteke A. Anaesthesia for noncardiac surgery in the heart transplant recipient. Curr Opin Anaesthesiol, 2009,22(1):109 - 113.

[5] Whiting J. Perioperative concerns for transplant recipients undergoing nontransplant surgery. Surg Clin North Am, 2006,86(5):1185 - 1194, vi-vii.

[6] Kilic A, Conte JV, Baumgartner WA, et al. Does recipient age impact functional outcomes of orthotopic heart transplantation? Ann Thorac Surg, 2014,97(5):1636 - 1642.

[7] Kugler C, Tegtbur U, Gottlieb J, et al. Health-related quality of life in long-term survivors after heart and lung transplantation: a prospective cohort study. Transplantation, 2010,90(4):451 - 457.

[8] Marzoa R, Crespo-Leiro MG, Paniagua MJ, et al. Late noncardiac surgery in heart transplant patients. Transplant Proc, 2007,39(7):2382 - 2384.

[9] Zeyneloglu P, Pirat A, Sulemanji D, et al. Perioperative anesthetic management for recipients of orthotopic liver transplant undergoing nontransplant surgery. Exp Clin Transplant, 2007,5(2):690 - 692.

[10] de' Angelis N, Esposito F, Memeo R, et al. Emergency abdominal surgery after solid organ transplantation: a systematic review. World J Emerg Surg, 2016,11(1):43.

[11] Stein E, Ebeling P, Shane E. Post-transplantation osteoporosis. Endocrinol Metab Clin North Am, 2007,36(4):937 - 963; viii.

[12] Reid AT, Perdue A, Goulet JA, et al. Complicated outcomes after emergent lower extremity surgery in patients with solid organ transplants. Orthopedics, 2016,39(6): e1063 - 1069.

[13] Klatt BA, Steele GD, Fedorka CJ, et al. Solid organ transplant patients experience high rates of infection and other complications after total knee arthroplasty. J Arthroplast, 2013,28(6):960 - 1063.

[14] Cardinale F, Chinellato I, Caimmi S, et al. Perioperative period: immunological modifications. Int J Immunopathol Pharmacol, 2011,24(3 Suppl):S3 - 12.

[15] Islam MN, Bradley BA, Ceredig R. Sterile post-traumatic immunosuppression. Clin Transl Immunol, 2016,5(4):e77.

[16] Kimura F, Shimizu H, Yoshidome H, et al. Immunosuppression following surgical and traumatic injury. Surg Today, 2010,40(9):793 - 808.

[17] Cotts WG, Oren RM. Function of the transplanted heart: unique physiology and therapeutic implications. Am J Med Sci, 1997,314(3):164 - 172.

[18] Awad M, Czer LS, Hou M, et al. Early denervation and later reinnervation of the heart following cardiac transplantation: a review. J Am Heart Assoc, 2016,5(11):e004070.

[19] Ferretto S, Tafciu E, Giuliani I, et al. Interventricular conduction disorders after orthotopic heart transplantation: risk factors and clinical relevance. Ann Noninvasive

Electrocardiol, 2017,22(3):1.

[20] Wellmann P, Herrmann FE, Hagl C, et al. A single centre study of 1779 heart transplant patients-factors affecting pacemaker implantation. Pacing Clin Electrophysiol, 2017,40(3):247-254.

[21] Arora S, Gullestad L. The challenge of allograft vasculopathy in cardiac transplantation. Curr Opin Organ Transplant, 2014,19(5):508-514.

[22] Bundy RE, Marczin N, Birks EF, et al. Transplant atherosclerosis: role of phenotypic modulation of vascular smooth muscle by nitric oxide. Gen Pharmacol, 2000,34(2): 73-84.

[23] Tezcan B, Saylan A, Bolukbasi D, et al. Use of sugammadex in a heart transplant recipient: review of the unique physiology of the transplanted heart. J Cardiothorac Vasc Anesth, 2016,30(2):462-465.

[24] Preeti J, Alexandre M, Pupalan I, et al. Chronic heart failure and comorbid renal dysfunction—a focus on type 2 cardiorenal syndrome. Curr Cardiol Rev, 2016,12(3): 186-194.

[25] Marczin N, Racz K. Antirejection drugs and immunosuppressants//Evers AS, Maze M, Kharasch ED, editors. Anesthetic pharmacology basic principles and clinical practice. 2nd ed. Cambridge: Cambridge University Press, 2011: 830.

[26] Sandkovsky U, Kalil AC, Florescu DF. The use and value of procalcitonin in solid organ transplantation. Clin Transpl, 2015,29(8):689-696.

[27] Trasy D, Tanczos K, Nemeth M, et al. Delta procalcitonin is a better indicator of infection than absolute procalcitonin values in critically ill patients: a prospective observational study. J Immunol Res, 2016,2016:3530752.

[28] Kostopanagiotou G, Smyrniotis V, Arkadopoulos N, et al. Anesthetic and perioperative management of adult transplant recipients in nontransplant surgery. Anesth Analg, 1999, 89(3):613-622.

[29] Riella LV, Djamali A, Pascual J. Chronic allograft injury: mechanisms and potential treatment targets. Transplant Rev (Orlando), 2017,31(1):1-9.

[30] Jadlowiec CC, Taner T. Liver transplantation: current status and challenges. World J Gastroenterol, 2016,22(18):4438-4445.

[31] Hassanein TI, Schade RR, Hepburn IS. Acute-on-chronic liver failure: extracorporeal liver assist devices. Curr Opin Crit Care, 2011,17(2):195-203.

[32] Kantola T, Ilmakunnas M, Koivusalo AM, et al. Bridging therapies and liver transplantation in acute liver failure, 10 years of MARS experience from Finland. Scand J Surg, 2011,100(1):8-13.

[33] Pocze B, Fazakas J, Zadori G, et al. MARS therapy, the bridging to liver retransplant-ation—three cases from the Hungarian liver transplant program. Interv Med Appl Sci, 2013,5(2):70-75.

[34] Cosarderelioglu C, Cosar AM, Gurakar M, et al. Portopulmonary hypertension and liver

transplant：recent review of the literature. Exp Clin Transplant, 2016, 14（2）：113 – 120.

［35］Shillcutt SK, Ringenberg KJ, Chacon MM, et al. Liver transplantation：intraoperative transesophageal echocardiography findings and relationship to major postoperative adverse cardiac events. J Cardiothorac Vasc Anesth, 2016,30（1）:107 – 114.

［36］Fazakas J, Toth S, Fule B, et al. Epidural anesthesia？No of course. Transplant Proc, 2008,40（4）:1216 – 1217.

（吴志新　译，路志红　审）

第 19 章 老年衰弱综合征患者

Claudia Spies, *Rudolf Mörgeli*, *Alissa Wolf*, *Anika Müller*,
Oliver Birkelbach

19.1 简 介

衰弱，一个可以被广泛定义的抽象术语，在老年患者中却意味着严重且影响深远的综合征。这一综合征的定义是多维度的，涉及机体代偿能力有限、应对应激的储备下降及生理功能进一步减退。衰弱综合征已逐渐被认为是老年患者围手术期的重要危险因素，对短期和远期预后，包括住院时长、认知功能、收容情况及死亡率，都有重要影响[1-2]。越来越多的证据表明围手术期干预可使患者受益，因此对这些老年患者进行适当的危险分层就显得十分必要[3-4]。应用客观指标诊断衰弱综合征有可能实现对高风险患者的精确识别。及时确诊要求医务人员制订个体化的治疗策略，从而降低并发症发生率、改善患者预后[5]。

19.1.1 日益增加的挑战

随着民众对寿命预期的增加及社会年龄结构的变化，未来几年医疗保健资源的需求将面临巨大挑战。在全世界几乎所有地区，老年群体已成为总人口中增长最快的部分[6]。由于风险因素的积累及生理的衰老过程，老

C. Spies (✉) · R. Mörgeli · A. Wolf · A. Müller · O. Birkelbach
Department of Anesthesiology and Operative Intensive Care Medicine (CCM, CVK),
Charité—Universitätsmedizin Berlin, Corporate Member of Freie Universität Berlin,
Humboldt-Universität zu Berlin and Berlin Institute of Health, Berlin, Germany
e-mail: Claudia. Spies@ charite. de

© Springer International Publishing AG 2018
J. -L. Fellahi, M. Leone (eds.), *Anesthesia in High-Risk Patients*,
https://doi. org/10. 1007/978 – 3 – 319 – 60804 – 4_19

年患者衰弱综合征发病率更高。大于 65 岁的人口已约占世界总人口的 8%，而这一年龄段的人口在北美洲、欧洲及澳洲已占其总人口的 14% ~ 20%。据估计，全世界这部分人口的数量在 2050 年将翻倍[6]。

从每年接受手术的老年人数量就可以明显看出这种趋势。目前，超过一半的手术患者大于 65 岁[7]。一份关于衰弱综合征的含 31 项研究（含 65 岁以上患者）的系统综述显示，衰弱综合征总加权患病率达 10.7%[8]。该患病率随着年龄增加而升高，因此大于 85 岁的患者中有 50% 存在衰弱综合征的情况[9]。衰弱综合征同样增加需行手术的概率，并且研究显示接受手术的老年患者有 25% ~ 56% 归于此列[10-11]。这些患者具有显著升高的术后并发症风险且术后 1 年内死亡风险此无衰弱综合征患者高 5 倍[2]。

19.1.2 启 示

这些患者的转归不能简单地用死亡率描述。尽管有死亡风险，但为了维持之前的功能状态，88.8% 的老年患者选择接受高负荷的治疗，98.7% 选择低负荷治疗。但若治疗会导致严重的功能（拒绝率 74.4%）或认知（拒绝率 88.8%）损害，则相同的患者人群会拒绝治疗[12]。尽管原本健康状况良好的患者通常都能恢复到之前的健康状态，但衰弱患者常常在住院后失去独立生活的能力[13]。

衰弱综合征在老年患者通常难以诊断，而针对疾病的干预措施更是少之又少。支持患者功能的措施未能很好地执行，所以一旦发生严重的自主能力下降，患者只能得到适当（且昂贵）的老年病学的关注。据估计，因为对衰弱综合征的忽视，每年这方面的花费将超过 100 亿欧元[14]。

认知损害可造成术后失去自主功能的巨大风险[15-16]。虽然 71 岁以上的老年人中有多达 22% 的患者存在认知损害（没有痴呆），但常规的临床筛查仍未实施。而且许多患者术前并无明确的认知损害，而术后却通常恶化，引起远期认知功能减退。

值得注意的是，虽然老年患者易发展为衰弱综合征，但该综合征并不仅限于老年人。年轻人衰弱综合征的发病率增加可能与癌症发病率上升、心血管疾病及"静态"的生活方式有关[18-20]。

对于衰弱综合征造成的巨大的个人和社会经济负担，亟须人们清醒地认识到并制定预防策略，以减轻其后果。

19.2 衰弱综合征

术语"综合征"一词重点强调复杂的病因学[21]，如衰弱综合征是由不同器官系统调节异常合并生理老化过程造成的[11,22]。这些因素使老年群体更易受到应激源的影响，同时也更易罹患其他老年综合征[23]。衰弱综合征的特点的系统评估可能与其表现不符，这也警示医务工作者提防协同作用造成的巨大影响。

19.2.1 衰弱的定义

目前尚无统一用于描述衰弱的临床定义，也没有用于定义生理储备功能降低的相关描述。现有的众多"衰弱"相关信息均与国际功能、残疾和健康分类(International Classification of Functioning, Disabilty and Health, ICF)联系在一起，该分类代表了世界卫生组织开发的关于健康状况及其正向(功能正常)和负面(残疾)结果的标准化和分级编码语言。ICF 的组成中身体功能、活动及参与度经常与"衰弱"相关信息有联系，而身体结构、环境及个人因素仅在(主要是多方面的)"衰弱"评估工具中很有限的体现[24]。在未来，健康状况被标准化，衰弱的状况可通过系统的分析患者身体、认知及社会领域的特征来进行良好的评估[23]。

衰弱患者较非衰弱患者更易跌倒、致残或被医院收治[13,25]。生理范畴倾向于优先考虑维持或恢复患者的自主能力。这一范畴包括营养状况不佳或下降、生理活动水平降低、活动力下降、能量缺乏及肌力减退。日常活动也属于该范畴，因为其确定了患者当前的自主能力水平。

认知损害与功能障碍一样会使人衰弱。有证据表明衰弱与心理困扰、认知障碍，甚至大脑结构异常有关[15,26-27]。认知领域主要包括术前认知缺陷和抑郁。即使是术前存在的轻微认知缺陷也可能会在术后发展为永久性、渐进性甚至危及生命的疾病。抑郁影响日常功能和生活质量，也是衡量衰弱的重要和关键指标[28-29]。对患者进行准确的评估并非易事，如痴呆、慢性疼痛、焦虑和谵妄等症状的共存将增加评估的困难。

由于衰弱的促炎成分致使患者特别容易出现术后谵妄(postoperative delirium, POD)和术后认知功能障碍(postoperative cognitive dysfunction, POCD)，因此应给予特别关注。作为一种器官急性衰竭形式，POD 反映了一种大脑功能障碍。这种情况可能极具破坏性，最终影响短期和长期疗效，延长住院时间并使死亡率升高。它的效应可能发展为慢性状态，POCD 患者在术后的数周或数月内经历了认知的逐渐衰退并可能最终导致痴呆[30]。为了限制这种影响，必须及时识别谵妄并进行治疗[31]。

社会领域包括社交孤立和缺乏社会支持，因为这些症状会对综合征的发展产生重大影响。老年患者可获得的支持很大程度取决于其所处的环境。患者是否在家中居住、有无伴侣、是否与亲戚朋友保持稳定的关系及可能的爱好和活动都与其活动水平、认知能力、生活质量息息相关。

另外，还有几个较小的领域可对上述内容进行补充。这些领域包括健康因素，如慢性疼痛、合并症、病史及当前药物治疗及治疗依从性。

19.2.2 生理特性

老年个体发生的生理变化对衰弱的形成具有重要影响。除认知功能的改变外，老年人患痴呆和抑郁症的风险很高[15]。味觉减退和牙齿排列不良会导致营养不良。肌肉组成发生改变，2 型纤维减少，肌肉质量和强度持续下降，肌反射减弱[32]。这一改变会增加摔倒的风险，且由于老年人骨量下降，骨折的风险也会增加。反过来，摔倒或对摔倒的恐惧会导致生理活动减少和社交孤立，从而使残疾和抑郁症的发病率增加。听力或视力的恶化会进一步加重这一情况。心功能同样也会受到影响，如高血压、动脉粥样硬化、心律失常和纤维化的发生率升高。心脏问题会导致疲劳、体力活动减少并加重骨骼肌退化以及多重用药，这很容易引起不良反应。老年人免疫系统功能降低，因此更易发生细菌和病毒感染。这些改变使老年个体陷入恶性循环，导致功能的逐步下降(图 19.1)[33]，最终丧失自主能力。

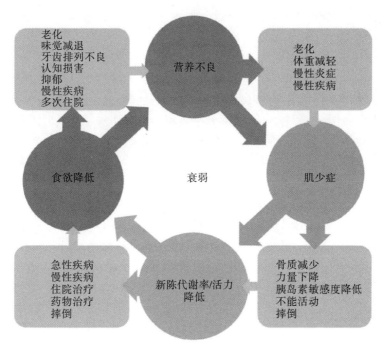

图 19.1 衰弱循环(摘自 Ahmed 等[33])

19.3　诊断衰弱

尽管在围手术期和重症监护中使用了许多评分系统来评估大量相关参数，但对年龄和健康相关的功能能力限制的评估还不够充分。例如，急性生理学和慢性健康评估（Acute Physiology and Chronic Health Evaluation，A-PACHE）、简化急性生理评分（Simplified Acute Physiology Score，SAPS）和死亡概率模型（Mortality Probability Model，MPM）是预测结果最典型的模型。它们的普遍局限性在于都没有考虑到老年人身上的特殊限制。体质虚弱的患者在围手术期尤其容易受到不同的应激因素的影响。为了能够在术中或术后任何条件下得出诊断结论或治疗结果，一个独立且跨学科的风险评估是必不可少的。

19.3.1　衰弱评估模型

虽然已有 50 多种工具用于评估衰弱[34]，但仅有两种被广泛使用，即 Rockwook 和 Mitnitski 建立的考虑多领域因素的缺陷积累模型及 Fried 的主要基于身体功能衰退的衰弱表型模型。

缺陷积累模型[35-36]代表了一个多维风险评估，它分析了患者多领域缺陷积累的历史。该模型包含 30 ~ 70 个方面，包括身体状况、共存疾病（如卒中、糖尿病和心肺疾病）及日常生活活动（activities of daily life，ADL）。用满分为 7 分的量化指数衡量临床衰弱程度。

相比之下，表型模型[13]将衰弱定义为一种临床综合征，而值得注意的是患者是否存在以下特征：非故意减重、自述疲惫、虚弱、行走缓慢和体能降低（表 19.1）。如果存在 3 种或更多这些特征，就认为患者为衰弱。如果不符合任何标准，患者可被认定为非衰弱。

虽然对衰弱评估应包括哪些方面尚未达成一致，但也没有可被视为金标准的相关工具[37]，Fried 的衰弱表型模型目前使用最广泛[34]。除了衰弱表型的物理维度外，还可以使用其他工具来衡量认知和社会方面的问题。

19.3.2　评估工具

衰弱老年患者的临床管理需要麻醉医生、外科医生、特护医生、老年病学家、护理人员、药理学家、理疗师及营养助理之间的多学科合作。相关领域的评估可通过临床试验（表 19.2）或问卷进行。在难以达成一致的情况下，必须根据治疗的类型和干预能力严格选择所使用的指标。紧急情况下，如果没有时间进行全面的老年医学评估，应使用替代标记物。

表 19.1　衰弱表型模型的主要方面

衰弱的特征	描述
萎缩：体重减轻（非故意的）和肌少症（肌肉质量减少）	过去一年内非故意减重≥10 磅（4.5kg）
无力	握力：≤20 百分位（根据性别和体重指数）
耐力不佳；疲惫	疲惫（自述）
缓行速度	步行时间/15 英尺（4.57m）：≤20 百分位（根据性别和身高）
低活动能力	千卡/周：≤20 百分位 代谢当量＜3
衰弱表型 阳性标准数量	衰弱：≥3 个标准 中间状态/衰弱前状态：1～2 个标准

摘自 Fried 等[13]。

表 19.2　衰弱的维度和操作化的可能性

领域	组成	量化
身体	营养状况	体重、食欲、BMI、体重减少程度
	体力活动	日常生活中的体力活动水平
	移动能力	行走速度，辅助工具
	精力	疲劳，精疲力竭
	力量	握力、椅子起立测试、爬楼梯
认知	认知能力	记忆力、确诊痴呆、认知损害
	情绪	抑郁、悲伤、焦虑、紧张
社会	社会资源	社会联系、生活和经济状况、支持潜力

摘自 De Vries 等[38]，Fuchs 等[39]。

以下是一些常用的衰弱程度评估指标：

非故意减重/体重指数（body mass index，BMI）：过去一年非故意减重超过 4.5kg 或 BMI 过低，可能是营养不良、肌少症或初发恶病质的标志[13]。

疲惫：自述缺乏精力或疲劳。这可能表明营养不良、低心血管和（或）呼吸储备、耐力下降或抑郁[13]。

握力：要求患者用惯用手尽可能地用力握住一个测力计以简单测试。用于评估肌肉力量，评分基于性别和 BMI，低于第 20 百分位数的结果被认为是异常的[13,40]。

步态速度：该测试用于测量患者的正常步行速度，基于性别和身高。试验重复 3 次，使用平均时间进行评估。该测试有几个版本，区别在于启动（静态或动态）和覆盖距离（2~15m）[41]。Fried 版本的应用最广泛，它具有动态启动和 4.57m 的覆盖距离[13,25,34]。虽然启动的类型已被证明与结果不相关，但若干临界速度（m/s）可显著预测结果[42]。

计时走（timed up and go，TUG）测试：可认为是另一版本的步态速度测试。在本测试中患者需从椅子上站起来，行走 3m 远后转身，回到椅子上再坐下。对整个过程计时，≥20s 可预测体能降低。最终，该测试不仅评估运动能力、肌肉力量和营养状况，还评估认知能力和心血管/呼吸储备[43]。

低活动量：根据性别自述每周的活动量（以千卡为单位），不得低于第 20 百分位数[13]。这种预测相当复杂，可使用代谢当量（metabolic equivalent，MET）进行替代，MET <3 可认为异常[44]。

修正的衰弱指数（madified frailty index，MFI）：用一简洁的问卷（11 分）对衰弱的若干领域进行了评估，该指数适用于紧急情况，避免了需要进行的步态速度或握力评估[1]。

日常生活活动（activities of daily living，ADL）/日常生活用具活动（instrumental activities of daily living，IADL）[45]：ADL 问卷用于评估患者管理某些日常活动的能力，如饮食、穿衣和洗澡。IADL 包含额外的活动，如去杂货店购物、烹饪和洗衣。这些测试虽然具有天花板效应，但仍被用于评估患者的身体和认知自主能力[46]。

细微精神状态检查（mini-mental state examination，MMSE）：共 30 个问题的问卷调查，评估注意力、记忆和视觉空间技能。评分 ≤23 表明认知能力降低。重复测试可能对结果产生影响，所以第 2 个版本需要减少记忆效应[47]。

Mini-Cog：一个简短的测试，5min 内即可完成，包含一项 3 个词的记忆测试和计时描绘。该测试对认知障碍的敏感性和特异性与传统的神经心理测试相近[48]。

老年抑郁量表：一份 15 分的问卷，只要求回答是或否。6 分或以上可表明抑郁，但低于 6 分也不能排除抑郁的可能[49]。

社交历史：应包括社会联系（社交接触的类型和频率）、生活安排（房子/公寓，楼梯/电梯）、独居或与伴侣居住、需要及是否有可提供照顾的护理人员、获得生活必需品和医疗服务的能力、财政状况、能否获得邻居和朋友的及时帮助等方面[38,50]。

生物标志物：也可用于评估衰弱，因为营养不良和免疫－内分泌系统失调可导致肌肉质量下降、衰弱和慢性炎症[11]。这些生物标志物包括白蛋白、维生素 D 和 B$_{12}$、男性睾酮水平、血红蛋白、白细胞、C 反应蛋白及白介素-6 水平[51-53]。

还可以随意添加其他几个方面来补充这些评估。许多方法可以通过简单的临床试验、血液检查或通过研究患者的病史进行评估。在紧急情况或资源有限的中心可使用更简洁的测试方法。在之前的测试中，步态速度缓慢[54]和握力[55]是与结果最具相关性的指标，因此两者可能是特别适合的替代指标。白蛋白水平低下作为肌萎缩症和炎症的标志，也被证明是预后较差的预测因子[56-58]。

19.3.3 独立风险评估

一项全面的老年医学评估的实施在鉴别患者和改善其转归方面显示出极好的效果。事实上，即使非衰弱的患者也能通过系统性地持续使用这些测试而受益。Hall 等人的研究发现，在重大择期非心脏手术后的最初几天、几周和几个月死亡的患者数量有所下降，表明术前衰弱的筛查可显著降低术后死亡率[5]。在实施筛查后，30 天总死亡率从 1.6% 下降到了 0.7%。如果只关注体弱患者，30 天总死亡率从 12.2% 下降到了 3.8%，但即使是非衰弱患者，死亡率也从 1.2% 降至 0.3%。在术后 180d 和 365d，衰弱患者的死亡率也显著下降。但是这项研究并未明确是哪些医疗措施使术后死亡率大幅下降。作者假设了多种因素可改善患者预后，如改进术前决策、术中管理和术后措施等。因此，基于对衰弱的认识，对护理的高度重视可能影响了治疗结果。

评估的主要目标是识别和评估对老年患者构成风险的因素。这些因素包括新出现的或目前存在的残疾或功能障碍，以及对已诊断疾病的重新评估。因此经常可能在早期阶段发现障碍，在这一阶段通过适当的治疗措施控制或逆转其影响是可能(并经济)的。

19.4 针对衰弱的麻醉方式

19.4.1 多学科管理计划

个体和跨学科的风险评估是必不可少的，衰弱高风险患者的关注点应由麻醉与手术学科共同制订[25]，这将使收容率、30 天再入院率及费用降低[59-60]。

衰弱评估必须切实可行，评估的范围及重点必须与医疗中心的能力和目标相适应。根据设定的目标，有必要对疑似衰弱的患者建立甄选方法，从而优化时间和资源投入。

一旦确定了衰弱的患者，需优先考虑的是避免功能衰退并确保缩短住院时间[61]。必须考虑预康复措施、手术的类型和范围、麻醉的选择及术后理疗和镇痛等因素，以降低衰弱患者的风险。通过在多学科背景下选择治疗目标，医疗手段和程序可以迅速且有效的实施。

19.4.2　术前目标

在手术前确定患者的实际状态可为医务人员提供优化不确定因素的宝贵机会。

虽然预康复的研究相对较少，但术前锻炼和强化方案的使用（有些仅需 3 周）可能显著改善患者的身体状况和预后[62-64]。平衡、耐力和阻力练习应在治疗早期进行，并一直持续到手术后。术前功能会影响包括住院时间在内的众多预后指标[66]。

抑郁和衰弱之间有很强的协同作用[67-68]，因此一旦发现就应及时治疗抑郁。

应为患者提供营养支持，因为患者术前的营养状况已被证明对预后有显著影响[66,69]。营养支持可能还包括咨询营养学家及其评估结果，如是否需要补充维生素 D 和 B_{12}[70]。

多药联合使用（超过 5 种药物）已被确认为衰弱患者的危险因素，甚至被建议作为急性衰弱的替代参数[28,61]。对药物选择和剂量仔细评估，可通过联合用药、调整剂量及停止不必要的用药来减少总用药需求。

社交对衰弱老年人会产生影响，在治疗过程中应尽早提供支持[71]。通过鼓励家庭成员参与决策，激活患者的社交网络。

认知筛查应在治疗开始前进行，因为认知能力下降本身就是术后不良转归和死亡的危险因素[16]。术前认知功能障碍可明显增加术后谵妄的发生率，尤其在衰弱患者中更为明显[16,72]。另外，测试为发现随后可能的认知下降提供了基线。

19.4.3　围手术期管理

在关注所有不确定危险因素后，患者状态已基本得到合理改善，那么围手术期管理的某些方面可进一步为衰弱患者提供保护。这些因素中的许多都应被广泛推广，衰弱患者可以从严格遵守这些措施中明显获益。

应与患者讨论当前明确而现实的目标，牢记患者个人风险因素。应优先考虑快速通道，因为这些患者特别容易受创伤和住院压力的影响[61]。

手术创伤的大小和麻醉时间都可能影响手术结果，因此必须仔细考虑手术的类型和范围。尽可能采用微创手术并缩短手术时间。虽然有限的证据表明区域或椎管内麻醉在结果上优于全身麻醉（可能是由于对清醒患者常规使用镇静剂），但这些方法可能在术后提供更好的镇痛，从而减轻应激，为物理治疗提供保障。

术前应严格禁食，但切忌脱水。禁食期的延长与术后谵妄率的增加有关[73]。根据指南[74]，鼓励患者在术前2h摄入清亮液体，若手术推迟可考虑静脉输液。

术前用药仅在特殊情况下使用，而非常规使用。术前使用苯二氮䓬类药物会大幅增加术后谵妄的风险。尽管焦虑仍是术前用药的指标，但减少用药剂量是非常必要的。由于存在悖论效应或呼吸抑制的风险，患者在使用术前药后应进行常规监测[75]。

事实上，老年患者的药效学和药代动力学会发生显著改变，在衰弱患者中表现尤其明显。生理和病理的多种因素均有助于增加药物疗效[76]。肝肾功能下降、白蛋白（蛋白结合）减少、脱水（导致血清浓度增高）、总体神经质量下降及神经递质和受体密度的变化均会延长或增加许多麻醉药物的作用（表 19.3）[61,77]。应首选短效药物并根据患者需要滴定给药，减少使用剂量。术中进行神经功能监测，如有可能，尽量使用不依赖肝肾排除的药物，如瑞芬太尼和顺式阿曲库铵[75]。

表 19.3　麻醉药物对老年人的影响

药物	药代动力学	剂量
硫喷妥钠	↓容量	↓
依托咪酯	↓容量	↓
丙泊酚	↓清除	↓
咪达唑仑	↓清除	↓
吗啡	↓清除	↓
瑞芬太尼	↓清除	↓
顺式阿曲库铵	–	↔

对这些患者而言，液体管理是至关重要的，并且应放宽诸如动脉测压等高级监测形式的适应证。须注意的是，老年患者因代偿能力有限，对麻醉剂、失血或液体不足的反应过激而发生损害。电解质变化与POD有关，应密切监测[78-79]，尤其是在肾功能受损、手术时间长或大量液体丢失的

情况下。应避免低血压，因为脑灌注减少可导致术后谵妄的发生[80]。

由于肌肉量的减少和代谢的降低，体温调节在衰弱患者中也会发生异常。即使是轻微的低体温也会扰乱血液循环和凝血，增加术后感染率[81]。在麻醉过程中应尽早考虑体温管理，并监测术中体温变化。

在手术过程中，衰弱患者的体位摆放必须谨慎。由于这类患者外周循环差，更容易发生神经损伤、静脉血栓及皮肤破损。

根据目前的指南[82]，应在这类患者中常规进行术中脑电图（electroencephalogram，EEG）监测。在脑电分析中应特别注意避免爆发抑制。爆发抑制意味着麻醉深度过深，可能会在术后造成严重的认知功能障碍[83]。脑电图 α 条带的连贯性（图 19.2）可以指示适当的麻醉深度，但要注意这种相关性在老年患者中会有所降低[84]。

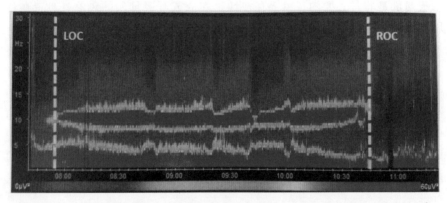

图 19.2　丙泊酚麻醉的脑电图谱显示在意识丧失（loss of consciousness，LOC）和意识恢复（regain of consciousness，ROC）过程中典型的 α 带（8 ~ 12Hz）波动

由于药物代谢动力学下调（消除障碍、药物分布等），在患者苏醒前应确保无任何残余肌松存在。

若干因素有助于减少围手术期应激。使用经过验证的仪器来获得足够的镇痛效果可帮助避免镇痛药的过量或不足。在恢复室内行谵妄监测，一旦发生应立即给予充分治疗[79]。

19.4.4　术后注意事项

在术后阶段继续行营养咨询和物理锻炼等干预措施是很重要的。应尽早开始康复治疗，同时应尽量缩短住院时间。

继续使用合理的镇痛方案和经过验证的量表进行疼痛评估，因为这不仅可以减少围手术期应激，还支持理疗干预。同时应注意术后几天仍会发生谵妄，所以下级医疗机构也需要进行适当评估[85]。

注意并发症的出现，如肺部感染和肾衰竭。衰弱患者在术后特别容易出现并发症，因为其在代偿住院和外科创伤应激方面的能力有限[86-87]。

良好的社会联系也应被利用，活跃的社交和访客可以帮助减轻抑郁。鼓励患者通过运动、饮食等加速康复，最终提高治疗的依从性[88]。

医疗系统和医院应在患者住院期间提供跨学科团队实施的多方面对策，以防止老年人功能和认知能力下降，并在出院时使其自主性最大化。其中一个例子就是医院老年生活计划（Hospital Elder Life Program，HELP），该计划旨在帮助老年患者保持自主性，避免术后并发症、摔倒及意外再次入院。参与 HELP 计划的人员包括老年生活专家、老年生活护理专家、老年病医生和训练有素的志愿者，以患者为中心进行干预，例如每日定向访客计划、社会支持、锻炼计划（早期活动）、吃饭时的协助、家庭成员和工作人员的教育计划及促进从医院到家中的过渡工作[89]。HELP 计划已被证明在预防谵妄、认知和功能衰退及缩短住院时间和降低收容率方面卓有成效[90]。

结　论

术前对衰弱的认识和评估有助于识别易受伤害的患者。目前存在多种评估方法，包括从全面的老年病评估到替代参数的快速分析。若情况允许，必须采取术前干预以改善患者的病情。充分的术中、术后措施可减少并发症，显著改善老年衰弱患者的预后、生存率和生活质量。

参考文献

[1] Farhat JS, Velanovich V, Falvo AJ, et al. Are the frail destined to fail? Frailty index as predictor of surgical morbidity and mortality in the elderly. J Trauma Acute Care Surg, 2012,72:1526-1530. DOI:10.1097/TA.0b013e3182542fab.

[2] Lin H-S, Watts JN, Peel NM, Hubbard RE. Frailty and post-operative outcomes in older surgical patients: a systematic review. BMC Geriatr, 2016,16:157. DOI:10.1186/s12877-016-0329-8.

[3] de Vries NM, van Ravensberg CD, Hobbelen JSM, et al. Effects of physical exercise therapyon mobility, physical functioning, physical activity and quality of life in community-dwellingolder adults with impaired mobility, physical disability and/or multi-morbidity: a metaanalysis. Ageing Res Rev, 2012,11:136-149. DOI:10.1016/j.arr.2011.11.002.

[4] Crocker T, Forster A, Young J, et al. Physical rehabilitation for older people in long-term

care. Cochrane Database Syst Rev, 2013, 2: CD004294. DOI: 10. 1002/14651858. CD004294. pub3.

[5] Hall DE, Arya S, Schmid KK, et al. Association of a frailty screening initiative with postoperativesurvival at 30, 180, and 365 days. JAMA Surg, 2016,152(3):233 – 240. DOI:10. 1001/jamasurg. 2016. 4219.

[6] He W, et al. An Aging World: 2015. US Gov. Publ. Off. P95/16 – 1. 2016.

[7] Etzioni DA, Liu JH, Maggard MA, et al. The aging population and its impact on the surgeryworkforce. Ann Surg, 2003, 238: 170 – 177. DOI: 10. 1097/01. SLA. 0000081085. 98792. 3d.

[8] Aarts S, Patel KV, Garcia ME, et al. Co-presence of multimorbidity and disability with frailty:an examination of heterogeneity in the frail older population. J Frailty Aging, 2015,4:131 – 138. DOI:10. 14283/jfa. 2015. 45.

[9] Song X, Mitnitski A, Rockwood K. Prevalence and 10 – year outcomes of frailty in older adultsin relation to deficit accumulation. J Am Geriatr Soc, 2010,58:681 – 687. DOI: 10. 1111/j. 1532 – 5415. 2010. 02764. x.

[10] Lasithiotakis K, Petrakis J, Venianaki M, et al. Frailty predicts outcome of elective laparoscopiccholecystectomy in geriatric patients. Surg Endosc, 2013,27:1144 – 1150. DOI:10. 1007/s00464 – 012 – 2565 – 0.

[11] Amrock LG, Deiner S. The implication of frailty on preoperative risk assessment. Curr Opin Anaesthesiol, 2014,27:330 – 335. DOI:10. 1097/ACO. 0000000000000065.

[12] Fried TR, Bradley EH, Towle VR, et al. Understanding the treatment preferences of seriouslyill patients. N Engl J Med, 2002, 346: 1061 – 1066. DOI: 10. 1056/ NEJMsa012528.

[13] Fried LP, Tangen CM, Walston J, et al. Frailty in older adults: evidence for a phenotype. J Gerontol A Biol Sci Med Sci, 2001,56:M146 – 156.

[14] Vellas B. Prevention of frailty and dependency in older adults. Bull Acad Natl Med, 2013,197:1009 – 1017.

[15] Ávila-Funes JA, Pina-Escudero SD, Aguilar-Navarro S, et al. Cognitive impairment and low physical activity are the components of frailty more strongly associated with disability. J NutrHealth Aging, 2011,15:683 – 689.

[16] Robinson TN, DS W, Pointer LF, et al. Preoperative cognitive dysfunction is related to adverse postoperative outcomes in the elderly. J Am Coll Surg, 2012,215:12 – 17. DOI:10. 1016/j. jamcollsurg. 2012. 02. 007.

[17] Plassman BL, Langa KM, Fisher GG, et al. Prevalence of cognitive impairment withoutdementia in the United States. Ann Intern Med, 2008,148:427 – 434.

[18] Griffiths R, Mehta M. Frailty and anaesthesia: what we need to know. Contin Educ Anaesth Crit Care Pain, 2014,14(6):273 – 277. DOI:10. 1093/bjaceaccp/mkt069.

[19] Kinugasa Y, Yamamoto K. The challenge of frailty and sarcopenia in heart failure with

preservedejection fraction. Heart, 2016,103(3):184 – 189. DOI:10. 1136/heartjnl-2016-309995.

[20] van Deudekom FJ, Schimberg AS, Kallenberg MH, et al. Functional and cognitive impairment, social environment, frailty and adverse health outcomes in older patients withhead and neck cancer, a systematic review. Oral Oncol, 2017,64:27 – 36. DOI: 10. 1016/j. oraloncology. 2016. 11. 013.

[21] Olde Rikkert MGM, Rigaud AS, van Hoeyweghen RJ, et al. Geriatric syndromes: medicalmisnomer or progress in geriatrics? Neth J Med, 2003,61:83 – 87.

[22] Fried LP, Xue Q-L, Cappola AR, et al. Nonlinear multisystem physiological dysregula-tionassociated with frailty in older women: implications for etiology and treatment. J Gerontol A Biol Sci Med Sci, 2009,64:1049 – 1057. DOI:10. 1093/gerona/glp076.

[23] Inouye SK, Studenski S, Tinetti ME, et al. Geriatric syndromes: clinical, research,and policy implications of a core geriatric concept. J Am Geriatr Soc, 2007,55:780 – 791. DOI:10. 1111/j. 1532 – 5415. 2007. 01156. x.

[24] Azzopardi RV, Vermeiren S, Gorus E, et al. Linking frailty instruments to the Internationalclassification of functioning, disability, and health: a systematic review. J Am Med Dir Assoc, 2016, 17: 1066. e1 – 1066. e11. DOI: 10. 1016/j. jamda. 2016. 07. 023.

[25] Anaya DA, Johanning J, Spector SA, et al. Summary of the panel session at the 38th annualsurgical symposium of the association of VA surgeons: what is the big deal about frailty? JAMA Surg, 2014,149:1191 – 1197. DOI:10. 1001/jamasurg. 2014. 2064.

[26] Gobbens RJJ, van Assen MALM, Luijkx KG, et al. Determinants of frailty. J Am Med Dir Assoc, 2010,11:356 – 364. DOI:10. 1016/j. jamda. 2009. 11. 008.

[27] Chen W-T, Chou K-H, Liu L-K, et al. Reduced cerebellar gray matter is a neural signature of physical frailty. Hum Brain Mapp, 2015,36:3666 – 3676. DOI:10. 1002/hbm. 22870.

[28] Pegorari MS, Tavares DM dos S. Factors associated with the frailty syndrome in elderly individuals living in the urban area. Rev Lat Am Enfermagem, 2014,22:874 – 882.

[29] Ferrer A, Formiga F, Cunillera O, et al. Predicting factors of health-related quality of life in octogenarians: a 3-year follow-up longitudinal study. Qual Life Res, 2015,24: 2701 – 2711. DOI:10. 1007/s11136 – 015 – 1004 – 9.

[30] Steinmetz J, Christensen KB, Lund T, et al. Long-term consequences of postoperative cognitive dysfunction. Anesthesiology. 2009, 110: 548 – 555. DOI: 10. 1097/ALN. 0b013e318195b569.

[31] Heymann A, Radtke F, Schiemann A, et al. Delayed treatment of delirium increases mortalityrate in intensive care unit patients. J Int Med Res, 2010,38:1584 – 1595.

[32] Moulias R, Meaume S, Raynaud-Simon A. Sarcopenia, hypermetabolism, and aging. Z Gerontol Geriatr, 1999,32:425 – 432.

[33] Ahmed N, Mandel R, Fain MJ. Frailty: an emerging geriatric syndrome. Am J Med, 2007,120:748 - 753. DOI:10. 1016/j. amjmed. 2006. 10. 018.

[34] Buta BJ, Walston JD, Godino JG, et al. Frailty assessment instruments: systematic characterization of the uses and contexts of highly-cited instruments. Ageing Res Rev, 2016,26:53 - 61. DOI:10. 1016/j. arr. 2015. 12. 003.

[35] Mitnitski AB, Mogilner AJ, Rockwood K. Accumulation of deficits as a proxy measure of aging. Scientific World Journal, 2001,1:323 - 336. DOI:10. 1100/tsw. 2001. 58.

[36] Rockwood K, Mitnitski A. Frailty in relation to the accumulation of deficits. J Gerontol A Biol Sci Med Sci, 2007,62:722 - 727.

[37] Bouillon K, Kivimaki M, Hamer M, et al. Measures of frailty in population-based studies: an overview. BMC Geriatr, 2013,13:64. DOI:10. 1186/1471 - 2318 - 13 - 64.

[38] de Vries NM, Staal JB, van Ravensberg CD, et al. Outcome instruments to measure frailty: asystematic review. Ageing Res Rev, 2011,10:104 - 114. DOI:10. 1016/j. arr. 2010. 09. 001.

[39] Fuchs J, Scheidt-Nave C, Gaertner B, et al. Frailty in Germany: status and perspectives: Results from a workshop of the German Society for Epidemiology. Z Gerontol Geriatr, 2016,49:734 - 742. DOI:10. 1007/s00391 - 015 - 0999 - 4.

[40] Fox B, Henwood T, Schaap L, et al. Adherence to a standardized protocol for measuring gripstrength and appropriate cut-off values in adults over 65 years with sarcopenia: a systematic review protocol. JBI Database System Rev Implement Rep, 2015,13:50 - 59. DOI:10. 11124/jbisrir - 2015 - 2256.

[41] Peel NM, Kuys SS, Klein K. Gait speed as a measure in geriatric assessment in clinical settings: a systematic review. J Gerontol A Biol Sci Med Sci, 2012,68(1):39 - 46. DOI:10. 1093/gerona/gls174.

[42] Abellan van Kan G, Rolland Y, Andrieu S, et al. Gait speed at usual pace as a predictor of adverse outcomes in community-dwelling older people an International academy on nutrition and aging (IANA) task force. J Nutr Health Aging, 2009,13: 881 - 889.

[43] Podsiadlo D, Richardson S. The timed "Up & Go": a test of basic functional mobility for frail elderly persons. J Am Geriatr Soc, 1991,39:142 - 148.

[44] Siscovick DS, Fried L, Mittelmark M, et al. Exercise intensity and subclinical cardiovascular disease in the elderly. The Cardiovascular Health Study. Am J Epidemiol, 1997,145:977 - 986.

[45] Fieo RA, Austin EJ, Starr JM, et al. Calibrating ADL-IADL scales to improve measurement accuracy and to extend the disability construct into the preclinical range: a systematic review. BMC Geriatr, 2011,11:42. DOI:10. 1186/1471 - 2318 - 11 - 42.

[46] Nourhashémi F, Andrieu S, Gillette-Guyonnet S, et al. Instrumental activities of daily living as a potential marker of frailty: a study of 7364 community-dwelling elderly women

(the EPIDOS study). J Gerontol A Biol Sci Med Sci, 2001,56:M448 – 453.

[47] Folstein MF, Folstein SE, McHugh PR. "Mini-mental state". A practical method for grading the cognitive state of patients for the clinician. J Psychiatr Res, 1975,12:189 – 198.

[48] Borson S, Scanlan JM, Chen P, et al. The Mini-Cog as a screen for dementia: validation in a population-based sample. J Am Geriatr Soc, 2003,51:1451 – 1454.

[49] Yesavage JA, Brink TL, Rose TL, et al. Development and validation of a geriatric depressionscreening scale: a preliminary report. J Psychiatr Res, 1982,17:37 – 49.

[50] Makizako H, Shimada H, Tsutsumimoto K, et al. Social frailty in community-dwelling older adults as a risk factor for disability. J Am Med Dir Assoc, 2015,16:1003. e7 – 11. DOI:10.1016/j. jamda. 2015. 08. 023.

[51] Chow WB, Rosenthal RA, Merkow RP, et al. Optimal preoperative assessment of the geriatricsurgical patient: a best practices guideline from the American College of Surgeons National Surgical Quality Improvement Program and the American Geriatrics Society. J Am Coll Surg, 2012,215:453 – 466. DOI:10.1016/j. jamcollsurg. 2012. 06.017.

[52] Visser M, Kritchevsky SB, Newman AB, et al. Lower serum albumin concentration and change in muscle mass: the Health, Aging and Body Composition Study. Am J Clin Nutr, 2005,82:531 – 537.

[53] Calvani R, Marini F, Cesari M, et al. Biomarkers for physical frailty and sarcopenia: state of the science and future developments. J Cachexia Sarcopenia Muscle, 2015,6: 278 – 286. DOI:10.1002/jcsm. 12051.

[54] Parentoni AN, Mendonca VA, Dos Santos KD, et al. Gait speed as a predictor of respiratory muscle function, strength, and frailty syndrome in community-dwelling elderly people. J Frailty Aging, 2015,4:64 – 68. DOI:10.14283/jfa. 2015. 41.

[55] Syddall H, Cooper C, Martin F, et al. Is grip strength a useful single marker of frailty? Age Ageing, 2003,32:650 – 656.

[56] Gibbs J, Cull W, Henderson W, et al. Preoperative serum albumin level as a predictor of operative mortality and morbidity: results from the National VA Surgical Risk Study. Arch Surg, 1999,134:36 – 42.

[57] Lee JL, ES O, Lee RW, et al. Serum albumin and Prealbumin in calorically restricted, Nondiseased individuals: a systematic review. Am J Med, 2015, 128:1023. e1 – 22. DOI:10.1016/j. amjmed. 2015. 03.032.

[58] Don BR, Kaysen G. Serum albumin: relationship to inflammation and nutrition. Semin Dial,2004,17:432 – 437. DOI:10.1111/j. 0894 – 0959. 2004. 17603. x.

[59] Flood KL, Maclennan PA, McGrew D, et al. Effects of an acute care for elders unit on costs and 30-day readmissions. JAMA Intern Med, 2013, 173:981 – 987. DOI:10. 1001/jamainternmed. 2013. 524.

[60] Landefeld CS, Palmer RM, Kresevic DM, et al. A randomized trial of care in a hospital

medical unit especially designed to improve the functional outcomes of acutely ill older patients. N Engl J Med, 1995,332:1338 - 1344. DOI:10. 1056/NEJM199505183322006.

[61] Kanonidou Z, Karystianou G. Anesthesia for the elderly. Hippokratia, 2007, 11: 175 - 177.

[62] Bruns ERJ, van den Heuvel B, Buskens CJ, et al. The effects of physical prehabilitation in elderly patients undergoing colorectal surgery: a systematic review. Color Dis, 2016, 18:O267 - 277. DOI:10. 1111/codi. 13429.

[63] Gillis C, Li C, Lee L, et al. Prehabilitation versus rehabilitation: a randomized control trial in patients undergoing colorectal resection for cancer. Anesthesiology, 2014,121: 937 - 947. DOI:10. 1097/ALN. 0000000000000393.

[64] Li C, Carli F, Lee L, et al. Impact of a trimodal prehabilitation program on functional recovery after colorectal cancer surgery: a pilot study. Surg Endosc, 2013,27:1072 - 1082. DOI:10. 1007/s00464 - 012 - 2560 - 5.

[65] Morley JE, Haren MT, Rolland Y, et al. Frailty. Med Clin North Am, 2006,90:837 - 847. DOI:10. 1016/j. mcna. 2006. 05. 019.

[66] Schmidt M, Eckardt R, Scholtz K, et al. Patient empowerment improved perioperative quality of care in cancer patients aged ⩾65 years—a randomized controlled trial. PLoS One,2015,10:e0137824. DOI:10. 1371/journal. pone. 0137824.

[67] Brown PJ, Rutherford BR, Yaffe K, et al. The depressed frail phenotype: the clinical manifestation of increased biological aging. Am J Geriatr Psychiatry, 2016,24:1084 - 1094. DOI:10. 1016/j. jagp. 2016. 06. 005.

[68] De Rui M, Veronese N, Trevisan C, et al. Changes in frailty status and risk of depression: results from the Progetto Veneto Anziani Longitudinal Study. Am J Geriatr Psychiatry,2016,25(2):190 - 197. DOI:10. 1016/j. jagp. 2016. 11. 003.

[69] Bozzetti F, Gianotti L, Braga M, et al. Postoperative complications in gastrointestinal cancer patients: the joint role of the nutritional status and the nutritional support. Clin Nutr,2007,26:698 - 709. DOI:10. 1016/j. clnu. 2007. 06. 009.

[70] Verlaan S, Aspray TJ, Bauer JM, et al. Nutritional status, body composition, and quality of life in community-dwelling sarcopenic and non-sarcopenic older adults: A case-control study. Clin Nutr, 2015, 36 (1): 267 - 274. DOI: 10. 1016/j. clnu. 2015. 11. 013.

[71] Berglund H, Hasson H, Wilhelmson K, et al. The impact of socioeconomic conditions, social networks, and health on frail older people's life satisfaction: a cross-sectional study. Health Psychol Res, 2016,4:5578. DOI:10. 4081/hpr. 2016. 5578.

[72] Leung JM, Tsai TL, Sands LP. Preoperative frailty in older surgical patients is associated with early postoperative delirium. Anesth Analg, 2011, 112:1199 - 1201. DOI:10. 1213/ANE. 0b013e31820c7c06.

[73] Radtke FM, Franck M, MacGuill M, et al. Duration of fluid fasting and choice of

analgesic are modifiable factors for early postoperative delirium. Eur J Anaesthesiol, 2010,27:411 – 416. DOI:10. 1097/EJA. 0b013e3283335cee.

[74] Smith I, Kranke P, Murat I, et al. Perioperative fasting in adults and children: guidelines from the European Society of Anaesthesiology. Eur J Anaesthesiol, 2011,28: 556 – 569. DOI:10. 1097/EJA. 0b013e3283495ba1.

[75] Rundshagen I. Anaesthesiological strategies for old patients. Anasthesiologie und Intensivmedizin, 2015,56:534 – 545.

[76] Grandison MK, Boudinot FD. Age-related changes in protein binding of drugs: implications for therapy. Clin Pharmacokinet, 2000, 38:271 – 290. DOI:10. 2165/ 00003088-200038030-00005.

[77] Herminghaus A, Löer S, Wilhelm W. Anesthesia for geriatric patients: Part 2: anesthetics, patient age and anesthesia management. Anaesthesist, 2012,61:363 – 374. DOI:10. 1007/s00101-012-1985-5.

[78] Galanakis P, Bickel H, Gradinger R, et al. Acute confusional state in the elderly following hip surgery: incidence, risk factors and complications. Int J Geriatr Psychiatry, 2001,16:349 – 355.

[79] Aldecoa C, Bettelli G, Bilotta F, et al. European Society of Anaesthesiology evidence-based and consensus-based guideline on postoperative delirium. Eur J Anaesthesiol, 2017,34:192 – 214.

[80] Jiang X, Chen D, Lou Y, et al. Risk factors for postoperative delirium after spine surgery in middle-and old-aged patients. Aging Clin Exp Res, 2016. DOI:10. 1007/ s40520-016-0640-4.

[81] Putzu M, Casati A, Berti M, et al. Clinical complications, monitoring and management of perioperative mild hypothermia: anesthesiological features. Acta Biomed, 2007,78: 163 – 169.

[82] European Society of Anaesthesiology[2016 – 02 – 27]. http://www. esahq. org/.

[83] Fritz BA, Kalarickal PL, Maybrier HR, et al. Intraoperative electroencephalogram suppression predicts postoperative delirium. Anesth Analg, 2016,122:234 – 242. DOI: 10. 1213/ANE. 0000000000000989.

[84] Purdon PL, Pavone KJ, Akeju O, et al. The ageing brain: age-dependent changes in the electroencephalogram during propofol and sevoflurane general anaesthesia. Br J Anaesth, 2015,115(Suppl 1):i46 – 57. DOI:10. 1093/bja/aev213.

[85] Mohanty S, Rosenthal RA, Russell MM, et al. Optimal perioperative management of the geriatric patient: a best practices guideline from the American College of Surgeons NSQIP and the American Geriatrics Society. J Am Coll Surg,2016,222:930 – 947[2015 – 12 – 26]. DOI:10. 1016/j. jamcollsurg.

[86] Ritt M, Gaßann K-G, Sieber CC. Significance of frailty for predicting adverse clinical outcomes in different patient groups with specific medical conditions. Z Gerontol Geriatr,

2016,49:567 - 572. DOI:10. 1007/s00391-016-1128-8.

[87] Chowdhury R, Peel NM, Krosch M, et al. Frailty and chronic kidney disease: A systematic review. Arch Gerontol Geriatr, 2017,68:135 - 142[2016 - 10 - 07]. DOI: 10. 1016/j. archger.

[88] American Geriatrics Society Expert Panel on Postoperative Delirium in Older Adults. Postoperative delirium in older adults: best practice statement from the American Geriatrics Society. J Am Coll Surg, 2015,220:136 - 148. e1[2014 - 10 - 19]. DOI: 10. 1016/j. jamcollsurg.

[89] Inouye SK, Bogardus ST, Baker DI, et al. The Hospital Elder Life Program: a model of care to prevent cognitive and functional decline in older hospitalized patients. Hospital Elder Life Program. J Am Geriatr Soc, 2000,48:1697 - 1706.

[90] Caplan GA, Harper EL. Recruitment of volunteers to improve vitality in the elderly: the REVIVE study. Intern Med J, 2007,37:95 - 100. DOI:10. 1111/j. 1445-5994. 2007. 01265. x.

（邢　东　译，聂　煌　审）

第 20 章　过敏患者

Paul Michel Mertes，*Charles Tacquard*

20.1　简　介

　　过敏反应是麻醉中罕见但可能致命的并发症。据估计，其发生率可达每 100 万例手术 100.6(76.2 ~ 125.3)例，且女性高发[1]，与围手术期并发症的发生率和死亡率密切相关。麻醉过敏反应的致死率在澳大利亚西部为0 ~ 1.4%，在日本为 4.76% [2]。而神经肌肉阻滞剂所引起的过敏反应致死率，即使在经过充分复苏的患者，在法国达 4% 而英国 9% [3-4]。

　　有时候过敏反应完全无法预测，可在完全没有任何过敏史的患者身上发生[5]，麻醉医生则必须能够迅速识别，并依据现有指南给予合理的治疗[6]，还要明确患者是符合过敏反应诊断的[7]。

　　当患者有既往食物或药物过敏史时，情况会更复杂。此时，麻醉医生必须辨别不同的可能性。患者可能对麻醉期间的用药过敏，有些过敏与麻醉药物或手术材料(手套、皮肤消毒剂、染料)有交叉反应。有时，患者主诉既往麻醉中发生了过敏反应，但未进行过敏评估。在对这类患者进行术前评估时，即便需要推迟手术，麻醉医生也必须追根溯源。但在不能推迟手术或急诊患者的情况，麻醉医生必须选择合适的麻醉药物以尽量降低发生过敏反应的风险。

　　本章将着重回顾麻醉医生面临的最常见的过敏反应，及其对未来麻醉

P. M. Mertes (✉) · C. Tacquard

Department of Anesthesia and Intensive Care, Hôpitaux Universitaires de Strasbourg, Nouvel Hôpital Civil, EA 3072, FMTS de Strasbourg, Strasbourg, France

e-mail: paul-michel.mertes@ chru-strasbourg.fr; charles.tacquard@ gmail.com

© Springer International Publishing AG 2018

J.-L. Fellahi, M. Leone (eds.), *Anesthesia in High-Risk Patients*,

https://doi.org/10.1007/978 – 3 – 319 – 60804 – 4_20

的警示作用。在简短描述这些过敏反应的流行病学特征后，我们总结了目前针对在麻醉评估或急诊麻醉过程中发生的过敏反应的主要指南。

20.2 围手术期过敏反应的流行病学特征

急性超敏反应的流行病学特征在不同地域和临床实践方面变化很大，从英国的 1:353 麻醉，到澳大利亚的 1:11 000 麻醉[8-9]。这些超敏反应的首要机制就是过敏。

麻醉中，过敏反应常由以下几种物质引起：

神经肌肉阻滞剂（Neuromuscular blocking agents，NMBA）是很多国家过敏反应的首要药物种类[1,4,10]。在法国，其发生率据预测可达 184.0（139.3 ~ 229.7）/100 万[1]，占据了麻醉期间过敏反应的 60%。在西班牙和美国，NMBA 的过敏反应发生率似乎较低[2]。其中，舒更葡糖和罗库溴铵的过敏反应发生率最高，分别为首次用药患者 1/2080 和 1/2449。阿曲库铵相对较为安全，过敏反应发生率为首次用药患者 1/22 450[10]。顺阿曲库铵相对也比较安全，其过敏反应在法国占 29.6%，但是仅占全部过敏反应的 5.9%[11]。

抗生素导致的麻醉期间过敏反应逐渐增多。在法国，抗生素所致的围手术期过敏反应在 80 年代仅为 2%，但据 2007 年的 GERAP 研究报道，其发生率已增至 18.1%[11]。在西班牙和美国等其他国家，抗生素所致的过敏反应则占麻醉期间过敏反应的 40% ~ 50%[12-14]。青霉素类和头孢菌素是麻醉期间导致过敏反应的主要抗生素。在头孢菌素应用于预防手术感染后，导致了围手术期针对抗生素的超敏反应数显著上升，以头孢唑啉尤著[15]。

β - 内酰胺类的疑似过敏很难确诊，它是患者自行报告最多的过敏药物，约占住院患者的 10% ~ 15%[16-17]。这类过敏反应常常被过度报告，但又调查不足，在进行相应的过敏测试后，有 90% 患者都会被排除[17]。此外，这些患者中的 80% ~ 90% 都能在未来很好地耐受 β - 内酰胺类药物暴露[16]。根据不同的研究方法，青霉素在一般人群中的不良反应发生率为 0.2% ~ 5%[18-19]。在欧洲，肠外青霉素过敏反应的预测发生率约为 32/10 万[20]。青霉素治疗患者发生致死性过敏反应的风险为 0.001 5% ~ 0.002 0%[21]。

其他抗生素也可能诱发过敏反应。万古霉素和喹诺酮类抗生素都可以引起急性超敏反应，因为它们可以直接诱导组胺释放，甚至可以不通过 IgE 介导的机制就引起过敏反应。

时至今日，乳胶过敏依然是麻醉期间过敏反应的主要诱因之一。在

HIV 开始流行后，对天然乳胶（Natural rubber latex，NRL）产品的高需求导致了更多含蛋白乳胶制品的市场营销，从而导致了乳胶过敏反应数量的显著增加。有些人群的风险更高，如有脊柱裂或经历过多次手术的患者、医务工作者和有乳胶 – 水果综合征的患者[6]。

事实上，一些乳胶过敏原和食物过敏原存在交叉反应。最常见的水果为猕猴桃、牛油果和香蕉，但也涉及一些含有 I 类几丁质酶的食物。天然乳胶过敏和相关食物过敏的患者发生率为 21% ~ 58%[22]。有一些预防天然乳胶过敏的措施可降低发病率，如在脊柱裂手术和多次手术的患儿中避免乳胶的应用，使用质量更好的乳胶，并提高医务工作者对乳胶过敏风险的认识。应用上述方法，天然乳胶过敏的人群总体发病率从 2002 年的 6.1% 成功降至 2010—2013 年的 1.2%[23]。2005—2007 年，乳胶过敏是法国手术室内 IgE 介导过敏反应诱因的第 2 位，而在 2011—2012 年排名降至第 4 位[24]。

镇静催眠药物引起的过敏反应目前相对少见。过去巴比妥类药物过敏较多，主要是因为其直接引起组胺释放的作用，也可导致 IgE 介导的过敏反应[25]。某些镇静催眠药的助溶剂聚氧乙烯蓖麻油，也常常与过敏反应相关，丙泊酚溶剂改为 10% 大豆乳剂后显著降低了超敏反应的发生率[26]。其他镇静催眠药物（咪达唑仑、依托咪酯和氯胺酮）引发的过敏反应则较为罕见[11]。

在最近的一项法国调研中，阿片类药物过敏只占围手术期过敏反应的 1.6%，其机制主要是非特异性皮肤肥大细胞的激活。

因为大多数非甾体抗炎药（Nonsteroidal anti-inflammatory agents，NSAID）为环氧合酶 1（Cox1）抑制剂，也可引起超敏反应但很罕见，也不会与其他过敏原发生交叉反应。

考虑到局部麻醉药物的广泛应用，其诱发的过敏反应比较罕见[11, 27]。苯甲酸酯类药物可通过其代谢产物（对氨基苯甲酸）导致过敏反应，且同类药物可存在交叉过敏。而目前应用的酰胺类局部麻醉药物的过敏风险则较低。大多数报道的局部麻醉药物过敏都是通过非 IgE 介导的机制（如血管迷走性晕厥、药物过量、血管内给药、血管升压素症状等）。局部麻醉药物的过敏反应主要是迟发性过敏反应，会引起湿疹。对于局部麻醉药物皮肤测试阳性的患者，也必须考虑其可能对甲基对苯二甲酸酯、对苯二甲酸酯或防腐剂中的偏亚硫酸盐等物质过敏。

作为皮肤消毒剂的氯己定（双氯苯双胍己烷），也是中心静脉导管包被涂层、尿道胶和眼科冲洗液的成分之一，也是围手术期过敏反应的可能过敏原。针对该物质的过敏反应在不同国家发生率不同。在英国，氯己定占围手术期 IgE 介导过敏反应诱因的 5%[4]；而丹麦风险较高，围手术期

9.6%的过敏反应由氯己定造成[28]；法国发生率要低得多，可能与手术室内禁止使用氯己定进行皮肤消毒有关。

胶体液引发的过敏反应发生率在0.033% ~ 0.22%，其中明胶类引发的发生率较高[5, 29]。

外科医生在癌症手术中明确淋巴结分布的染料，现在是手术室中的重要过敏原。随着其应用的增加，染料诱发的过敏反应发生率也增高[30]。

20.2.1 如何调查围手术期过敏反应？

在速发型超敏反应发生后，麻醉医生必须尽快根据最新指南进行恰当的救治；在开展合理治疗后还必须采集血样对超敏反应进行确诊。类胰蛋白酶测定是被推荐最多的检测方法，应于超敏反应后1 ~ 2h内进行，而至少24h后进行类胰蛋白酶的基础水平测定有助于排除全身性肥大细胞增多症。有些指南还推荐进行组胺测定以鉴别非IgE介导的超敏反应，为避免组胺检测的假阳性结果，必须冷却采集管至4℃并进行早期离心。

在过敏反应发生后，麻醉医生必须告知患者，并强调进行详细过敏物检测以确诊并鉴别未来麻醉中安全可用的药物的重要性。过敏反应发生的时间、血样采集时间、可能的过敏药物以及所采用的治疗措施都应该记录在案，并提供给实验室和过敏症专科医生。

患者应在过敏反应后4 ~ 6周进行详细的过敏检查。皮肤试验（针刺试验及皮内反应）是确诊围手术期超敏反应的金标准，应在有经验的中心，在严格的监管下依据最新的指南进行；当临床病史和皮肤测试结果不一致时，特异性IgE抗体检测和体外细胞分析（嗜碱性粒细胞活化试验）可能有助于诊断；当抗体、局部麻醉药物或NSAID的皮肤测试结果阴性时，激发试验可能对确诊过敏反应有所帮助，但不是所有麻醉药物（如肌松剂、催眠药等）都能应用激发试验。

在过敏检测结束后，过敏患者最安全的麻醉策略应由过敏症专科医生和麻醉医生协作制定。必须告知患者其自身的情况，并嘱其随身携带过敏警示卡[31]。

20.3 患者主诉过敏的处置（表20.1）

20.3.1 对麻醉药物过敏（全身麻醉或局部麻醉药物）

择期手术

当患者自诉有麻醉过敏史时，麻醉医生必须获取其既往麻醉记录。若病史提示可能会发生过敏反应时，必须将患者转至过敏－麻醉会诊以对过敏反应进行评估。可疑过敏麻醉史中所用的所有药物及乳胶均应进行检测。如果患者对神经肌肉阻滞剂过敏，则进行交叉过敏检测。如对局部麻醉药物过敏，在临床可疑和皮肤测试阴性的情况下，可行皮下激发试验确诊。

表 20.1　主诉过敏但无既往检测时应遵循的流程一览表

患者主诉过敏原	常规手术	急诊手术
全身麻醉药物	检查既往麻醉记录	考虑局部－区域麻醉
	过敏症专科医生和麻醉医生联合评估：检查怀疑过敏史中应用的所有药物及乳胶	如果不可行，避免肌松药和促组胺释放药物，并避免乳胶接触
	如果既往麻醉方案不详：检测所有肌松药和乳胶	
局部麻醉药物	检查既往麻醉记录	
	过敏症专科医生和麻醉医生联合评估：皮肤测试＋阴性时行激发试验	考虑全身麻醉
β-内酰胺类药物	对于低危患者/手术，根据当地医院规定更换预防手术感染用抗生素	对于低危患者/手术，根据当地医院规定更换预防手术感染用抗生素
		如果主诉对青霉素过敏，可以考虑应用头孢吡肟和碳青霉烯类治疗
	对于高危患者/手术进行过敏测试[a]：皮肤测试＋阴性时行激发测试	如果没有其他治疗选择：考虑快速脱敏治疗（专科建议）
其他抗生素	避免用于预防手术感染	避免使用怀疑过敏的抗生素
	如果多种抗生素过敏时进行过敏评估	
乳胶	过敏测试：皮肤测试＋阴性时行激发测试	手术优先，给予无乳胶环境
	无乳胶环境列于手术清单首位告知所有相关部门	告知所有相关部门

患者主诉过敏原	常规手术	急诊手术
猕猴桃、栗子、牛油果和香蕉	进行乳胶过敏检测（如上）	考虑无乳胶环境
吗啡或可待因	过敏测试：皮肤测试＋阴性时行激发测试	避免使用吗啡和可待因可用其他阿片类药物
含碘显影剂	过敏测试：皮肤测试＋阴性时进行激发测试	避免同类药物
碘附	过敏测试：皮肤测试	用氯己定代替
海鲜	对含碘药物或鱼精蛋白无禁忌	
鸡蛋或大豆	对丙泊酚无禁忌	
花生	对任何麻醉药物无禁忌	
红肉或 α-半乳糖	避免使用明胶胶体液	

a：对多种抗生素过敏，对青霉素或头孢菌素类抗生素有即刻或非速发型超敏反应病史，并有经常使用抗生素的需求（支气管扩张、囊性纤维化、糖尿病、原发或继发的免疫缺陷或无脾/脾功能减退症），或需要 β-内酰胺类抗生素进行特殊治疗。并发感染风险较高的大手术（心胸手术、大型腹部手术）。

如果无法获得既往麻醉记录，在进行过敏－麻醉联合会诊时，应对所有的肌松药物和乳胶进行检测[6]。

20.3.2 急诊手术

急诊手术的术前准备时间太短，不足以对患者进行合适的过敏检测，所以麻醉应在无乳胶环境中进行。如既往全身麻醉过程中曾发生过敏反应，则应考虑进行局部麻醉；若局部麻醉不能满足手术需求，则应尽量避免使用 NMBA 和促组胺释放药物。

20.3.3 抗生素过敏

择期手术

术前麻醉评估中，约有30%的患者主诉药物过敏，其中25%主诉对 β-内酰胺类抗生素过敏[32]。如果对这些患者进行排查，不仅消耗时间还会产生高昂的医疗费用，会对医疗系统造成巨大压力，因此并不推荐。

如果术后需要 β-内酰胺类的风险较低，采用其他种类抗生素预防术后感染也是有效的。由于青霉素与第一代和早期二代头孢菌素的侧链 R1 同源，可诱发交叉过敏，已不再推荐对青霉素过敏患者整体替换为头孢菌素。其交叉过敏反应发生率可高达 10%，但和第三代头孢菌素的交叉过敏发生率则为 2%～3%[33]，因此青霉素过敏时，目前并不推荐全面应用头孢菌素类抗生素进行替代。根据当地的抗生素预防策略，还可选用其他种类的抗生素。虽然没有交叉过敏反应的报道，但克林霉素也可能诱发超敏反应[34]；为避免万古霉素引起组胺释放综合征，即"红人综合征"，输注应谨慎、缓慢。

对怀疑多种抗生素过敏，对青霉素/头孢菌素类抗生素有速发型或非速发型超敏反应病史，但又经常需要使用抗生素治疗（支气管扩张、囊性纤维化、糖尿病、原发或继发的免疫缺陷症或无脾/脾功能减退症），或需要 β-内酰胺类抗生素进行特殊治疗的患者，应严密监测 β-内酰胺过敏反应[21]。患者拟行感染风险较高的大手术时（心胸手术、大型腹部手术）也需要进行检查，对这类患者单纯避免 β-内酰胺类抗生素的使用，在发生感染后，引起不良临床结局的风险更高[35]。

对 β-内酰胺类抗生过敏的过敏原测定比较困难。这些测试应该依据最新的指南，在有经验的中心由熟练的工作人员进行。过敏检测包括对主要的青霉素和头孢菌素类抗生素的皮肤点刺试验。如结果为阴性，可再进行皮内试验。如果皮肤测试结果均不能定性，都未得到阳性结果，则应在严密监控下使用全剂量激发试验以排除 β-内酰胺过敏[21]。

20.3.4　急诊手术

对于并发感染风险较小的手术和（或）患者，避免使用同类抗生素就可有效避免过敏反应。

当 β-内酰胺过敏患者有应用 β-内酰胺的特殊需求时，情况会复杂得多，详见上文。由于情况紧急而无法实施合适的过敏评估时，虽然可以更换为另一类抗生素，但临床抗感染失败的风险可能会因此增高[35]。当患者自述青霉素过敏时，头孢吡肟和碳青霉烯类超敏反应较为少见，可考虑作为感染性并发症的潜在治疗手段[36]。当怀疑患者对某种抗生素过敏，但又需要该类抗生素治疗时（如有多重耐药菌感染），有建议采用逐渐增加剂量的方法进行快速脱敏，但这种免疫耐受仅能用于维持治疗阶段[37]。

20.3.5　乳胶过敏

主诉对乳胶过敏的患者或具有乳胶过敏风险的患者（特异性反应、乳胶－水果综合征、脊柱裂、多次手术），必须转诊至过敏专科医生处咨询。如果确认乳胶过敏，或麻醉评估和手术之间的间隔时间不足以进行过敏评估时，患者必须安排在第一台、无乳胶环境中进行手术。手术相关的各个单元都应收到患者过敏反应的警示[6]。麻醉科还应有最新的含乳胶器械的清单。

20.3.6 吗啡或可待因过敏

吗啡和磷酸可待因可诱发非特异性皮肤肥大细胞激活，导致皮肤瘙痒、荨麻疹和轻度低血压，这种组胺释放效应可以解释为什么阿片类药物的过敏反应常被过度报道。IgE 介导的对吗啡和可待因的过敏反应虽然罕见，但仍可发生。目前尚无证据表明不同亚类的阿片类药物（菲、苯基哌啶和二苯基庚烷类）存在交叉反应，但吗啡和可待因之间的交叉反应较常见[38]。主诉吗啡或可待因过敏的患者应转诊至过敏专科行进一步评估和皮肤测试。因为吗啡和可待因的组胺释放效应，皮肤测试结果有时难以解读，使用时不应超过最大推荐浓度。当皮肤测试结果难以定论时，可以考虑激发试验[5]。当患者对吗啡或可待因过敏时，应同时禁用这两种药物，但并不影响其他阿片类药物的使用[6]。

20.3.7 碘过敏

碘本身并不是抗原决定簇，事实上患者是对碘造影剂或作为皮肤消毒剂的碘附过敏。所以应该询问患者以确定过敏反应是发生在造影过程中，还是皮肤消毒时。

如果怀疑碘造影剂过敏，应对患者行皮肤测试和体外测试，以对即刻和非即刻过敏反应均进行确诊，也可以进行药物激发试验。测试时还应注意，不同碘增强造影剂之间的交叉反应比较常见[39]。

碘附的超敏反应比较罕见，速发型超敏反应的过敏原通常为聚乙烯吡咯烷酮，但非速发型超敏反应也可能由壬苯醇醚引起。皮肤测试可用于诊断。对碘附过敏者，可避免使用碘附，改用其他皮肤消毒剂如氯己定等。目前无证据表明碘附与含碘类药物具有交叉过敏反应。

20.3.8 海鲜过敏（鱼、贝类）

海鲜过敏和含碘药物过敏之间不存在相关性，所以对海鲜过敏的患者可安全应用含碘类药物[40]。

硫酸鱼精蛋白是导致非 IgE 介导的超敏反应的常见原因。鱼精蛋白也可能导致过敏，具有该过敏史时应禁用硫酸鱼精蛋白。相反，目前并无证据支持鱼类过敏患者应禁用硫酸鱼精蛋白[6, 41]。

20.3.9　鸡蛋或大豆过敏

丙泊酚目前采用的脂肪乳化剂是卵磷脂和大豆油。尽管罕见，但丙泊酚诱发的超敏反应也有几例报道，且部分与食物过敏存在交叉。人群总体的食物过敏发生率在上升，而鸡蛋和大豆常常是病因所在。因此，麻醉医生若顾虑患者的大豆或鸡蛋食物过敏史与丙泊酚之间存在交叉反应，会在麻醉方案中排除丙泊酚。

这一假说目前尚无证据支持，新近的两篇研究都显示对于鸡蛋或大豆过敏的患者，应用丙泊酚并不会增加其超敏反应的风险。因此，丙泊酚对于这些患者可能是安全的[42-43]。

20.3.10　红肉或 α-半乳糖过敏

红肉过敏比较少见(仅占食物过敏的 3%)，其中牛肉是最常见的致敏肉类。红肉过敏可能与牛源的明胶药物如明胶类胶体液，或一些疫苗中的稳定剂引发的超敏反应相关。有报道显示碳水化合物半乳糖-α-1,3-半乳糖(α-半乳糖)是诱发红肉过敏的可能介质。因此，红肉过敏的患者应避免使用明胶胶体[44-45]。

20.3.11　花生过敏

尚无报道显示花生与麻醉药物存在交叉过敏，因此对花生过敏患者无需调整麻醉方案。

20.4　麻醉中超敏反应的处理

速发型超敏反应可以根据相关症状(表 20.2)以及过敏原暴露和过敏反应发生的先后时间关系进行识别。

表 20.2　按严重程度分级的速发型超敏反应症状

严重程度	症状
I	皮肤特征：红疹、荨麻疹、伴或不伴血管性水肿
II	出现可察觉的但不危及生命的症状：皮肤效应、动脉压低、咳嗽或机械通气困难
III	出现危及生命的症状：心血管性虚脱、心动过速或心动过缓、心律不齐、严重支气管痉挛
IV	循环衰竭、心脏和(或)呼吸骤停

当怀疑速发型超敏反应时，麻醉医生必须迅速进行合理治疗，2011 年的 ENDA/EAACI 指南已对这些反应的处理方法进行了规范[6]。

在所有的病例中都应使用综合的复苏治疗，并应根据临床严重程度和患者病史进行调整。同时，需撤除所有怀疑过敏的药物。并应告知外科团队，考虑过敏反应的严重程度，共同决定是否继续手术。若发生严重过敏反应，还需寻求帮助。

速发型超敏反应的治疗包括：

• 吸入 100% 纯氧，必要时快速控制气道。

• 被动抬高患者双腿，并快速静脉输注晶体液。当晶体液输注超过 30mL/kg 时给予胶体液，并应避免可能诱发过敏反应的胶体液。

• 直接由静脉给予冲击剂量肾上腺素，每 1~2min 给 1 次，直到恢复血流动力学稳定。起始剂量取决于过敏反应严重程度（表 20.3），随后可改为持续静脉输注肾上腺素 0.05~0.1μg/（kg·min）。对于使用 β 受体阻滞剂的患者，必须加大肾上腺素的使用剂量。

表 20.3　根据过敏反应严重程度分级的肾上腺素剂量

Ⅰ级	无需使用肾上腺素
Ⅱ级	每 1~2min，10~20μg
Ⅲ级	每 1~2min，100~200μg
Ⅳ级	每 1~2min，1~2mg

考虑维持静脉输注肾上腺素 0.05~0.1μg/（kg·min）。

• 如果应用肾上腺素后仍然出现难治性低血压，联合应用亚甲基蓝（1~3mg/kg）可能有效[46-47]。

• 舒更葡糖曾被认为是怀疑甾体类 NMBA（罗库溴铵和维库溴铵）过敏的有效治疗措施，但目前尚存争议。舒更葡糖的疗效在皮肤测试和嗜碱性粒细胞激活试验中都无法证实，临床病例也有显示其疗效不佳的报道[48-49]。相反，还有一些病例报道患者对舒更葡糖本身过敏以及给药后加重原过敏反应。因此，应仅在肾上腺素抵抗的患者中谨慎使用[50]。

• 心脏骤停时应根据现有指南进行治疗。

• 糖皮质激素（200mg/6h 氢化可的松）是二线治疗药物，可能可以预防迟发性休克表现。

• H₁ 抗组胺药物对于 Ⅰ级过敏反应可能有效。

由于存在血压波动的风险，过敏反应后 24h 内都应对患者进行严密监测。

对接受 β 受体阻滞剂治疗的患者应增加肾上腺素用量。

结　论

　　围手术期过敏反应的发生率虽然不高，但因其与并发症发生率和死亡率密切相关，风险不容忽视。患者主诉的过敏常常会因为过度描述和评估不足而令人困惑，所以麻醉医生必须把针对各种过敏原的推荐治疗方案烂熟于心，当发生围手术期速发型超敏反应时，必须根据最新指南对其进行合理治疗，并随后强制进行过敏症医生和麻醉医生的联合评估。

参考文献

[1] Mertes PM, Alla F, Trechot P, et al. Anaphylaxis during anesthesia in France: an 8-year national survey. J Allergy Clin Immunol, 2011,128(2):366 – 373.

[2] Mertes PM, Volcheck GW, Garvey LH, et al. Epidemiology of perioperative anaphylaxis. Presse Med, 2016,45(9):758 – 767.

[3] Reitter M, Petitpain N, Latarche C, et al. Fatal anaphylaxis with neuromuscular blocking agents: a risk factor and management analysis. Allergy, 2014,69(7):954 – 959.

[4] Krishna MT, York M, Chin T, et al. Multicentre retrospective analysis of anaphylaxis during general anaesthesia in the United Kingdom: aetiology and diagnostic performance of acute serum tryptase. Clin Exp Immunol, 2014,178(2):399 – 404.

[5] Volcheck GW, Mertes PM. Local and general anesthetics immediate hypersensitivity reactions. Immunol Allergy Clin North Am, 2014,34(3):525 – 546, viii.

[6] Mertes PM, Malinovsky JM, Jouffroy L, et al. Reducing the risk of anaphylaxis during anesthesia: 2011 updated guidelines for clinical practice. J Investig Allergol Clin Immunol, 2011,21(6):442 – 453.

[7] Laroche D, Debaene B. How to relate the observed event to anaphylaxis? Practice of diagnostic investigations. Ann Fr Anesth Reanim, 2011,30(3):280 – 293.

[8] Savic LC, Kaura V, Yusaf M, et al. Incidence of suspected perioperative anaphylaxis: A multicenter snapshot study. J Allergy Clin Immunol Pract, 2015,3(3):454 – 455e1.

[9] Gibbs NM, Sadleir PH, Clarke RC, et al. Survival from perioperative anaphylaxis in Western Australia 2000—2009. Br J Anaesth, 2013,111(4):589 – 593.

[10] Reddy JI, Cooke PJ, van Schalkwyk JM, et al. Anaphylaxis is more common with rocuronium and succinylcholine than with atracurium. Anesthesiology, 2015, 122(1): 39 – 45.

[11] Dong SW, Mertes PM, Petitpain N, et al. Hypersensitivity reactions during anesthesia. Results from the ninth French survey (2005—2007). Minerva Anestesiol, 2012, 78(8):868 – 878.

[12] Gurrieri C, Weingarten TN, Martin DP, et al. Allergic reactions during anesthesia at a

large United States referral center. Anesth Analg,2011,113(5):1202 - 1212.

[13] Lobera T, Audicana MT, Pozo MD, et al. Study of hypersensitivity reactions and anaphylaxis during anesthesia in Spain. J Investig Allergol Clin Immunol, 2008,18(5): 350 - 356.

[14] Gonzalez-Estrada A, Pien LC, Zell K, et al. Antibiotics are an important identifiable cause of perioperative anaphylaxis in the United States. J Allergy Clin Immunol Pract, 2015,3(1):101 - 105e1.

[15] Pipet A, Veyrac G, Wessel F, et al. A statement on cefazolin immediate hypersensitivity: data from a large database, and focus on the cross-reactivities. Clin Exp Allergy, 2011,41(11):1602 - 1608.

[16] Khasawneh FA, Slaton MA, Katzen SL, et al. The prevalence and reliability of self-reported penicillin allergy in a community hospital. Int J Gen Med, 2013,6:905 - 909.

[17] Solensky R. Hypersensitivity reactions to beta-lactam antibiotics. Clin Rev Allergy Immunol, 2003,24(3):201 - 220.

[18] Apter AJ, Kinman JL, Bilker WB, et al. Represcription of penicillin after allergic-like events. J Allergy Clin Immunol, 2004,113(4):764 - 770.

[19] Bigby M, Jick S, Jick H, et al. Drug-induced cutaneous reactions. A report from the Boston collaborative drug surveillance program on 15 438 consecutive inpatients, 1975 to 1982. JAMA, 1986,256(24):3358 - 3363.

[20] Panesar SS, Javad S, de Silva D, et al. The epidemiology of anaphylaxis in Europe: a systematic review. Allergy, 2013,68(11):1353 - 1361.

[21] Mirakian R, Leech SC, Krishna MT, et al. Management of allergy to penicillins and other beta-lactams. Clin Exp Allergy,2015,45(2):300 - 327.

[22] Blanco C. Latex-fruit syndrome. Curr Allergy Asthma Rep, 2003,3(1):47 - 53.

[23] Blaabjerg MS, Andersen KE, Bindslev-Jensen C, et al. Decrease in the rate of sensitization and clinical allergy to natural rubber latex. Contact Dermatitis, 2015,73 (1):21 - 28.

[24] Tacquard C, Collange O, Gomis P, et al. Anaesthetic hypersensitivity reactions in France between 2011 and 2012: the 10th GERAP epidemiologic survey. Acta Anaesthesiol Scand, 2017,61(3):290 - 299.

[25] Baldo BA, Fisher MM, Harle DG. Allergy to thiopentone. Clin Rev Allergy, 1991,9 (3/4):295 - 308.

[26] Baker MT, Naguib M. Propofol: the challenges of formulation. Anesthesiology, 2005, 103(4):860 - 876.

[27] Bhole MV, Manson AL, Seneviratne SL, et al. IgE-mediated allergy to local anaesthetics: separating fact from perception: a UK perspective. Br J Anaesth, 2012, 108(6):903 - 911.

[28] Opstrup MS, Malling HJ, Kroigaard M, et al. Standardized testing with chlorhexidine in perioperative allergy—a large single-centre evaluation. Allergy, 2014, 69 (10): 1390 - 1396.

[29] Laxenaire MC, Charpentier C, Feldman L. Anaphylactoid reactions to colloid plasma substitutes: incidence, risk factors, mechanisms. A French multicenter prospective study. Ann Fr Anesth Reanim, 1994,13(3):301 – 310.

[30] Mertes PM, Malinovsky JM, Mouton-Faivre C, et al. Anaphylaxis to dyes during the perioperative period: reports of 14 clinical cases. J Allergy Clin Immunol, 2008,122 (2):348 – 352.

[31] Tacquard C, Laroche D, Stenger R, et al. Diagnostic procedure after an immediate hypersensitivity reaction in the operating room. Presse Med, 2016,45(9):784 – 790.

[32] Mac Pherson RD, Willcox C, Chow C, et al. Anaesthetist's responses to patients' selfreported drug allergies. Br J Anaesth, 2006,97(5):634 – 639.

[33] Madaan A, Li JT. Cephalosporin allergy. Immunol Allergy Clin North Am, 2004,24 (3):463 – 476.

[34] Bulloch MN, Baccas JT, Arnold S. Clindamycin-induced hypersensitivity reaction. Infection,2015,44(3):357 – 359.

[35] Jeffres MN, Narayanan PP, Shuster JE, et al. Consequences of avoiding beta-lactams in patients with beta-lactam allergies. J Allergy Clin Immunol, 2016, 137 (4): 1148 – 1153.

[36] Crotty DJ, Chen XJ, Scipione MR, et al. Allergic reactions in hospitalized patients with a self-reported penicillin allergy who receive a cephalosporin or meropenem. J Pharm Pract, 2015,30(1):42 – 48.

[37] Cernadas JR, Brockow K, Romano A, et al. General considerations on rapid desensitization for drug hypersensitivity—a consensus statement. Allergy,2010,65(11):1357 – 1366.

[38] Ebo DG, Fisher MM, Hagendorens MM, et al. Anaphylaxis during anaesthesia: diagnostic approach. Allergy, 2007,62(5):471 – 487.

[39] Rosado Ingelmo A, Dona Diaz I, Cabanas Moreno R, et al. Clinical practice guidelines for diagnosis and management of hypersensitivity reactions to contrast media. J Investig Allergol Clin Immunol,2016,26(3):144 – 155.

[40] Schabelman E, Witting M. The relationship of radiocontrast, iodine, and seafood allergies: a medical myth exposed. J Emerg Med, 2010,39(5):701 – 707.

[41] Levy JH, Adkinson NF Jr. Anaphylaxis during cardiac surgery: implications for clinicians. Anesth Analg, 2008,106(2):392 – 403.

[42] Asserhoj LL, Mosbech H, Kroigaard M, et al. No evidence for contraindications to the use of propofol in adults allergic to egg, soy or peanutdagger. Br J Anaesth, 2016,116 (1):77 – 82.

[43] Molina-Infante J, Arias A, Vara-Brenes D, et al. Propofol administration is safe in adult eosinophilic esophagitis patients sensitized to egg, soy, or peanut. Allergy, 2014,69 (3):388 – 394.

[44] Mullins RJ, James H, Platts-Mills TA, et al. Relationship between red meat allergy and sensitization to gelatin and galactose-alpha – 1,3 – galactose. J Allergy Clin Immunol, 2012,129(5):1334 – 1342.

[45] Uyttebroek A, Sabato V, Bridts CH, et al. Anaphylaxis to succinylated gelatin in a patient with a meat allergy: galactose-alpha(1, 3)-galactose (alpha-gal) as antigenic determinant. J Clin Anesth,2014,26(7):574 – 576.

[46] Zheng F, Barthel G, Collange O, et al. Methylene blue and epinephrine: a synergetic association for anaphylactic shock treatment. Crit Care Med,2013,41(1):195 – 204.

[47] Jang DH, Nelson LS, Hoffman RS. Methylene blue for distributive shock: a potential new use of an old antidote. J Med Toxicol,2013,9(3):242 – 249.

[48] Platt PR, Clarke RC, Johnson GH, et al. Efficacy of sugammadex in rocuronium-induced or antibiotic-induced anaphylaxis. A case-control study. Anaesthesia, 2015,70 (11):1264 – 1267.

[49] Leysen J, Bridts CH, De Clerck LS, et al. Rocuronium-induced anaphylaxis is probably not mitigated by sugammadex: evidence from an in vitro experiment. Anaesthesia,2011, 66(6):526 – 527.

[50] Takazawa T, Mitsuhata H, Mertes PM. Sugammadex and rocuronium-induced anaphylaxis. J Anesth,2015,30(2):290 – 297.

（钟海星　译，邓　姣　审）

第 21 章　成瘾患者

Pierre Beaulieu

21.1　简　介

大多数滥用的药物均可影响人的思维和判断，导致包括成瘾、用药后驾驶和感染性疾病等健康风险。成瘾可以定义为一种适应不良的记忆[1]，始于摄入某种可直接而强烈激活大脑奖赏回路的物质(如可卡因)。大多数开始应用药物的人不会发展为成瘾，但发展成瘾的可能性可同时受多个因素影响（表 21.1）[1]。

此外，烟草、酒精和非法药物花费巨大。美国每年因成瘾相关的犯罪、劳动力丧失和医疗花费超过 7000 亿美元[2]。

成瘾既往被认为是一种"性格软弱"的疾病，直到 20 世纪下半叶，科学与医学界才系统地了解了这一疾病。如今人们普遍认为成瘾是一种毒品对大脑的影响并受多种环境因素(表 21.1)影响的脑疾病。此外，多个基因的特定突变可增强或减弱对特定成瘾疾病的易感性[3]。

流行病学描述了这些疾病的分布和决定因素，为理解药物使用、滥用和依赖提供了基础。最近几项美国全国代表性抽样研究的结果显示，饮酒相关疾病和非法药物使用相关疾病的终生患病率分别约为 8% 和 2% ~ 3%[4]。

P. Beaulieu, M. D. , Ph. D. , F. R. C. A.

Department of Anesthesiology, Faculty of Medicine and CHUM, Montreal, QC, Canada

e-mail: pierre. beaulieu@ umontreal. ca

© Springer International Publishing AG 2018

J. -L. Fellahi, M. Leone (eds.), *Anesthesia in High-Risk Patients,*

https://doi. org/10. 1007/978 – 3 – 319 – 60804 – 4_21

表 21.1　产生和维持药物滥用与成瘾的影响因素

药物(毒品)种类
可获得性
花费
纯度/强度
给药方式
咀嚼(通过口腔黏膜吸收)
胃肠道
鼻内
皮下或肌肉注射
静脉注射
吸入
效应起始和终止的速度(药代动力学：药物和宿主的结合)
个体(用药者)
遗传性
先天耐受
发展出后天耐受的速度
将中毒效应体会为欣快的可能性
药物代谢(尼古丁和酒精的数据已可获得)
精神症状
既往经验/期望
实施冒险行为的倾向
环境
社会环境
公众态度
同伴影响，榜样作用
是否有其他增强因素(娱乐或休闲活动)
工作或教育机会
条件刺激：在同一环境中重复用药后，环境刺激与药物产生了关联

摘自参考文献[1]，已获授权。

此外，2014 年美国 12 岁以上人群正在(过去 1 个月)使用非法药物者估计有 2700 万，其中使用最多的非法药物是大麻，12 岁以上人群应用者高达 2220 万；约有 650 万人因非医疗用途使用过精神治疗类药物，其中包括 430 万人应用过处方止痛药(图 21.1)。

这些成瘾患者可能在多种情况下需要麻醉:如需要顺产或剖宫产的产科麻醉,创伤急诊外科手术的麻醉,需要进行生命救治的情况(复苏),以及日常择期手术麻醉。因此,麻醉医生对最常用的非法药品是哪些,它们的临床表现及副作用,以及麻醉药物选择的利弊等信息的了解是非常重要的[5]。

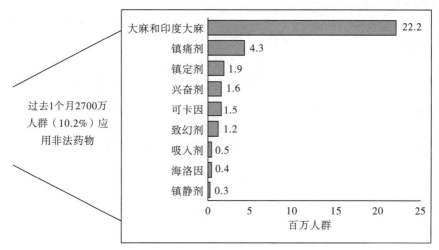

图 21.1 2014 年美国 12 岁以上人群,在调查时过去 1 个月内使用过非法药物的人数。数据来自行为健康统计与质量中心[47],已获授权

本章中,我们列出了部分最常见的非法药物以及它们的作用和对麻醉医生的重要性。同时,我们还将讨论成瘾患者的麻醉前或镇痛前的管理,以便我们评估预测不良的药物相互作用、对某些麻醉药物的耐受,以及如何认识药物戒断反应的表现和症状。

21.1.1 成瘾患者的神经生物学

所有滥用的药物都会影响脑内的"奖赏回路",其中中脑边缘的多巴胺通路尤为重要。这一通路包括从腹侧被盖区(ventral tegmental area, VTA)投射至伏隔核(nucleus accumbens, NAc)的多巴胺能神经元[6]。因此多巴胺水平过高或过低都不理想,可能导致包括药物使用过量在内的冲动或冒险行为。自然的奖赏和滥用的药物在奖赏回路及其连接脑区可引发相似的活动,包括杏仁核、海马、额叶皮质[6]。此外,新近发现其他神经递质(如谷氨酸盐、氨基丁酸、大麻素、阿片类药物、血清素)在处理奖赏信息和与成瘾有关的神经适应性改变中也发挥着关键作用[7]。现在人们已经认识到，滥用的药物可通过影响传统的可塑性机制，包括长时程增强（long-term potentiation，LTP）和长时程抑制（long-term depression，LTD）等，破坏（增加或减少）兴奋性突触的强度[7]。

突触可塑性受突触前谷氨酸释放的调节和突触后通过 AMPA 或 NMDA 谷氨酸受体的插入或移除调控，而滥用药物会影响这些过程[8]。对药物的渴望从正常的健康需求向药物使用增加的成瘾转变，也与大脑边缘系统、纹状体和皮质的改变有关[9]。

起始于中脑 VTA 区的中脑皮质边缘系统的多巴胺通路，对介导奖赏行为发挥核心作用。尤其是投射至 NAc（腹侧纹状体的一部分）的 VTA 区多巴胺能神经元在正向强化中具有显著作用（图 21.2）。简单说来，杏仁核环路参与奖赏和恐惧相关记忆的形成，海马环路在陈述性记忆功能中发挥重要作用，而额叶皮质环路介导对执行功能的控制；相反，上述环路对 NAc 的投射，使感觉和情感信息可以通过对锥体外系运动系统的传输转化为激励行为。背侧纹状体的多巴胺能信号在奖赏寻求和滥用的强迫行为的形成过程中发挥关键作用[10]。

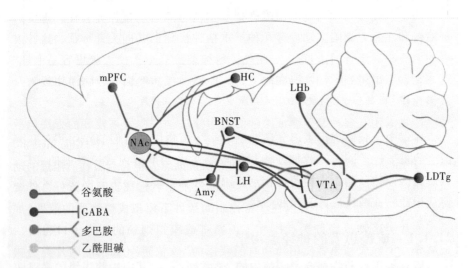

图 21.2 急性和慢性药物滥用成瘾效应相关的重要脑区。摘自 Parsons 和 Hurd[10]，已获授权。本图显示了参与奖赏/药物寻求行为的多个神经通路。Amy：杏仁核；BNST：终纹床核；HC：海马；LDTg：背外侧背盖核；LH：外侧下丘脑；LHb：外侧缰核；mPFC：内侧前额叶皮质；NAc：伏隔核；VTA：腹侧背盖区

食物、性行为和锻炼身体，与精神兴奋剂（如可卡因和安非他命）、尼古丁、酒精、阿片类药物和大麻素在内的药物滥用一样，都可以提高 NAc 的多巴胺水平；而这种神经化学反应促成了主观奖赏和正向强化[11]。此

外，许多药物存在某些共同机制，例如，以急、慢性给予啮齿类动物可卡因、尼古丁、二亚甲基双氧苯丙胺、苯环己哌啶、酒精和大麻素等药物产生的效应和耐受，均需要激活特定脑区中的细胞外信号调节激酶(extracellular signal-regulated kinase，ERK)通路[10]。

最后，遗传因素约占个体成瘾风险的50%，而环境因素会影响这些基因的效应——这一研究领域就被称为表观遗传学。遗传学/表观遗传学研究的进展终将形成针对个人风险或针对可调节的环境影响因素的更为精确的预防和治疗措施。

21.1.2　成瘾患者的心理因素

像大多数其他心理健康问题一样，药物滥用不是由一种因素引起的。然而，一些生物、心理和社会因素即危险因素，可增加个人化学药物成瘾的易感性。从心理学角度而言，一种物质的成瘾或戒断可能导致多种情况，如酒精、摇头丸或吸入剂引起的欣快，到大麻素或类固醇中毒引起的偏执，到可卡因或安非他命戒断引起的严重抑郁或自杀念头均有可能[12]。流行病学研究发现，药物滥用障碍是双相情感障碍、精神分裂症、重度抑郁障碍和注意力缺陷多动症等几种严重精神疾病的共同关键特征，这些人群的患病率高于普通人群[13]。此外，精神类疾病似乎使大脑更容易上瘾。这一观察结果得到了动物研究的支持，即精神疾病增强了药物滥用行为及其强化作用[13]。

药物滥用有多种基于循证医学的行为疗法。一些效果较好的方法包括帮助成瘾患者识别和避免破坏性思维即行为的认知行为治疗(Cognitive behavioral therapy，CBT)，通过结构化的对话帮助患者提高克服物质滥用的动机性访谈，以及对患者提供有形的奖励以鼓励患者远离毒品的意外事件管理法[14]。一些药物治疗可以在严密控制的条件下模拟成瘾物质的效果(如模拟阿片类药物成瘾的美沙酮和丁丙诺啡或模拟烟瘾的尼古丁口香糖)，或减轻、消除成瘾患者使用药物时所获得的"欣快感"(如消除阿片类药物或酒精成瘾的纳曲酮)[14]，当以上行为疗法结合这些药物治疗时，可能会获得非常好的疗效。

21.2　药物简介

如第21.1节所述，了解最常用的非法药物及其临床表现和副作用对于麻醉医生而言非常重要。本节将着重介绍最常用的非法药物及其对应的临床表现和副作用。

21.2.1 酒 精

乙醇或酒精是啤酒、葡萄酒和白酒中的可成瘾成分，主要由酵母、糖和淀粉发酵产生，是一种可迅速经胃和小肠吸收入血产生中枢神经系统抑制作用的物质。30 年前，人们对酒精依赖的遗传学基础或长期酗酒导致的神经系统改变知之甚少，酒精依赖被认为是一种中年疾病。治疗酒精依赖的唯一获批药物是双硫仑(戒酒硫®)，可快速产生对酒精的高度敏感。其他治疗包括各种各样的行为疗法，主要是集体心理治疗和介绍加入匿名戒酒互助会(Alcoholics Anonymous，AA)[15]。

DSM-Ⅳ中酒精滥用和酒精依赖两种异常，在第 5 版的 DSM-5 中被整合为一种异常，称为酒精使用异常(Alcohol use disorder，AUD)，分为轻、中、重 3 个等级。

有关酗酒的病因学，该疾病本身被认为是环境和遗传因素相互作用的结果。

最近的分子药理学研究表明，酒精仅有几个已知的重要靶点：NMDA、$GABA_A$、甘氨酸、血清素、烟碱受体、L 型 Ca^{2+} 通道和 G 蛋白激活的内向整流 K^+ 通道。中脑边缘多巴胺能系统的活化参与了用来评估成瘾行为的酒精寻求和复饮行为，而这一活化在饮酒起始阶段也起着关键作用。在长期的慢性饮酒，实际上几乎所有的神经传递都受到了影响，因此很难确定哪种系统在控制性酒精摄入向强迫性酒精摄入转变过程中的作用最大。然而，强迫饮酒以奖赏神经环路功能削弱和反奖赏/应激机制形成为特征，其中促肾上腺皮质激素释放激素系统的强化及谷氨酸能系统功能亢进最为重要[16]。

酒精会影响饮酒者体内的每个器官，还会损害正在发育中的胎儿。酒精中毒可损害脑功能和运动能力，重度酗酒还会增加某些癌症、脑卒中和肝病的风险。酒精性肝病(alcoholic liver disease，ALD)是慢性肝病的一个主要病因，可导致肝硬化和肝癌。ALD 的疾病谱包括脂肪变性、酒精性脂肪肝(alcohol steatohepatitis，ASH)、肝硬化和肝细胞性肝癌(hepatocellular carcinoma，HCC)[17]。酒精代谢涉及多种酶，包括乙醇脱氢酶、乙醛脱氢酶和CYP2E1。由于 ALD 的发病风险受这些酶的基因多态性影响，因此需要了解这些酶的个体遗传易感性。此外，CYP2E1 参与了多种其他药物的代谢，可能产生药物相互作用。ALD 疾病进展的另一个重要方面是常与慢性病毒性肝炎共同发病，酒精与丙型肝炎治疗药物之间的相互作用可加重药物的肝毒性[17]。

近年来，治疗 AUD 的药物研发取得迅速发展。除二甲砜外，纳曲酮和阿卡门酸盐现也被批准用于治疗酒精依赖。当与行为疗法联合应用时，这些药物可以提高酒精依赖者的康复机会，也能改善遭受酒精依赖困扰的患者的生活。有多重行为疗法可有效治疗酒精依赖症，如动机增强疗法、认知行为疗法和十二步戒疗法等[15]。

21.2.2　大　麻

大麻类植物，也被称为印度大麻或大麻，是史料记载的最古老的药物之一。大麻含有545种化学成分，其中104种是大麻素类，其余为黄酮类、萜烯类、脂肪酸类等，均有潜在的医用价值。其中，研究最为深入的是Δ^9-四氢大麻酚（Δ^9-tetrahydrocannabinol，Δ^9-THC），这也是大麻导致精神兴奋作用的最主要的成分。其他的重要成分还包括大麻二酚（cannabidiol，CBD）和大麻酚（cannabinol，CBN），前者缺乏精神兴奋活性，后者仅有轻度的精神兴奋作用。大麻素通过激活两种不同的G-蛋白偶联受体，即大麻素1型（CB_1）和2型受体（CB_2）产生作用。CB_1受体表达于中枢神经系统（central nervous system，CNS）和疼痛通路中，且含量很高；而CB_2受体主要在CNS以外表达，但CNS也有，其最密集的位置在具有免疫功能的外周组织中。内源性的配体（内源性大麻素），主要是花生四烯乙醇胺（anandamide，AEA）和2-花生四烯基甘油（2-arachidonoylglycerol，2-AG）的成功分离，完善了大麻素领域的发现研究[8]。

在动物模型中，Δ^9-THC和CB_1受体合成激动剂均可增强脑奖赏功能，在条件位置偏好（conditioned place preference，CPP）实验和自给药实验（静脉给药和直接NAc与后侧VTA核团给药）中形成奖赏效应[19]。这些效应主要依赖CB_1受体信号通路，具有很高的剂量敏感性，且随着剂量的增加会迅速转变为负性强化效应。虽然内源性大麻素（endocannabinoid，eCB）水平提高本身并不产生奖赏效应，但eCB信号对大麻素受体的作用参与了天然和药物相关奖赏的介导与调节。长期使用会因为CB_1受体和（或）CB_2受体功能减弱，及eCB生物合成和（或）清除受扰，导致eCB信号通路的神经自适应性下调[10]。

大麻是世界上使用最广泛的非法药物。在美国，大约有1亿人使用过非法大麻，其中8%～10%的使用者发展为大麻依赖[20]。大麻具有药用效果[21]，包括止吐、肌松、抗惊厥及镇痛效应[22]，这些医疗受益的代价是多种副作用，尤其是致精神兴奋作用。

只需要几剂，使用者就会对大麻的大部分效果产生快速耐受，但耐受的消除也非常迅速。只有大麻素重度依赖者（以每天计）突然停止吸食时才会产生戒断症状，包括烦躁、易怒、轻度躁动、失眠、恶心和抽搐[1]。而目前尚无特异性治疗方法。

21.2.3　可卡因

　　可卡因是一种成瘾性很强的兴奋剂，提取自原产于南美洲的古柯树叶。虽然可合法应用于局部手术的局部麻醉等医疗目的，但可卡因是一种非法药物。街头毒贩可能会将其与安非他命等毒品混合，使用者主要采用鼻腔吸入或抹在牙龈吸收的方式，也有人溶解后注射，或者注射一种叫作速度丸的可卡因和海洛因混合物，吸食强效可卡因也是一种流行的使用方法[23]。

　　可卡因增加了控制快感和运动的大脑环路中的多巴胺水平。其短期效应包括血管收缩、高血压、心动过速、恶心和腹痛、极度欣快感、精力和体温升高、易怒和偏执。长期效应则包括鼻出血、感染艾滋病毒（HIV）、丙型肝炎、其他血源性疾病、营养不良、躁动、严重的幻听/幻觉等妄想症状。戒断症状表现为抑郁、疲劳、食欲增加、失眠、感受真切的噩梦、思维和行动迟缓以及躁动等。

　　虽然目前还没有政府批准的可用于治疗可卡因成瘾的药物，但研究者正在测试包括双硫仑、莫达非尼和罗卡西林（曾用于治疗肥胖症）等药物。此外，认知行为疗法、社区强化方法、权变管理或动机激励、矩阵模型和十二步戒疗法都是常用的心理学治疗手段。

21.2.4　海洛因和处方类阿片类药物

　　1990年前的数十年间，医生因疼痛治疗效果欠佳而饱受批判。但在90年代末出现了理念转换，疼痛成了"第五生命体征"，医生们也被鼓励去积极处理和治疗疼痛[24]。从此，世界范围内的阿片类药物的处方、销售以及相关并发症都出现了大幅增多，阿片类药物治疗与滥用"齐鸣"的现象持续加剧着慢性疼痛治疗和滥用产生的依赖、成瘾、痛觉过敏、死亡及其他并发症这两大并行挑战之间的张力[25]。因此，阿片类药物滥用已成为一个全球性的重大公共卫生问题，美国和加拿大尤为严重。据估计，超过10%的慢性疼痛患者存在阿片类镇痛药的误用；1999—2011年美国氢可酮的使用量增加了一倍多，而羟考酮增加了近500%[26]，同一时期阿片类镇痛药相关的药物过量死亡率增加了近4倍。美国疾病控制与预防中心（Centers for Disease Control and Prevention，CDC）认为这种前所未有的阿片类药物使用增长导致了"美国历史上最严重的药物过量流行"[26]。鉴于此问题的严重性，美国CDC在2014年将阿片类药物过量预防列入了其五大公共卫生挑战之一。

　　已有人列出"阿片类药物流行"的可能原因（表21.2）[27]。

表 21.2　美国阿片类药物流行的可能原因

医生相关	关于阿片类药物药理和风险的培训不足或不准确
	难以获取多学科慢性疼痛管理
	相较于其他慢性疼痛治疗，阿片类药物处方的开具更容易
患者相关	希望阿片类药物可以迅速缓解疼痛的强烈愿望
	把治疗目标集中在身体疼痛，而不是心理痛苦上
	更看重疼痛缓解而不是功能恢复
社会和医疗系统相关	认为患者接受疼痛治疗的权力就是接受阿片类药物治疗的权力
	相较于其他慢性疼痛的治疗，阿片类药物获得了更好的保险覆盖
	制药公司大力推广缓释阿片类药物

摘自参考文献[27]，已获授权。

此外，慢性疼痛和阿片类药物成瘾共存的问题包含了一个行为学上逐渐升级的循环——伤害性感受激发了对痛的过度觉察和感受加剧，痛苦的情绪进一步放大了疼痛（图 21.3）[28]。同时，针对疼痛和负面情绪的阿片类药物的重复自我给药行为会产生将注意力导向阿片类药物相关线索的联想性学习过程，并在存在阿片类药物镇痛效应耐受的情况下仍强化了阿片类药物使用习惯。这种恶性循环终将形成毫无顾虑、没有控制的阿片类药物使用和成瘾。

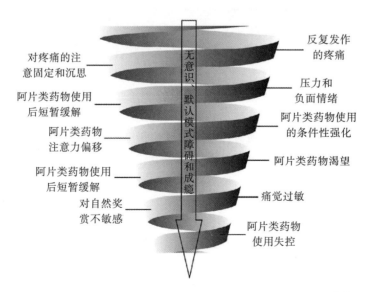

图 21.3　慢性疼痛和阿片类药物成瘾的恶性循环。摘自 Garland 等[28]，已获授权

阿片类药物既包括非法药物海洛因，也包括可通过处方合法获得的强效镇痛药物如吗啡、可待因、氢可酮、氢吗啡酮、羟考酮、丁丙诺啡、芬太尼或美沙酮。曲马朵虽然不是阿片受体激动剂，但因为在脊髓水平抑制肾上腺素和血清素的再摄取也被应用。这些药物都可以与外周、脊髓和大脑水平伤害性感受器中的阿片受体(μ、κ、δ)产生化学联系和相互作用。阿片类药物的镇痛和欣快作用主要由 μ 受体介导，而目前常用的多种阿片类镇痛药都是完全 μ 受体激动剂(吗啡、氢吗啡酮、羟考酮)。丁丙诺啡作为部分 μ 受体激动剂，过量应用的风险较低，长时间使用也不易导致严重的戒断症状，因此已被批准用于诊所门诊的阿片类药物依赖治疗[24]。

总体说来，短时间在医生指导下应用阿片类药物还是很安全的，但由于缓解疼痛的同时可产生欣快感而常被误用(通过不同于处方的用药方式、增大剂量，或无处方使用)[29]。

阿片类药物供应的配方、剂型很多：用于急性和暴发性疼痛的快速起效($10 \sim 60$min)、短效($2 \sim 4$h)口服阿片类药物(如即释型吗啡、氢吗啡酮、可卡因、芬太尼、氢考酮和羟考酮)，以及用于慢性疼痛的起效较慢($30 \sim 90$min)但持续时间较久($4 \sim 72$h)的缓释或长效阿片类药物[24]。为了减少阿片类药物滥用的风险，美国开发出了口服剂型，即同时包含强效阿片和阿片拮抗剂的药物[30]：

Suboxone®（丁丙诺啡－纳洛酮）考虑到 SL 的阿片依赖。

Embeda®（吗啡－纳曲酮）。

Targinact®（羟考酮－纳洛酮）。

OxyNal®（羟考酮－纳曲酮）。

同时，还可通过以下特殊措施增强避免阿片类药物滥用的效果，包括：①对开药者和患者的教育；②对于急性痛患者，谨慎开展阿片治疗并限制治疗周期；③慢性阿片治疗的合理起始和维持；④处方药物监测项目；⑤阿片类药物过量预防策略；⑥推广阿片成瘾治疗药物和应用抑制阿片类药物滥用技术。此外，来自各专业团体的最佳临床实践推荐，需要平衡阿片类药物在治疗疼痛，尤其是慢性疼痛中获益及其预期潜在风险，该推荐支持了广泛应用风险防控策略。

横断面研究显示，处方阿片类药物滥用的高风险因素包括：年龄较轻($18 \sim 25$ 岁)、男性、精神疾病(如抑郁症、双相情感障碍)、暴力或性侵受害史、药物(尤其是非法药物)使用障碍病史，以及药物使用障碍家族史[24]。

患有慢性疼痛的患者有时可能必须接受相关手术，如关节炎导致的假体置换术；也可能进行与原发慢性病无关的手术，如心脏或外伤手术[31]，这类患者的围手术期最佳管理策略应注意由于阿片类药物剂量不足引起的镇痛不足。

21.2.5　致幻剂（氯胺酮）

致幻剂是一类可以改变使用者感知（对周围物体和环境的觉知）、想法和感觉的药物，可以引起幻觉或看似真实但并不存在的感觉和画面。致幻剂可来自一些植物或蘑菇中，也可由人工合成，常见的致幻剂包括二甲基色胺（Dimethyltryptamine，DMT）、d-麦角酸二乙胺（d-Lysergic acid diethy-lamide，LSD）、磷酰羟基二甲色胺和氯胺酮[32]。

致幻剂会干扰介导情绪、感知、睡眠、体温、肌肉控制、疼痛感知和记忆等大脑功能的化学物质的作用。一般在 20~90min 起效，作用时间长达 6~12h。因此，除了致幻，致幻剂还可导致一些短期效应，包括心跳加速、恶心、感觉和感观体验增强，以及时间感改变等。有些致幻剂可以导致持续精神错乱和往事重现这两种长期效应。证据表明，某些致幻剂具有成瘾性或耐药性[32]。

氯胺酮是 N-甲基-D-天冬氨酸（N-methyl-D-aspartate，NMDA）受体的非竞争性拮抗剂，长期被用作人和动物麻醉药，作为一种分离麻醉剂，氯胺酮具有独特的精神作用，可同时产生情绪抑制和增强[33]。亚麻醉剂量氯胺酮输注的治疗范围已从难治性抑郁拓展至双相情感障碍、焦虑和慢性疼痛。此外，大量的研究显示氯胺酮具有显著的快速抗抑郁作用。在娱乐场所，氯胺酮已成为一种娱乐用药，过去几十年，全球医疗外的氯胺酮使用也在稳步增长。目前的假说认为，氯胺酮通过抑制丘脑网状核内 GABA 神经元上的 NMDA 受体，引起对多巴胺能神经元的去抑制，从而增加了多巴胺的释放，产生了上述效应。

氯胺酮的娱乐应用在世界范围内急剧增长，据估计美国约有 230 万青少年和成人曾使用过氯胺酮，此外在 1999—2008 年，英国氯胺酮相关的死亡增长了 10 倍[33]。虽然在医疗环境中，氯胺酮相对安全，但其滥用情况已对个人和社会产生了严重危害，其中最主要的问题之一就是用药后驾驶。氯胺酮作为俱乐部药物的流行已经导致越来越多的用药后驾驶报道。事实上，中国上海对驾驶员的精神药物检测显示，氯胺酮是使用频率第三高的非法药物[33]。目前尚无针对氯胺酮滥用的治疗方式，但有报道显示抗生素、非甾体抗炎药、类固醇和抗胆碱能药物具有一定疗效。

21.2.6　摇头丸

3，4 - 二亚甲基双氧苯丙胺（3，4-Methylenedioxy-methamphetamine，

MDMA)是可以改变情绪和感知(对周围物体和环境的认知)的合成药物，在化学结构上类似于兴奋剂和致幻剂，可产生充满活力、愉悦、温情以及感觉和时间感扭曲的效果[34]。MDMA也是一种常用的非法药物，是摇头丸或"molly"的唯一成分或成分之一，通常是在周末温暖、拥挤的人群中跳舞时使用。虽然MDMA是常见的滥用药物，但其严重不良事件的风险却低于其他非法药物。此外，由于难以明确产品的纯度、效力、掺假度和稳定性，难以精确分析MDMA的单片或粉包引发不良事件的风险[35]。实际上，从20世纪90年代末至今，以MDMA的名义销售的药物中仅有80%~90%含有MDMA，且含量变化区间很大。MDMA作用于单胺转运体，促进脑内血清素、多巴胺和去甲肾上腺素的非胞吐释放，从而引起情绪提升和活力增加，同时引起皮质醇、催产素和抗利尿激素等多种激素的分泌[35]。据推测，MDMA诱导的皮质醇升高增强了活力提升和疲倦缺失的感受。虽然大多数人使用MDMA后会情绪高涨、活力增加并产生愉悦的幻视，但也有使用后出现焦虑和恐慌发作的报道。恐慌发作通常在数小时内消失，少数情况下也能持续数月。出现血清素综合征或生理活动强化时，如果未能及时识别过度排汗的临床症状，在温暖的俱乐部环境和脱水情况下，就可能由于高热导致横纹肌溶解症或中暑。继发于抗利尿激素效应的集合小管对水的自由摄取，以及为预防脱水和过热进行的过度饮水还可能导致低钠血症。稀释性低钠血症可进而引起精神状态改变，甚至由于脑水肿诱发癫痫和昏迷[35]。

MDMA的其他副作用还包括代谢性酸中毒、高血压、心律失常和弥散性血管内凝血障碍。

21.2.7　烟　草

在美国，吸烟是致病、致残和致死的首位可预防病因。据美国CDC统计，每年因吸烟导致的早死已超过48万人，即每5例死亡中就有1例是因为吸烟；此外，还有1600万因吸烟导致严重疾病的患者。事实上，每一个因吸烟死亡的病例背后，都有超过30个患吸烟相关严重疾病的患者[36]。

烟草烟雾是一氧化碳、焦油、甲醛、氰化物和氨等化学物质组成的复杂混合物，其中许多都是已知的致癌物。

吸烟导致的癌症占所有癌症的1/3，包括90%的肺癌。无烟烟草(如咀嚼烟草和鼻烟)依然会增加癌症的风险，尤其是口腔癌的风险。此外，吸烟还会导致慢性支气管炎和肺气肿等肺部疾病，增加卒中、心肌梗死、血管疾病和动脉瘤等心脑血管病的风险[37]，还可能导致白血病、白内障和肺炎。吸烟者的平均寿命较不吸烟者缩短10年。

从自助材料到咨询，行为治疗采用多种方法帮助吸烟者戒烟。尼古丁替代疗法（nicotine replacement therapies，NRT）是第一种由美国食品药品监督管理局（Food and Drug Administration，FDA）批准用于戒烟的药物疗法，目前 FDA 批准的 NRT 产品包括尼古丁口香糖、尼古丁透皮贴片、鼻喷雾剂、吸入器和含片。当结合行为治疗时，戒烟的成功率最高。安非他酮和瓦伦尼克林是 FDA 批准的两种已成功帮助人们戒烟的非尼古丁药物。

科学家们正在开发新的戒烟疗法，比如可在血中使免疫系统与尼古丁结合以阻止其进入大脑的尼古丁疫苗，由此阻断尼古丁的强化效应。

21.2.8　甲基苯丙胺和兴奋剂药物（安非他明和甲苯酯）

甲基苯丙胺（又称冰毒、水晶、粉笔和冰等）与安非他命化学结构相似，是一种极易成瘾的兴奋性毒品，是一种白色、无嗅、苦味的结晶状粉末，可通过口服、抽吸、鼻吸或溶于水或酒精后注射。抽吸或注射甲基苯丙胺可快速供应至大脑，产生迅速而强烈的欣快感[38]。虽然其在临床应用很少，且使用剂量远低于通常的滥用剂量，但仍可作为处方药用于治疗注意缺陷多动障碍和其他疾病。长期使用甲基苯丙胺可导致焦虑、迷乱、失眠、情绪紊乱并产生暴力行为；也可以产生偏执、幻视、幻听和妄想等精神病的症状。长期使用甲基苯丙胺可对生理造成多种负面后果，包括极度减重、严重的牙齿问题和抓伤引起皮肤溃疡等[38]。

安非他命（如阿拉德®）和哌甲酯（如哌甲酯® 和 Concerta®）这些兴奋性药物常用于治疗患有注意力缺陷多动障碍（attention deficit hyperactivity disorder，ADHD）的儿童、青少年或成年人，处方兴奋药对于 ADHD 患者具有镇静和"聚焦"的效果。一般对患者开具每日用药，有不同剂量的片剂或胶囊。兴奋剂用于治疗 ADHD 时通常结合心理治疗，帮助改善 ADHD 症状，提升患者的自尊、思考能力及社会和家庭互动。兴奋剂可增高血压、心率和体温，减少睡眠和食欲。当滥用时，可导致营养不良及其继发后果，反复滥用则会导致患者出现敌意和偏执，高剂量时可诱发包括卒中在内的严重心血管并发症[39]。

21.3　成瘾患者的围手术期管理

随着毒品/药物的使用和滥用的增加，麻醉医生在临床实践中遇到成瘾患者的概率也随之增加。所有的麻醉和镇痛方案均可分为术前考量、术中处理以及术后恢复和镇痛。最佳的患者照护总是从术前评估开始，获取患者的药物使用情况以及其他相关治疗对于制定合适的方案至关重要，因此进行适当的筛查与评估也十分必要[40]。表 21.3 列出了主要的成瘾药物及其麻醉时的注意事项[5,31,40-47]。

例如，了解患者近期是否服药（如长期阿片类药物治疗），最后一次服药的时间和剂量，或滥用的药物种类（大麻、摇头丸等）等都十分重要。根据情况还要进行适当的筛查。术前向患者解释麻醉方案，简单地介绍其在围手术期将接受怎样的治疗也很关键。

成瘾患者的术中管理有赖于 3 个方面[40]：中毒管理（如患者仍处于中毒状态，尤其是急诊手术时），预防或治疗戒断反应，达到足够的麻醉后恢复和有效的镇痛。多模式镇痛和区域麻醉被大力提倡以达到有效镇痛。

术后阶段的管理目标是患者的舒适与安全。患者的舒适包括提供充分的镇痛并继续预防或处理戒断症状（如对于长期使用阿片类药物的患者）[40]。当然还要注意安全，因为药物（阿片类）耐受已经存在，患者会需要更高的剂量，这可能意味着不良反应的发生。

麻醉医生经常碰到的情况是慢性摄入阿片类药物的患者，这种用药史会对术后疼痛管理产生显著影响。慢性疼痛常与焦虑、抑郁，以及多药共用联系在一起（阿片类、非甾体抗炎药、抗惊厥药、抗抑郁药、肌肉松弛剂、α肾上腺素受体激动剂、苯二氮䓬类）。此外，患者倾向于低估自己的用药剂量，从而增加了戒断综合征的风险，加剧了术中和术后疼痛。由于阿片类药物之间可能存在不完全交叉耐受，因此有人提倡循环使用不同类的阿片类药物，有些情况下对围手术期疼痛管理有所帮助。术前正在使用阿片类药物的患者在术后所需的阿片类药量是术前未使用阿片类药物患者的 3~4 倍[48]。而长期服用阿片类药物的患者会对除便秘、内分泌、性腺和免疫抑制以外所有的副作用产生耐受。此外，长期服用阿片类药物还可能导致一些原因尚不明确的作用，例如疤痕愈合延迟、（术后）并发症发生率增加及慢性疼痛风险增加等[48]。

与其他接受慢性阿片类药物治疗的患者一样，服用海洛因或美沙酮的患者也表现出痛觉过敏。这类患者接受外科手术的原因可能与用药有关（脓肿引流、瓣膜置换术），或是其他常见原因（阑尾切除术、骨折、骨融合术等）。根据最后一次的阿片类药物使用情况，应给予吸毒者一个阿片类药物基础剂量。戒断综合征可开始于最后一次使用吗啡和海洛因后 6~18h，或最后一次使用美沙酮后 24~48h。值得一提的是，既往有成瘾史的患者，术前使用吗啡类药物后可能会出现重新依赖。任何情况下，医护人员都必须让患者安心，并在术前解释将如何管理其疼痛，为此可以考虑在医疗团队和成瘾患者之间签订一份明确的医疗合同以协助赢得患者的信任。此外，给予医疗团队的信息应是十分明确的，即不应限制成瘾患者的

表 21.3　常用滥用药物或物质的主要考虑因素一览表（根据 NIDA 修改[43]，已授权）

药物/物质	俗称/其他名字	主要形式	短期效果（急性中毒）	长期效果（慢性中毒）	其他健康影响	戒断综合征	行为疗法	药物治疗	麻醉医生注意事项
酒精	—	啤酒、葡萄酒和白酒	脑功能和运动功能损害	增加某些癌症、卒中和肝脏疾病风险（脂肪变性、酒精性脂肪肝、肝硬化、肝细胞肝癌）	表现为腹水、食道静脉曲张、营养不良、心肌病、心律失常、胰腺炎、肺炎、胎儿酒精暴露	睡眠障碍、震颤、焦虑、易怒、躁动、恶心、流汗	动机强化治疗、认知行为治疗、十二步戒疗法	双硫仑、纳曲酮、阿坎酸盐	评估电解质、肝功能、凝血、心电图、胸部 X 线片。慢性酒精中毒状态下对麻醉药物的耐受。与 CYP2E1 药物的相互作用。由于脱水、心肌病或激性肾上腺皮质反应减退而引起的低血压。出血风险增加，醉酒后可能误吸。使用氯硝西泮、氟哌啶醇、可乐定或右美托咪定进行戒断预防

续表

药物/物质	俗称/其他名字	主要形式	短期效果(急性中毒)	长期效应(慢性中毒)	其他健康影响	戒断综合征	行为疗法	药物治疗	麻醉医生注意事项
大麻	印度大麻、大麻树脂、大麻浸膏、大麻油、大麻烟、印度大麻、臭鼬、草、火麻、籽、牛、花等	绿灰色干燥萎缩的叶、茎种子和(或)花的混合物、树脂、(印度大麻)草或黏稠的褐色液体(大麻油)	感觉增强和欣快、随后困倦、放松、反应减慢、平衡与协调障碍、心率和食欲增加、学习记忆障碍、焦虑、幻觉、惊恐发作、精神错乱	精神健康问题、慢性咳嗽、频繁呼吸道感染	年轻人:青少年重复使用可能导致智商降低、孕妇:所生婴儿有注意力和解决问题能力障碍	易怒、睡眠障碍、食欲减退、焦虑	认知行为治疗、权变管理或动机激励、动机强化治疗、适用于青少年的行为治疗	尚无批准用于治疗大麻成瘾的药物	心动过速/高血压(低剂量)或心动过缓/低血压(高剂量)。室上性或室性异位活动和可逆的ST段和T波异常。与其他CNS镇静药物合用可加强对CNS的抑制。可能的上呼吸道刺激,支气管炎、慢性咳嗽、肺水肿和支气管痉挛。大麻的使用增加了喉置管时所需的异丙酚诱导剂量。提倡对该类患者在术中使用地塞米松

续表

药物/物质	俗称/其他名字	主要形式	短期效果（急性中毒）	长期效应（慢性中毒）	其他健康影响	戒断综合征	行为疗法	药物治疗	麻醉医生注意事项
可卡因	古柯碱、可卡精、C、查理、可乐、强效可卡因、薄片、滚石、白雪、"嘟嘟"	白色粉末、白色岩石样晶体	血管收缩，散瞳，体温升高，血压升高，心肌梗死，卒中，心律失常，头疼，腹痛和恶心，欣快感，精力旺盛，警醒，躁动，失眠，焦虑，古怪和暴力行为，惊恐发作，妄想症，精神错乱，惊厥，昏迷	失去嗅觉，鼻衄，鼻黏膜损伤，经鼻吸食后吞咽困难，因血流减少导致的肠道组织感染和坏死，因食欲减退引起的营养不良和体重降低	怀孕：早产，出生时低体重，新生儿戒断综合征，感染HIV、肝炎病毒和其他病因，公用针头导致的传染病风险，慢性经鼻可卡因吸入可导致鼻中隔损坏和软腭坏死	抑郁，困倦，食欲增加，失眠，感觉真切的噩梦，思维行动迟缓，躁动	认知行为疗法、有代金券辅助的社区强化疗法、权变管理或动机激励、矩阵模型、十二步戒疗法	无批准用于治疗可卡因成瘾的药物	躁动和感觉改变导致局部麻醉困难。可卡因可引起心律失常。伴有心律失常，血小板减少，低血压或低血压，常见的高血压时需使用苯肾上腺素等直接血管收缩药以控制血压。因缺乏反向的 α 肾上腺素刺激，禁用 β 受体阻滞剂。右美托咪定可成功地用于治疗高血压和因戒断引起的中枢神经系统兴奋。疼痛感知可能会改变。注意鼻胃管或胃管。潜在肺部并发症

药物/物质	俗称/其他名字	主要形式	短期效果（急性中毒）	长期效应（慢性中毒）	其他健康影响	戒断综合征	行为疗法	药物治疗	麻醉医生注意事项
海洛因	黄糖、麻药、H、马、垃圾、香烟头、臭鼬、海洛因，称为"黑焦油"海洛因、白马、与处方药和抗胃药和抗组胺药合用：芝士	白色或棕色粉末，或色黏稠黑色物质，称为"黑焦油"海洛因	欣快感、皮肤潮红、口干、手足沉重、幻觉、清醒和昏睡交替、皮肤瘙痒、恶心、呕吐、呼吸和心率减慢	静脉塌缩、脓肿（组织肿胀伴脓液）、心脏内膜和瓣膜感染、便秘和胃绞痛、肝或肾脏疾病、肺炎	怀孕：流产、新生儿、低体重、新生儿戒断综合征、感染HIV、肝炎病毒和其他公用针头导致的传染病风险	躁动、肌肉和骨痛、失眠、腹泻、呕吐、冷战伴鸡皮疙瘩（突然停用毒品）、腿动	权变管理、动机激励、十二步戒疗法	美沙酮、丁丙诺啡、纳曲酮（短效或长效剂型）	外周静脉和中心静脉穿刺困难。胃排空延迟。败血症、凝血功能障碍和血流动力学不稳定可增加全身麻醉的相关风险，伴有肝脏疾病。营养不良。阿片类镇痛耐受和阿片类药物引起的痛觉过敏需给予高剂量阿片类药物和氯胺酮

续表

药物/物质	俗称/其他名字	主要形式	短期效果（急性中毒）	长期效应（慢性中毒）	其他健康影响	戒断综合征	行为疗法	药物治疗	麻醉医生注意事项
氯胺酮	猫安定、K粉、特K、K他命	液体、白色粉末	注意力不集中和记忆问题、做梦状态、幻觉、镇静、混乱和语言障碍、记忆缺失、运动障碍、血压升高、意识丧失、呼吸缓慢	膀胱溃疡和疼痛、肾脏问题、胃肠问题、抑郁、记忆减退	有时被用于诱奸。感染 HIV、肝炎病毒和其他病因公用针头导致的传染病风险	不详	需要更多研究以明确行为疗法是否可用于氯胺酮相关成瘾治疗	无批准用于治疗氯胺酮或其他分离性毒品成瘾的药物	可以使用苯二氮䓬类药物和氯哌啶。与传统认知相反，氯胺酮不会在脑损伤时增加颅内压

药物/物质	俗称/其他名字	主要形式	短期效果（急性中毒）	长期效应（慢性中毒）	其他健康影响	戒断综合征	行为疗法	药物治疗	麻醉医生注意事项
二甲基氧双苯丙胺/摇头丸	亚当、忘我、夏娃、狂喜、安非他命	有印花标志的彩色片剂，胶囊、粉末，和液体	自制力减弱，感觉混乱，抑郁，睡眠问题，焦虑，心率和血压升高，肌肉紧张，磨牙癖、恶心、视觉模糊、虚弱、战栗或出汗，体温升高，肾、心、肝衰竭和死亡	长时间混乱，抑郁，注意、记忆和睡眠问题，焦虑增加，冲动，攻击性，食欲缺乏，乏性欲	不详	肥胖，食欲缺乏，抑郁，注意力无法集中	需更多研究以明确行为疗法是否可用于摇头丸成瘾治疗	关于摇头丸是否成瘾依然存在争议。尚无批准用于治疗摇头丸成瘾的药物	非去极化肌肉松弛剂，苯二氮䓬类药物和异丙酚是安全的。监测体温。丹曲林治疗存在争议，但可以使用。缓慢纠正低钠血症。肌酸激酶或肌红蛋白水平可用于鉴别可疑横纹肌溶解。有自发性胸和纵隔气肿的报道

续表

药物/物质	俗称/其他名字	主要形式	短期效果（急性中毒）	长期效应（慢性中毒）	其他健康影响	戒断综合征	行为疗法	药物治疗	麻醉医生注意事项
甲基苯丙胺	麻古、白粉、冰毒、炮仔、玻璃、摇行、冰、超速	白色粉末或药丸、晶体形式看似碎玻璃或大小不一的蓝白色的闪光石	清醒和生物活动增加，食欲增加，呼吸、心率、血压、体温升高，心律失常	焦虑、困惑、失眠、情绪问题，暴力行为，偏执、幻觉、妄想，体重减轻，严重的牙齿问题，重度瘙痒	怀孕：早产，胎盘早剥，新生儿低体重，心脑问题 HIV，肝炎病毒和其他传染病风险	抑郁、焦虑、困倦	认知行为治疗，权变管理或动机激励，矩阵模型 十二步戒疗法	尚无批准用于治疗甲基苯丙胺成瘾的药物	有肺部疾病和动脉高压的报道。注意鼻胃管。围手术期继续使用处方安非他命可导致血流动力学不稳定。有心肌病和心肌缺血的报道

续表

药物/物质	俗称/其他名字	主要形式	短期效果（急性中毒）	长期效应（慢性中毒）	其他健康影响	戒断综合征	行为疗法	药物治疗	麻醉医生注意事项
阿片类药物（处方）	许多	药片、液体、胶囊、栓剂、舌下药片、薄膜、颊含片	缓解疼痛、困倦、便秘、恶心、欣快感、困惑、呼吸减慢、死亡	大多不详。内分泌问题（性腺机能减退），免疫改变？	怀孕：流产、新生儿、新生体重、低体重、新生儿戒断综合征；年长成人：误用和滥用风险增加，感染HIV、肝炎病毒和其他传染病的风险	躁动、肌痛和骨痛、失眠、腹泻、呕吐、寒战伴鸡皮疙瘩（突然停用毒品：腿动）	用于辅助治疗海洛因成瘾的行为治疗也可用于治疗处方阿片类药物成瘾	美沙酮、丁丙诺菲、纳曲酮（短效或长效）	与海洛因相似

续表

药物/物质	俗称/其他名字	主要形式	短期效果（急性中毒）	长期效应（慢性中毒）	其他健康影响	戒断综合征	行为疗法	药物治疗	麻醉医生注意事项
烟草	无	香烟、雪茄、比迪烟、水烟、烟袋、无烟烟草（鼻烟、唾液烟草、咀嚼型）	血压升高，呼吸和心率加快	癌症风险增大，尤其是吸烟后肺癌和咀嚼后口腔癌，慢性支气管炎，肺气肿、心脏病、白血病、白内障、肺炎	怀孕：流产、新生儿低体重、早产、死产，学习和行为问题	易怒、注意力问题、睡眠问题、食欲增加。戒烟后纤毛活性在4~6d开始恢复。痰量在2~6周后正常。3个月后气管支气管清除才有所改善。会厌和支气管反应性5~10d后才恢复。小气道狭窄在4个月后有改善，6个月后后显著改善。哮喘患者戒烟需谨慎，因为可能导致哮喘恶化	认知行为治疗，自助材料、邮件、电话和网络戒烟资源	安非他酮、瓦伦尼克林、尼古丁替代治疗（口香糖、贴片或锭剂）	最好至少在手术前8周或24h停止吸烟。术前应用抗焦虑药物以预防大多数同的麻醉可以预防心脏并发症等问题。为预防心脏并发症短暂的问题，即使（如一夜）戒烟也可能有益，而针对其他并发症如肺部并发症，可能需要戒烟数周或数月。有心脏和呼吸并发症的风险，也有伤口和骨骼愈合相关并发症的风险。麻醉医生应发现建议吸烟者戒烟。吸烟者更易发生慢性疼痛，术后镇痛的要求也较高，术后恶心呕吐的发生率较低。吸烟诱导 CYP2E1（表达增高）：应谨慎使用肌肉松弛剂和七氟醚。吸烟者异丙酚维持麻醉的需药剂量也较高

阿片类药物治疗，恰恰相反，对于任何疼痛都应积极处理，但应铭记这类患者(有的是"假装"患者)与常人的药理学和心理学差异。医护人员也应谨慎行事，不对患者成瘾这一事件做出任何不合时宜的评判。此外，围手术期并不是对成瘾患者展开戒断或尝试康复的最佳时机，这些应在出院后由成瘾治疗团队考虑[48]。

参考文献

[1] Hilal-Dandan R, Brunton LL. Drug addiction//Hilal-Dandan R, Brunton LL, editors. Goodman & Gilman's manual of pharmacology and therapeutics. 2nd ed. New York: McGraw Hill, 2014:387-399.

[2] National Institute on Drug Abuse; National Institutes of Health; U. S. Department of Health and Human Services. Drug abuse and addiction, 2016[2016-07-31]. https://report. nih. gov/nihfactsheets/viewfactsheet. aspx? csid=38.

[3] Kreek MJ, Levran O, Reed B, et al. Opiate addiction and cocaine addiction: underlying molecular neurobiology and genetics. J Clin Investig, 2012,122(10):3387-3393.

[4] Merikangas KR, McClair VL. Epidemiology of substance use disorders. Hum Genet, 2012,131:779-789.

[5] Hernandez M, Birnbach DJ, Van Zundert AJ. Anesthetic management of the illicit-substance-using patient. Curr Opin Anaesthesiol, 2005,18:315-324.

[6] Leeman RF, Potenza MN. A targeted review of the neurobiology and genetics of behavioral addictions: an emerging area of research. Can J Psychiatr, 2013,58(5):260-273.

[7] Grueter BA, Rothwell PF, Malenka RC. Integrating synaptic plasticity and striatal circuit function in addiction. Curr Opin Neurobiol, 2012,22:545-551.

[8] Volkow ND, Baler RD. Addiction science: uncovering neurobiological complexity. Neuropharmacology, 2014,76:235-249.

[9] Sinha R. The clinical neurobiology of drug craving. Curr Opin Neurobiol, 2013, 23:649-654.

[10] Parsons LH, Hurd YL. Endocannabinoid signalling in reward and addiction. Nat Rev Neurosci,2015,16(10):579-594.

[11] Salamone JD, Correa M, Mingote SM, et al. Beyond the reward hypothesis: alternative functions of nucleus accumbens dopamine. Curr Opin Pharmacol, 2005,5:34-41.

[12] Dryden-Edwards R. Drug abuse and addiction, 2016[2016-08-06]. http://www. medicinenet. com/drug_abuse/page4. htm.

[13] Ouzir M, Errami M. Etiological theories of addiction: a comprehensive update on neurobiological,genetic and behavioural vulnerability. Pharmacol Biochem Behav, 2016, 148:59-68.

[14] Winerman L. Monitor Staff 44,6, 2013[2016-08-06]. http://www. apa. org/

monitor/2013/06/addiction. aspx.

[15] National Institute on Drug Abuse; National Institutes of Health; U. S. Department of Health and Human Services. Alcohol dependence, 2016 [2016 – 08 – 06]. https://report. nih. gov/NIHfactsheets/Pdfs/Alcohol Dependence(Alcoholism) (NIAAA). pdf.

[16] Vengeliene V, Bilbao A, Molander A, et al. Neuropharmacology of alcohol addiction. Br J Pharmacol, 2008,154(2):299 – 315.

[17] Neuman MG, Malnick S, Maor Y. Alcoholic liver disease: clinical translational research. Exp Mol Pathol, 2015,99:596 – 610.

[18] Beaulieu P, Boulanger A, Desroches J, et al. Medical cannabis: considerations for the anesthesiologist and pain physician. Can J Anesth, 2016,63:608 – 624.

[19] Vlachou S, Panagis G. Regulation of brain reward by the endocannabinoid system a critical review of behavioral studies in animals. Curr Pharm Des, 2014,20(13):2072 – 2088.

[20] Gardner EL. Cannabinoids and addiction//Pertwee RG, editor. Handbook of cannabis. 1st ed. Oxford: Oxford University Press, 2014:173 – 188.

[21] Whiting PF, Wolff RF, Deshpande S, et al. Cannabinoids for medical use: a systematic review and meta-analysis. JAMA, 2015,313:2456 – 2473.

[22] Hill K. Medical marijuana for treatment of chronic pain and other medical and psychiatric problems: a clinical review. JAMA, 2015,313:2474 – 2483.

[23] National Institute on Drug Abuse; National Institutes of Health; U. S. Department of Health and Human Services, 2016 [2016 – 08 – 07]. https://www. drugabuse. gov/drugs – abuse/cocaine.

[24] Brady KT, McCauley JL, Back SE. Prescription opioid misuse, abuse, and treatment in the United States: an update. Am J Psychiatry, 2016,173(1):18 – 26.

[25] Manchikanti L, Kaye AM, Kaye AD. Current state of opioid therapy and abuse. Curr Pain Headache Rep, 2016,20(5):34.

[26] Kolodny A, Courtwright DT, Hwang CS, et al. The prescription opioid and heroin crisis: a public health approach to an epidemic of addiction. Annu Rev Public Health, 2015, 36:559 – 574.

[27] Sullivan MD, Howe CQ. Opioid therapy for chronic pain in the United States: promises and perils. Pain, 2013,154:S94 – S100.

[28] Garland EL, Froeliger B, Zeidan F, et al. The downward spiral of chronic pain, prescription opioid misuse, and addiction: cognitive, affective, and neuropsycho-pharmacologic pathways. Neurosci Biobehav Rev, 2013,37:2597 – 2607.

[29] National Institute on Drug Abuse; National Institutes of Health; U. S. Department of Health and Human Services. Hallucinogens, 2016 [2016 – 08 – 01]. https://www. drugabuse. gov/drugs – abuse/hallucinogens.

[30] Barnett V, Twycross R, Mihalyo M, et al. Opioid antagonists. J Pain Sympt Manage, 2014,47(2):341 – 352.

[31] Vadivelu N, Mitra S, Kaye AD, et al. Perioperative analgesia and challenges in the

drug-addicted and drug—dependent patient. Best Pract Res Clin Anaesthesiol, 2014,28 (1):91 – 101.

[32] National Institute on Drug Abuse; National Institutes of Health; U. S. Department of Health and Human Services. MDMA/ecstasy, 2016 [2016 – 08 – 01]. https://www. drugabuse. gov/drugs – abuse/mdmaecstasymolly.

[33] Liu Y, Lin D, Wu B, et al. Ketamine abuse potential and use disorder. Brain Res Bull, 2016,126(Pt 1):68 – 73. DOI:10. 1016/j. brainresbull. 2016. 05. 016. [Epub ahead of print].

[34] National Institute on Drug Abuse; National Institutes of Health; U. S. Department of Health and Human Services. Cigarettes and other tobacco products, 2016 [2016 – 08 – 2]. https://www. drugabuse. gov/publications/drugfacts/cigarettes – other – tobacco – products.

[35] White MC. How MDMA's pharmacology and pharmacokinetics drive desired effects and harms. J Clin Pharmacol, 2014,54(3):245 – 252.

[36] National Institute on Drug Abuse; National Institutes of Health; U. S. Department of Health and Human Services. Methamphetamine, 2016 [2016 – 08 – 02]. https://www. drugabuse. gov/publications/drugfacts/methamphetamine.

[37] Rodrigo C. The effects of cigarette smoking on anesthesia. Anesth Prog, 2000,47(4): 143 – 150.

[38] National Institute on Drug Abuse; National Institutes of Health; U. S. Department of Health and Human Services. Stimulant-ADHD, 2016 [2016 – 08 – 02]. https://www. drugabuse. gov/publications/drugfacts/stimulant – adhd – medications – methylphenidate – amphetamines.

[39] National Institute on Drug Abuse; National Institutes of Health; U. S. Department of Health and Human Services. Stimulant-ADHD, 2017 [2017 – 07]. https://www. drugabuse. gov/publications/drugfacts/stimulant – adhd – medications – methylphenidate – amphetamines.

[40] Vaghari B, Baratta JL, Gandhi K. Perioperative approach to patients with opioid abuse andtolerance. Anesthesiol News, 2013,38(6):1 – 4.

[41] Flisberg P, Paech MJ, Shah T, et al. Induction dose of propofol in patients using cannabis. Eur J Anaesthesiol, 2009,26(3):192 – 195.

[42] Moran S, Isa J, Steinemann S. Perioperative management in the patient with substance abuse. Surg Clin North Am, 2015,95(2):417 – 428.

[43] National Institute on Drug Abuse; National Institutes of Health; U. S. Department of Health and Human Services. Commonly abused drugs, 2016 [2016 – 08 – 02]. https:// www. drugabuse. gov/drugsabuse/commonly – abused – drugs – charts.

[44] Warner DO. Tobacco control for anesthesiologists. J Anesth, 2007,21(2):200 – 211.

[45] Warner DO. Tobacco dependence in surgical patients. Curr Opin Anaesthesiol, 2007,20 (3):279 – 283.

[46] Wong GT, Irwin MG. Poisoning with illicit substances: toxicology for the anaesthetist. Anaesthesia, 2013,68(Suppl 1):117 - 124.

[47] Mills PM, Penfold N. Cannabis abuse and anaesthesia. Anaesthesia, 2003,58(11):1125.

[48] Richebé P, Beaulieu P. Perioperative management of patients on chronic opioids. Can J Anesth,2009,56(12):969 - 981.

（钟海星 译，邓 姣 审）

第 22 章 耶和华见证会的患者

Chantal Lerminiaux, Philippe Van der Linden

22.1 历 史

耶和华见证会是一个传导基督教教义的宗教，始于 19 世纪 70 年代后期由 CT Russell 在宾夕法尼亚州创立的一个圣经研究小组。在 JF Rutherford 的领导下，该团体经历了重大的组织和教义方面的变革。1931 年，为了区别于其他圣经研究团体开始采用"耶和华见证会"这个名字，并由此象征与 Russell 所提倡的传统观念决裂。该组织在全世界拥有会员超过 820 万，由耶和华见证人管理机构[也被称为宾夕法尼亚州守望台圣经书会（WTS）]领导该运动，该机构位于纽约布鲁克林，由长者组成，对圣经从文字解释的基础上重新建立了所有教义，除了个别意义明确的部分[1]。直到 1945 年，基于几段圣经经文颁布了禁止输血的禁令（主要有创世纪 9：3；利未记 17：10 - 16；使徒行传 15：28 - 29）。耶和华见证会的信徒相信人的血是神圣的但会成为罪恶的潜在媒介，而基督的血是圣洁的，是唯一能救赎他们的血[2]。为了跟上医学进步的步伐，新的指南已建立用以帮助会员处理诸如体外循环、包括急性等容血液稀释的血液采集、自体血液捐献和细胞回收及器官移植等程序。

C. Lerminiaux, M. D.

Department of Quality and Security, Queen Fabiola Children University Hospital (QFCUH),
Université Libre de Bruxelles, Bruxelles, Belgium

P. Van der Linden, M. D. , Ph. D. (✉)
Department of Anesthesiology, Brugmann University Hospital—QFCUH, Université Libre
de Bruxelles, 4 Place Van Gehuchten, B - 1020 Brussels, Belgium
e-mail: philippe. vanderlinden@ chu-brugmann. be

© Springer International Publishing AG 2018

J. -L. Fellahi, M. Leone (eds.), *Anesthesia in High-Risk Patients*,
https://doi. org/10. 1007/978 - 3 - 319 - 60804 - 4_22

一个较为常见的误解是耶和华见证会的患者违背自己的意愿接受输血将受到永恒的诅咒。自 2000 年起，该组织不再因输血而将会员除名，该会员会被认为是自愿脱离教会。这也意味着如果他忏悔，则仍可留在教会中[1]。

22.2　道德和法律问题

拒绝接受可能挽救生命的输血所引起的道德和法律问题仍存在激烈争论，即使在耶和华见证会中，这些也是争论不休的问题[3]。耶和华见证会拒绝输血所遭遇的道德困境恰好说明了在具有同等价值的不同道德价值之间可能产生的冲突[3]。从 Beauchamp 和 Childress 定义的医学伦理学的 4 个基本原则来评价这个问题[4]（表 22.1），自主原则（患者同意）和行善原则是对立的。在美国，患者的自主权通常是最重要的，而在许多欧洲国家，行善原则却明显更受重视[1]。当然在欧洲国家之间也存在明显不同：一项针对欧洲重症医学协会 242 名成员的调查显示，各国医生对未经同意输血给耶和华见证会信徒的态度有着显著差异，法国和意大利医生比荷兰、英国及斯堪的纳维亚地区的同行更常采用输血[5]。为了应对这种道德困境，DeMacro 提出了一个额外原则，称为"互惠原则"，要求共同强化基本的道德价值，使 Beauchamp 和 Childress 发展的多原则理论更加连贯[6]。

涉及耶和华见证会的案例中出现的关键问题包括：

- 患者是否有适当的决策能力（自主原则）？
- 患者确定为耶和华见证会的践行者吗？为了做到没有强迫，代理人的适当角色是什么（自主原则）？
- 相关的医疗问题是什么（行善原则和避害原则意味着必须采取措施来防止输血的需要）？
- 是否解释了所有适当的风险、益处及同种异体输血的替代方法（自主原则）？
- 这是对有限资源（如实体器官移植）的适当使用吗（公正原则）？
- 围手术期团队是否有经验和能力在这样一个有限制性前提的条件下工作（行善和避害原则）？

表 22.1　北美生物伦理学原则

1. 自主：以尊重人的原则为基础，在医疗环境中转化为知情同意原则

2. 行善：在条件相同的情况下，要做好的或远期有利于患者利益的决定

3. 避害：在条件相同的情况下，要避免对患者造成伤害或损害患者利益

4. 公正：要求医疗产品和服务公平分配。它包括法律地位和人权

22.2.1 同意、权限和能力

医疗同意的定义为患者自愿同意接受治疗、检查或医疗保健的其他方面，在患者的管理过程中被认为是一个持续演变的过程。在检查或治疗前，必须得到有自主行为能力的成年人的同意。有效的同意书要求[7]：

- 患者能够从广义上理解程序的性质和目的。
- 患者有足够充分的信息来做出明智的决定。
- 患者相信这些信息，并能够在权衡之后做出决定。
- 患者出于自愿而非强迫。
- 患者知道其具有拒绝的权利。

对于这样的情况，患者必须具有达成同意的能力，这意味着患者能够理解并保留给他/她的关于特定程序的信息，同时通过这些信息来决定是否进行相关检查或治疗。能力和权限这两个术语经常被互换使用，但前者在法律中更为常用。

按照儿科的惯例，在许多西方国家青少年在大于16岁后被认为具有合法的行为能力，但这并不会剥夺其父母行使同意的权利[8]。16岁以下的年轻患者可能有做决定的能力，这取决于其对所涉及内容的理解能力。在英国，同意的有效性最好由 Gillick 能力来决定(也就是可以不管父母的许可或认知，能够同意自己的治疗)[9]。Fraser 爵士认为，16岁以下的儿童可根据以下指南给予有效同意[7]：

- 懂得别人给予的建议。
- 不能劝说患者通知或寻求其父母的支持，也不允许医疗服务提供者向其父母告知建议。
- 患者的身体和(或)心理健康可能会受到影响，除非他们得到建议或治疗。
- 在没有父母同意的情况下接受建议或治疗是患者最大的权利。

此外，对于有能力的成年人，其同意有效的条件是其为自愿的，不受强迫的。

因此，对于年龄在16岁以下的儿童可能存在4个问题[10]：

- 同意的能力。
- 父母的权限。
- 父母与子女发生争执时的普遍看法。
- 法院的权利。

在患者及其父母拒绝同意的情况下，医生可以向法院申请特定的签发令[父母的权限和(或)患者的意愿被取消，医疗程序可以继续进行]。如果没有足够的时间申请，医生有权以患者的"最佳利益"为原则做出决定[8]。

应当指出的是在大多数西方国家，法院关于父母以宗教理由反对输血的立场已得到充分确立。在没有父母同意的情况下通常是可以达成协议的。根据协议，血液或血制品只能在特定的情况下或在医生的职责要求下用于儿童以争取患者的最佳利益。

22.2.2　预留医疗指令和同意书

预留医疗指令是一种具有法律约束力的文件，规定了成年人在未来出现失去行为能力时所不同意的治疗方法。为了真实有效，这些指令需满足：

- 个人在签署指令时须具有完整的行为能力。
- 指令签署过程必须有见证人在场。
- 如果患者的生命处于危险之中，该指令必须表明适用于特定治疗的决定。

拒血卡是 WTS 发放的一种提前指令。然而由于 WTS 仅提供了关于输血的风险而非益处的信息，因此在基于所提供信息做出决定时的有效性还存在疑问。此外，人们还担心个人携带这样一张卡片是否能排除外部影响。因此在紧急情况下，如果对这种拒血卡存在疑问，部分作者建议以患者的利益为出发点进行治疗和输血[11]。

数家医院专门为耶和华见证会信徒设计了同意书，其中有一节详细列出了不涉及同意书的具体内容。在获得限制性同意时，患者应在有独立见证人在场的情况下进行谈话，解释输血的益处和风险，并试图帮助患者理解推荐治疗的理由。如果患者没有改变主张，患者对医生的限制条件应确切记录在其临床病历中。最后，有关各方应共同签署同意书。

22.2.3　医生照护耶和华见证会患者的义务

麻醉医生可能会觉得在术中或术后拒绝接受包括输血在内的标准护理会使其处于无法履行专业职责的困境。根据患者针对麻醉的不复苏指令或由美国麻醉医师协会(American Society of Anesthesiology，ASA)制定的其他限制治疗指令，在非紧急情况下，只要麻醉医生及时把患者转到另一家医疗机构，那么他们有权为自己对患者无偏见的治疗进行辩解[12]。这个转诊甚至可以是到另一个在照顾耶和华见证会患者方面发展出专门技术的医疗中心。在危及生命的情况下，麻醉医生有义务照护患者，尽可能地尊重其自身意愿。如果麻醉医生担心患者不能依从，那么应告知患者或其代理人[1]。

22.3　围手术期管理

对于耶和华见证会的患者，择期手术应在有适当设施的医疗中心进行，由熟悉患者信仰的资深医疗团队实施，该团队应具备"无血手术"的经验。为不使用同种异体输血的患者提供医疗服务是患者血液管理的一个方面。通过为患者提供无血护理，我们获得了宝贵的经验教训，总体上促进了血液保护，从而在患者血液管理领域有所专长。这需要在整个围手术期进行整合处理，这也是输血医学中从以器官为中心的模型向以患者为中心的方法所转变的一个例子[13]。术前，患者、外科医生和麻醉医生必须充分讨论。医生必须解释清楚所有风险，并在开始前制定管理"规则"。医生应询问患者可能使用或不使用特定血制品的干预措施和替代方案（表22.2）。手术需根据患者的需要进行计划和调整。应考虑非手术技术和主要外科治疗的分期。应寻求其他可能参与患者护理专家的建议，并通知手术室工作人员以便提供任何所需的设备、药物及人员。

表 22.2　耶和华见证会患者的血制品及替代品的可接受性

血制品的种类、可选择的方法或程序	可接受性	具体关注点
全血	拒绝	
红细胞	拒绝	
自身贮血	拒绝	
急性高容性血液稀释	接受	
急性等容性血液稀释	可以接受	是否维持血管系统的连续性
术中－术后血液回收	可以接受	是否维持血管系统的连续性
血红蛋白溶液	可以接受	
白细胞	拒绝	
干扰素和白细胞介素	可以接受	
血小板	拒绝	
血小板Ⅳ因子	可以接受	
血小板凝胶	可以接受	
血浆	拒绝	
冷沉淀	可以接受	
纤维蛋白原	可以接受	
维生素 K 依赖性凝血因子	可以接受	

血制品的种类、可选择的方法或程序	可接受性	具体关注点
重组因子(Ⅶ和Ⅸ)	可以接受	
白蛋白	大多会接受	
晶体和胶体	接受	
免疫球蛋白	可以接受	
生物止血剂(胶原和纤维素垫、纤维蛋白胶、密封剂等)	可以接受	
硬膜外血补片	可以接受	
红细胞生成素	大多会接受	
体外循环或体外膜氧合	大多会接受	其血管系统保持连续性
肾脏透析	大多会接受	其血管系统保持连续性
血浆置换	大多会接受	其血管系统保持连续性
器官和骨髓移植	可以接受	

22.3.1 术前优化

优化患者术前状态，改善循环红细胞质量，降低术中出血风险。

贫血不仅是同种异体输血的重要预测因素，也是术后发病率和死亡率升高的危险因素。关于择期手术患者贫血的检测、评估和治疗的指南已经发表[14]。为了得到适当的治疗，在进行择期手术前30d应进行贫血的筛查和检测[15]。不仅缺铁性贫血的患者可在术前补充铁元素，功能性缺铁的患者也可受益。口服或静脉补充铁剂均可，但后者似乎更有效，特别是当机体有炎症时，铁调素会抑制肠道铁的吸收并阻碍储备铁的消耗。静脉输血对红细胞生成的影响可能仅持续10d，患者可能需要在术前重复使用，特别是当使用重组红细胞生成素(recombinant erythropoietin，rEPO)时。对于耶和华见证会的患者，术前使用rEPO被证明是有益的，它的影响部分取决于铁蛋白、转铁蛋白、铁、维生素B_{12}和叶酸的浓度。造血反应呈剂量依赖性，3~4周后红细胞增多。应检测和治疗维生素B_{12}和叶酸缺乏症。术后，炎症反应降低转铁蛋白和血清铁浓度，导致短暂的红细胞生成素缺乏。因此，建议在术后给予患者静脉铁剂和rEPO治疗，虽然这种方法的确切疗效尚有待证实。需要注意的是，部分rEPO制剂中会含有微量的人血白蛋白，这可能与一些耶和华见证会患者的信仰相悖。

手术前，应在规定时间内停用可能影响凝血的药物或食物(如大蒜或生姜)，如认为适当，应服用解毒制剂。如必须服用维生素K，口服优于静脉注射[16]。随后的治疗取决于术前先天或后天缺陷的检测。对于其他共存疾病，重要的是预测和治疗与失血有关的其他潜在因素，如胃肠道溃疡的质子泵抑制剂或月经期的黄体酮[8]。

22.3.2 尽量减少围手术期失血

尽量减少围手术期失血是非常必要的，因为在不考虑术前血红蛋白浓度的情况下，它会增加术后死亡率[17]。这就要求我们必须合理进行血样采集，并尽量减少静脉穿刺。微样管和微分析仪被证明是有效的[18]。

在麻醉管理方面，注意患者体位以尽量减少静脉充血和静脉渗液并避免胸内高压和高碳酸血症。使用空气加热器和静脉输液加热器有助于预防与低温有关的凝血障碍。对于时间较长的手术应考虑连续测量和校正凝血情况及钙离子水平[19]。推荐使用区域阻滞和椎管内麻醉，因为这些技术已被证明与全身麻醉相比失血更少[20]。这一结论在大型骨科手术中表现尤为突出[21-23]。麻醉中的控制性降压技术也被认为在各种外科手术和患者中可作为改善手术视野并减少失血的一种方法[8,24]。

在 3 种主要的自体输血技术中，术前自体血液捐献不为耶和华见证会患者所接受。如果使用闭合回路，急性等容血液稀释(acute isovolemic hemodilution，ANH)是可以被接受的。若非如此，推荐行急性高容量的血液稀释，此时不需要抽出血液。虽然有证据表明 ANH 可以降低同种异体输血的风险[25-26]，但对于高容量替代方案还不明确。第 3 种自体输血技术是收集手术过程中丢失的血液和(或)收集引流管中的血液，这些血液经过离心、清洗后再注入。然而这种有效的方法[27]有时不被耶和华见证会的患者所接受，他们可能要求血液保持在循环系统中[28]。因此在术中和术后必须对每个患者进行评估。

通过预防性使用抗纤溶素、抑肽酶和去氨加压素等"止血"药物，也可减少失血。氨甲环氨基辛酸和 ε-氨基辛酸是合成的赖氨酸类似物，通过阻止纤溶酶原转化为纤溶酶来抑制纤溶。虽然不同的研究中药物剂量有显著差异，但其在不同类型手术中减少失血的效果是公认的[29-30]。越来越多的证据表明止血药物不存在形成血栓并发症等严重副作用[29,31]。这与抑肽酶(一种直接的纤溶酶抑制剂)形成了鲜明对比，抑肽酶在降低失血率方面比赖氨酸类似物略有效，但与死亡率升高的风险相关[29]。然而这一结论在文献中存在很大争议且抑肽酶目前在大多数欧洲国家是限用于特定患者群体的[8]。去氨加压素是一种合成的抗利尿激素类似物，能刺激内皮细胞释放组织纤溶酶原因子和血管性假血友病因子，增强血小板聚集。总的来说，去氨加压素对围手术期出血量的影响不大，应给有遗传性血小板功能障碍的患者[8]或近期服用抗血小板药物并接受心脏手术的患者使用[32]。

除了这些止血药物外,持续失血的治疗依赖于使用冷沉淀、纤维蛋白原浓缩物、凝血酶原复合物及重组凝血因子。必须在术前逐例评估患者对这些不同药物的接受度。

在外科治疗方面,主要原则是严谨止血。其他需要考虑的问题包括使用微创技术(腹腔镜或内镜)、止血装置(电热疗法、超声刀、使用局部血管收缩剂浸润伤口)及局部止血(生物垫、纤维蛋白胶、密封剂等)。根据出血的解剖位置,动脉止血带、填塞气囊和介入放射治疗[栓塞和(或)血管内闭塞装置]也值得关注。最后,如果预计手术会比较复杂,可以计划分段手术[33]。

22.3.3 提高对贫血的耐受

只要血液循环容量保持不变,人类便对急性贫血具有高度耐受性。在这些急性情况下,组织代谢需求的实现取决于心排血量的增加和外周氧摄取的升高[34]。提高贫血耐受性一方面需最大限度的氧供,另一方面需要控制组织对氧的需求(表 22.3)。通过适当的液体负荷和高浓度氧通气来优化心排血量是实现这一目标的最佳治疗方法。虽然麻醉和低温可能有助于控制组织氧需,但需要仔细滴定镇静深度,以避免麻醉药物对心血管系统和心脏输出的抑制作用。由于深低温对凝血功能有不良影响,因此只推荐轻至中度的低温。

以血红蛋白为基础的氧载体(hemaglobin-based oxygen carrier,HBOC)已被建议作为一种潜在的替代输血疗法,用于治疗耶和华见证会信徒中的严重贫血者。这些溶液具有携氧能力,有助于将氧气输送到组织,同时还具有明显的胶体性质,这对维持血管内容积有利。只有 HBOC-201 在南非已被批准用于外科贫血的治疗。由于目前存在重大安全隐患,HBOC 在西方国家的发展缓慢[35]。然而有些可能是基于"同情理由"[36]。全氟化碳是溶解大量氧气的液态有机化合物。为了发挥效应,其需要较高的动脉血氧分压。虽然起步阶段前景广阔,但出于安全的考虑对这类有机化合物的研究也已停止。目前仅在俄罗斯和墨西哥使用,在发表的国际文献中全氟化碳的相关数据非常少[37-38]。

2003—2012 年患者血液管理中心的一项回顾性研究评估了拒绝输血的严重贫血患者的死亡率和发病率[39]。该研究证实了先前报道的严重贫血的死亡率和发病率风险,特别是血红蛋白水平低于 6~7g/dL 的情况。当患者的血红蛋白水平波动于 7~8g/dL 时,其存活率更高。

表 22.3　提高患者贫血耐受性的治疗方法

优化组织供氧

　优化循环血容量

　心肌功能的维持

　高浓度氧通气

控制组织氧需

　足够的镇静水平

　完善的肌松状态

　体温正常或低体温

刺激红细胞生成

静脉补铁

　皮下注射促红细胞生成素

　纠正维生素 B_{12} 和叶酸缺乏

22.3.4　术后管理

在术后如有大失血可能，应对耶和华见证会的患者进行严密监测，而这些可能需要护理方面的高度配合[8]。必须考虑充分的氧合、用晶体和胶体溶液维持正常的血容量及限制性静脉切开技术。对一些患者来说术后血液回收也是一种选择。药物干预包括使用止血剂、铁剂和促红细胞生成素，以及谨慎使用抗凝剂和抗血小板药物。

参考文献

[1] West JM. Ethical issues in the care of Jehovah's Witnesses. Curr Opin Anaesthesiol, 2014,27:170 - 176.

[2] Hoekema AA, editor. The four major cults. Grand Rapids: William B. Eerdmans, 1963:291.

[3] Petrini C. Ethical and legal aspects of refusal of blood transfusions by Jehovah's Witnesses, with particular reference to Italy. Blood Transfus, 2014, 12 (Suppl 1): s395 - 401.

[4] Beauchamp TL, Childress JF. Principles of biomedical ethics. Oxford: Oxford University Press, 2012.

[5] Vincent JL. Transfusion in the exsanguinating Jehovah's witness patient—the attitude of intensive-care doctors. Eur J Anaesthesiol, 1991,8:297 - 300.

[6] Demarco JP. Principlism and moral dilemmas: a new principle. J Med Ethics, 2005,31:

101 – 105.

[7] Hivey S, Pace N, Garside JP, et al. Religious practice, blood transfusion, and major medical procedures. Paediatr Anaesth, 2009,19:934 – 946.

[8] Lawson T, Ralph C. Perioperative Jehovah's Witnesses: a review. Br J Anaesth, 2015, 115:676 – 687.

[9] Gillick v West Norfolk and Wisbech Area Health Authority. UKHL 7, 1985.

[10] Woolley S. Children of Jehovah's Witnesses and adolescent Jehovah's Witnesses: what are their rights? Arch Dis Child, 2005,90:715 – 719.

[11] Woolley S. Jehovah's Witnesses in the emergency department: what are their rights? Emerg Med J, 2005,22:869 – 871.

[12] American Society of Anesthesiologists. Ethical guidelines for the anesthesia care of patients with do not resuscitate orders or other directives that limit treatment. Park Ridge, 2009 (updated 2013). https://www.asahq.org.

[13] Vamvakas EC. Reasons for moving toward a patient-centric paradigm of clinical transfusion medicine practice. Transfusion, 2013,53:888 – 901.

[14] Goodnough LT, Shander A, Spivak JL, et al. Detection, evaluation, and management of anemiain the elective surgical patient. Anesth Analg, 2005,101:1858 – 1861.

[15] Goodnough LT, Shander A. Patient blood management. Anesthesiology, 2012,116: 1367 – 1376.

[16] Berend K, Levi M. Management of adult Jehovah's witness patients with acute bleeding. Am J Med, 2009,122:1071 – 1076.

[17] Spence RK, Carson JA, Poses R, et al. Elective surgery without transfusion: influence of preoperative hemoglobin level and blood loss on mortality. Am J Surg, 1990,159: 320 – 324.

[18] Smoller BR, Kruskall MS. Phlebotomy for diagnostic laboratory tests in adults. Pattern of use and effect on transfusion requirements. N Engl J Med, 1986,314:1233 – 1235.

[19] Chand NK, Subramanya HB, Rao GV. Management of patients who refuse blood transfusion. Indian J Anaesth, 2014,58:658 – 664.

[20] Richman JM, Rowlingson AJ, Maine DN, et al. Does neuraxial anesthesia reduce intraoperative blood loss? A meta-analysis. J Clin Anesth, 2006,18:427 – 435.

[21] Zorrilla-Vaca A, Healy RJ, Mirski MA. A comparison of regional versus general anesthesia forlumbar spine surgery: a meta-analysis of randomized studies. J Neurosurg Anesthesiol, 2016.

[22] Opperer M, Danninger T, Stundner O, et al. Perioperative outcomes and type of anesthesia in hip surgical patients: an evidence based review. World J Orthop, 2014,5: 336 – 343.

[23] Zhu M, Chen JY, Tan YR, et al. Effects of anesthetic technique on blood loss and complications after simultaneous bilateral total knee arthroplasty. Arch Orthop Trauma

Surg,2015,135:565 – 571.

[24] Degoute CS. Controlled hypotension: a guide to drug choice. Drugs, 2007, 67: 1053 – 1076.

[25] Segal JB, Blasco-Colmenares E, Norris EJ, et al. Preoperative acute normovolemic hemodilution: a meta-analysis. Transfusion, 2004,44:632 – 644.

[26] Barile L, Fominskiy E, Di Tomasso N, et al. Acute normovolemic hemodilution reduces allogeneic red blood cell transfusion in cardiac surgery: a systematic review and meta-analysis of randomized trials. Anesth Analg, 2017,124(3):743 – 752.

[27] Ashworth A, Klein AA. Cell salvage as part of a blood conservation strategy in anaesthesia. Br J Anaesth, 2010,105:401 – 416.

[28] Gohel MS, Bulbulia RA, Slim FJ, et al. How to approach major surgery where patients refuse blood transfusion (including Jehovah's Witnesses). Ann R Coll Surg Engl, 2005,87:3 – 14.

[29] Henry DA, Carless PA, Moxey AJ, et al. Anti-fibrinolytic use for minimising perioperative allogeneic blood transfusion. Cochrane Database Syst Rev, 2011:CD001886.

[30] Ker K, Prieto-Merino D, Roberts I. Systematic review, meta-analysis and meta-regression of the effect of tranexamic acid on surgical blood loss. Br J Surg, 2013,100: 1271 – 1279.

[31] Myles PS, Smith JA, Forbes A, et al. Tranexamic acid in patients undergoing coronary-artery surgery. N Engl J Med, 2017,376(2):136 – 148.

[32] Desborough MJ, Oakland KA, Landoni G, et al. Desmopressin for treatment of platelet dysfunction and reversal of antiplatelet agents: a systematic review and meta-analysis of randomized controlled trials. J Thromb Haemost, 2017,15(2):263 – 272.

[33] Code of practice for the surgical management of Jehovah's Witnesses. London: Royal Collegeof Surgeons, 2002.

[34] Van der Linden P. The physiology of acute isovolaemic anaemia. Acta Anaesthesiol Belg,2002,53:97 – 103.

[35] Natanson C, Kern SJ, Lurie P, et al. Cell-free hemoglobin-based blood substitutes and risk of myocardial infarction and death: a meta-analysis. JAMA, 2008, 299: 2304 – 2312.

[36] Mackenzie CF, Moon-Massat PF, Shander A, et al. When blood is not an option: factors affecting survival after the use of a hemoglobin-based oxygen carrier in 54 patients with life-threatening anemia. Anesth Analg, 2010,110:685 – 693.

[37] Maevsky E, Ivanitsky G, Bogdanova L, et al. Clinical results of Perftoran application: present and future. Artif Cells Blood Substit Immobil Biotechnol, 2005,33:37 – 46.

[38] Verdin-Vasquez RC, Zepeda-Perez C, Ferra-Ferrer R, et al. Use of perftoran emulsion to decrease allogeneic blood transfusion in cardiac surgery: clinical trial. Artif Cells

Blood Substit Immobil Biotechnol, 2006,34:433 – 454.

[39] Shander A, Javidroozi M, Naqvi S, et al. An update on mortality and morbidity in patients with very low postoperative hemoglobin levels who decline blood transfusion. Transfusion,2014,54:2688 – 2695.

（吴志新　译，路志红　审）